【一目了然学中医丛书】

温病条辨一学就通

林政宏博士 编著

广东省出版集团

广东科技出版社

·广州·

图书在版编目（CIP）数据

温病条辨一学就通/林政宏编著.—广州：广东科技出版社，2009.3（2019.7重印）

（一目了然学中医丛书）

ISBN 978-7-5359-4469-6

Ⅰ.温… Ⅱ.林… Ⅲ.温病条辨—研究 Ⅳ.R254.2

中国版本图书馆CIP数据核字（2008）第042700号

责任编辑：黄铸
封面设计：李康道
责任校对：C.S.H. C.X.
责任印制：林记松
出版发行：广东科技出版社
　　　　　（广州市环市东路水荫路11号　邮码：510075）
E-mail:gdkjzbb@21cn.com
http://www.gdstp.com.cn
经　　销：广东新华发行集团股份有限公司
印　　刷：佛山市浩文彩色印刷有限公司
　　　　　（南海区狮山科技工业园A区　邮码：528225）
规　　格：889mm×1230mm　1/32　印张8.5　字数170千
版　　次：2009年3月第1版
　　　　　2019年7月第2次印刷
定　　价：38.00元

如发现因印装质量问题影响阅读，请与承印厂联系调换。

前　言

　　高明的师傅在教导弟子时，必定要传授正确的法度准则，才能使学医者有所依循。但是由于唐宋以来的医家都喜欢独树一帜，各立规矩，却又不合乎中肯正确的法则，因而导致后世的学医者只要是信从张子和的就排斥刘河间，只要是推崇朱丹溪的就轻视李东垣。这当中的原因，主要是因为这些人都不能全面地了解医道。

　　因此，对于温病的治疗，自从晋代以来的医家都不能从《伤寒论》的范畴中跳出来，即使有些人有疑问也不敢提出来，以致当时许多医生在治疗温病时，用药毫无章法，导致因误治而死亡的患者不计其数。

　　一直到王安道才开始能分辨伤寒病和温病的差异，并且跳出《伤寒论》的框架，可惜他对温病的论述并不明确，也没有制定相应的治法。明末的吴又可虽然摆脱《伤寒论》的框架，致力于温病的研究，但仍不够精确，仍然无法令人遵从。只有叶天士对于温病的论述与治法比较中肯明确，不过由于叶天士是苏州人，所接触的患者大多属于南方的病证，而且说明医案时太过简略而缺乏系统，很难让人深入了解。一直到吴鞠通编撰《温病条辨》后，温病的理论体系才真正形成。

　　《温病条辨》主要仿效张仲景《伤寒论》的形式，虽然是为温病所著，实际上与《伤寒论》相辅相成。

　　《伤寒论》的理论基础是根据六经辨证，病证的传变是由表入里、由浅到深，这是属于横的发展；《温病条辨》的理论基础是根据三焦辨证，病证的传变是从上向下，虽然也是由浅到深，但却是属于纵的发展。因此，《温病条辨》与《伤寒论》的内容可以互为补充。如果能够真正掌握伤寒病，就不会对麻黄汤、桂枝汤的治法存有疑惑而不敢用；如果能够真正掌握温病，也就不会以治伤寒病的辛温法来治疗温病。

　　治疗伤寒病，应当以张仲景的方药为法则，再参考各家的注释即可。治疗温病，则应当对本书中的各类病证仔细分析与研究。对于所有疾病的诊治，都也不外这一纵一横，如果读者能把二者的内容融会贯通，细心体会，自然就不会有什么不能分辨的病证。

　　古人在设立方剂时，就已经融合治疗的法则在内，所以能运用

1

自如而取得良效。然而，后世的医生对于病证的分辨毫无规律又不正确，即使开了处方，也取不到效果。所以在《温病条辨》书中，凡是有方剂的条文下，都注明是根据《内经》中何种治法，主要的用意是使学者能明辨病证，然后才能确认治法，在确认治法后，才能使用合适的方剂。因而有治法相同而处方不同的，也有所用的方剂相似而治法却不同的，如果稍有偏差，就不会见效。

《温病条辨》总共分为六卷：卷首主要是引用《内经》的原文作为纲领，并且详细批注每条原文，以阐明温病的理论基础；第一卷（上焦篇）收集了所有属于上焦的温病；第二卷（中焦篇）收集了所有属于中焦的温病；第三卷（下焦篇）收集了所有属于下焦的温病；第四卷（杂说）收集了逆证的救治以及病后的调理；第五卷和第六卷，专门论述妇产科和儿科的病证。

总之，《温病条辨》主要分为上焦、中焦、下焦3篇，以及原病篇和杂论、解产难、解儿难等篇，共有265条，载有方剂208首。在上、中、下焦篇中，论述了风温、温热、暑温、伏暑、湿温、秋燥、冬温、温疟及痢疾、痹证、黄疸等病证的症状和诊治方法。

《温病条辨》的特点为在每条之下皆有注释，可以对条文中重要的观点再进行阐述，这种自条自辨的写作方式成为本书的一大特色。此外，吴鞠通补充了许多前人所没有探讨的问题，特别是更加确定了辨证论治的规矩，使学医者能有准绳，在辨证时可做到正确无误，在用药时能注重先后缓急的次序，进而达到出神入化的程度，但又不会脱离规矩与法则。

学习本书时，不能只注意"条"的内容，而应把"条"与"辨"结合起来，互为补充，并要将全书前后互相参考，才能全面掌握《温病条辨》的内容。

由于《温病条辨》的内容十分广泛，吴氏不仅详细地阐述温病的医理，对于所用方剂中各种药物的功效也详加注明，由此可见，吴氏完全掌握了医圣张仲景"辨证与论治"的精髓。

限于篇幅，笔者认为凡是原著中关于药物说明的章节，以及比较浅显易懂的段落，只要读者能用心研读，就能明白其中的含意，因此不再多作翻译，敬请见谅！

本书的编写，着重说明上焦篇、中焦篇与下焦篇属温病的主要内容；至于卷首（温病的理论基础）、第四卷(杂说)、第五卷和第六卷（妇产科和儿科的病证），将择期另作说明。

　　　　　　　　　　　　　　　　　　　　　　林政宏博士

吴鞠通简介

吴鞠通（1758～1836），名瑭，字佩珩，号鞠通，江苏淮阴人。吴氏于19岁时，由于其父因久病不治而过世，心中感到十分难过，因而发愤学医；至23岁时，他的侄儿患温病，虽然遍寻百医来诊治，最后也不治而死，这促使吴氏更加勤奋于医学的钻研，博览群书，不断地揣摩，终于在医术上达到了很高的造诣。36岁时，京师温疫大流行，大批温病患者经吴氏救治，其中有许多人得以痊愈。

吴氏眼见当时有许多医生经常套用治疗伤寒的方法来治疗温病，反而造成更大的死亡。为了解除温病患者的病痛，同时也是为了纠正当时社会上治疗温病的各种错误，吴氏综合了《内经》与历代医家关于温病的论述，加上自己的心得，编写了《温病条辨》这本书。他谦虚地认为，《温病条辨》得以成书，好比前代医家在木板上已经钻孔至九分，而他不过是再钻透剩下的一分而已。

吴鞠通继承了叶天士关于诊治温热病的学术思想和临证经验，书中内容大多取材自叶天士的《临证指南医案》；《温病条辨》体现了吴氏对于外感温热的病因、病机，以及诊断治疗方面的精辟见解与独到的经验。

1798年，《温病条辨》出版时，吴氏曾于书中说："此书可以任由翻版印刷而广为流传，但务必要认真校对，只要不出现差错即可"。由此可见古代良医吴氏不为自己谋求私利的伟大风范。

日后，《温病条辨》与《内经》、《伤寒论》、《金匮要略》被并称为中医的"四大经典"，是以后所有学医者必读之书，属于中医学的重要典籍之一。

什么是温病？

古人发现，当人体感受了某类邪气之后，不仅身体会出现热象偏重的症状，同时这类病情的发展十分急遽，严重时甚至会因高热不退而严重损伤体内的阴液，造成肝、肾等脏腑极大的伤害。

在治疗这类热象偏重的病证时，由于古人谨守着医圣张仲景《伤寒杂病论》辨证论治的法则，完全根据治疗伤寒病或是内伤杂病的经验来施治，经常导致病情更为恶化，反而加速病人的死亡。

由于这类疾病有些具有一定的传染性、地域性与季节性，往往在疾病出现后会立即蔓延扩散，造成更大的死伤；按史料的记载，有几次的瘟疫大流行就属于这类的病证，但在当时没有人清楚这一特点。

这是什么原因呢？

从汉朝张仲景首创了辨证论治之后，时间又跨越了一千余年，直到清朝，才由叶天士创立了卫气营血理论，用来说明温热邪气所引起的一系列症状表现，包括病变的浅深以及病情的轻重程度，因而把这类病证明确称为"温病"。

此后，人们才逐渐明白，温病虽然与伤寒病都属于外感邪气，但两者的属性却南辕北辙。温病的病因主要是为温热邪气，而伤寒病的病因则为风寒邪气，在治法上自然也就完全不同。但是，由于两者在侵犯人体后所表现出的某些症状（譬如发热、口渴、烦躁、苔黄、脉数）极为相似，很容易引起混淆而导致误治，难怪以前的医家运用治疗伤寒病的经验来治温病时，往往使得病情更为恶化。

温病对应一种全新的医学理论，由于起病急，传变快，它的危害性甚至比伤寒病更大。继叶天士之后，吴鞠通又创立了三焦辨证理论，认为温病所引起的各种临床症状，主要表现为人体卫气营血与三焦所属脏腑的功能失调。一般而言，温病前期阶段，通常病在卫分、气分，病变以肺、胃、肠为主；但由于温邪传变迅速，病程发展中常会因邪热炽盛、正气不敌邪气，致使邪热深陷于里，因此在温病中期和后期，病邪将会侵入营血，或是深入下焦而耗损肝肾阴液。

吴鞠通在《温病条辨》中分列上焦、中焦以及下焦篇，探讨温病邪气在三焦所属脏腑的病机以及相互之间传变的规律，把温病的病因归纳为：风温、春温（温热）、暑温、湿温、秋燥、冬温、温疫、温毒、温疟九类。温病学说的形成，弥补了以往医理的不足，更加完善了中医的理论体系，这是中医史上继张仲景《伤寒杂病论》之后的又一大理论突破。

　　外感邪气包括了温热邪气与风寒邪气两类，这两类邪气都会置人于病却又经常被混淆，如果学医者草率行医，只读伤寒而不懂温病，就好比地基没打稳就急着起大楼一样，楼越往上起则危机越大！

目　录

概述　温邪的特点说明 1

【一】风温 3

【二】春温（温热） 5

【三】暑温 7

【四】湿温 9

【五】秋燥 11

第一部分　上焦 13

【一】风温　温热　温疫　温毒　冬温 13

【二】暑温 49

【三】伏暑 62

【四】湿温　寒湿 69

【五】温疟 77

【六】秋燥 81

第二部分　中焦 85

【一】风温　温热　温疫　温毒　冬温 85

【二】暑温　伏暑 117

【三】寒湿 122

【四】湿温（附：虐、痢、疸、痹） 138

【五】秋燥 182

第三部分 下焦　　　　　　　　　　　　　　　　183

【一】风温　温热　温疫　温毒　冬温　　　　183

【二】暑温　伏暑　　　　　　　　　　　　　212

【三】寒湿　　　　　　　　　　　　　　　　219

【四】湿温　　　　　　　　　　　　　　　　238

【五】秋燥　　　　　　　　　　　　　　　　258

单 位 说 明

古文中用到的单位对照如下：

一两=50克　　一钱=5克　　一分=0.5克

为保持原文的特色，我们不作改动。特此说明。

概述　温邪的特点说明

　　温病的病因主要是由于温热邪气侵袭人体所致，所谓温热邪气包括有风温、春温（温热）、暑温、湿温、秋燥、冬温、温疫、温毒、温疟九类，温热邪气又可以简称为温邪。

　　虽然这类温邪具有某些共同的特性，譬如温邪大多从口鼻或皮毛而侵袭人体，侵入体内后基本上都会导致人体出现发热的现象；此外，温邪所引起的病势通常比较急遽。然而，由于这九类温邪所引起的个别证候不完全相同，在临床治疗时，与其相应的治法也就随之各异。

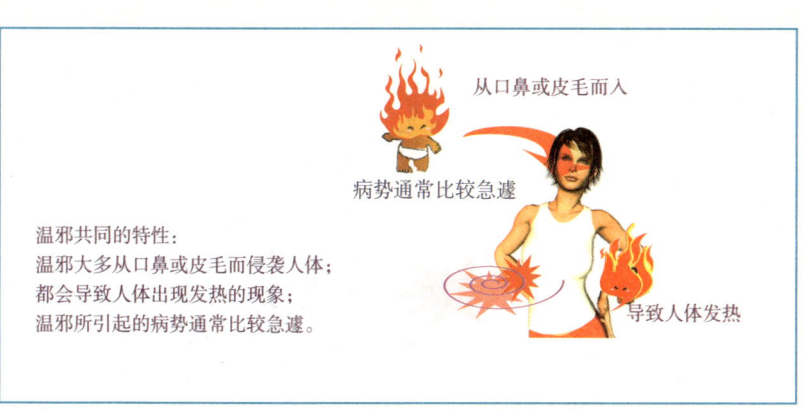

从口鼻或皮毛而入

病势通常比较急遽

温邪共同的特性：
温邪大多从口鼻或皮毛而侵袭人体；
都会导致人体出现发热的现象；
温邪所引起的病势通常比较急遽。

导致人体发热

　　比如，风温邪气容易侵犯肺卫，以春季比较常见，由于起病较急，传变较快，除了顺传于阳明以外，也容易因为病情恶化而逆传于心包。

　　温热邪气通常是由邪热蓄积于体内日久而发病，病情通常比较复杂而多变，并且容易阻遏体内的清窍，或是扰动营血，或是耗损阴液。

暑温邪气通常发生于炎夏盛暑时，由于挟着剧烈的火热邪气侵袭人体，病势的传变相对而言比温热邪气更为急速。

湿热邪气则以长夏季时比较容易发生，由于湿邪与热邪容易在体内相互搏结而胶着难解，病势的传变自然比较缠绵缓慢。

燥热邪气大多于秋季时侵袭人体，虽然燥热邪气不像温热邪气那样炽热，但依然容易侵犯肺卫而导致津液受损。

以上可知，当不同的温邪侵犯人体后，不论是发病初期的证候，或是病势传变入里时的证候都各不相同，但由于同属于热性证候，又很容易被互相混淆，因此在治疗时，必须针对这些不同温病的证候类型进行仔细分辨，才能避免误诊而真正做到对证下药。

以下将重点介绍常见温邪的特点：风温、春温（温热）、暑温、湿温、秋燥。

【一】风　　温

　　风温是由于感受风温邪气所引起的外感病证，大多发生于春、冬两季，如果发生于冬季的又称为冬温。风温邪气属于阳邪，它的特性为升散、疏泄，容易从口鼻侵犯人体的肺卫，症状表现为发热、微恶风寒、咳嗽、口微渴、苔薄白、脉浮数等。

　　如果侵入肺卫的风温邪气不能缓解，邪气将会传入于气分，之后顺传于胃；或是邪气将会直接逆传于心包。

　　如果风温邪气传入于气分，将会引起邪热壅滞于肺等证候。

　　如果风温邪气顺传于胃，通常会引起胃腑的实热证或是邪热壅结于肠腑等证候。

　　如果邪热逆传于心包，将会引起神志异常、胡言乱语等证候。

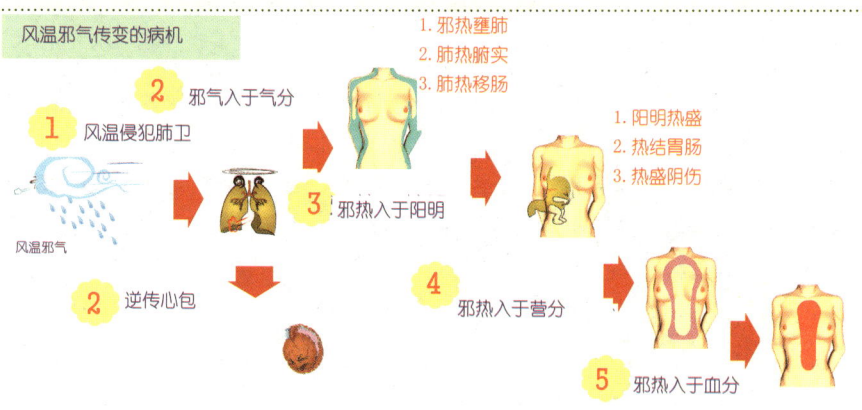

风温邪气传变的病机

1 风温侵犯肺卫
风温邪气

2 邪气入于气分

1. 邪热壅肺
2. 肺热腑实
3. 肺热移肠

3 邪热入于阳明

1. 阳明热盛
2. 热结胃肠
3. 热盛阴伤

2 逆传心包

4 邪热入于营分

5 邪热入于血分

风温邪气

2 逆传心包

症状1：热陷心包（身热，四肢厥冷，神昏谵语，舌色鲜泽，脉细数）
方剂：清宫汤，安宫牛黄丸，紫雪丹，至宝丹。
症状2：热陷心包兼阳明腑实（身热，四肢厥冷，神昏谵语，腹部硬痛，便秘，舌绛苔黄燥，脉数沉实）
方剂：牛黄承气汤。

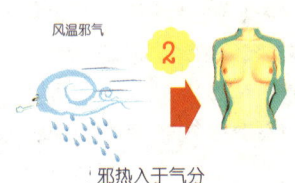

风温邪气

2

邪热入于气分

症状1: 邪热壅肺（身热，烦渴，咳喘，胸闷胸痛，舌红苔黄，脉浮数）

方剂: 麻杏石甘汤。

症状2: 肺热腑实（痰涎壅盛，喘促不宁，潮热，便秘，苔黄腻，脉实大）

方剂: 宣白承气汤。

症状3: 肺热移肠（身热，口渴，咳嗽，下利色黄热臭，肛门灼热，腹部硬痛，苔黄，脉数）

方剂: 葛根芩连汤。

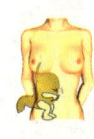

风温邪气

3

邪热入于阳明

症状1: 阳明热盛（身热，面赤，汗大出，口渴，苔黄，脉滑数有力）

方剂: 白虎汤。

症状2: 热结胃肠（日晡潮热，谵语，腹部胀满硬痛，便秘，苔黄燥，脉沉有力）

方剂: 调胃承气汤。

症状3: 热盛阴伤（身热自汗，面赤，口渴唇干，小便短少，苔黄而燥，脉数）

方剂: 竹叶石膏汤。

【二】春温（温热）

春温又称为温热，症状表现为发热、心烦、口渴、舌红苔黄或斑疹隐隐等。春温可以分为两种类型：

一是兼有恶寒、头痛等表证的新感温病，通常是因感受温热邪气而立即发病，初起时病邪在表，之后病情由表入里、由浅至深逐渐传变。

二是发病时即出现里热炽盛的伏邪温病。此类病人大多属于阴液亏虚不足的体质，因冬季感受寒邪，邪气伏藏久郁而化热，等到春季时感受温热邪气而发病，因此病邪是由体内而发出，病情可以由里出表，或是深入肝肾而逐渐恶化。

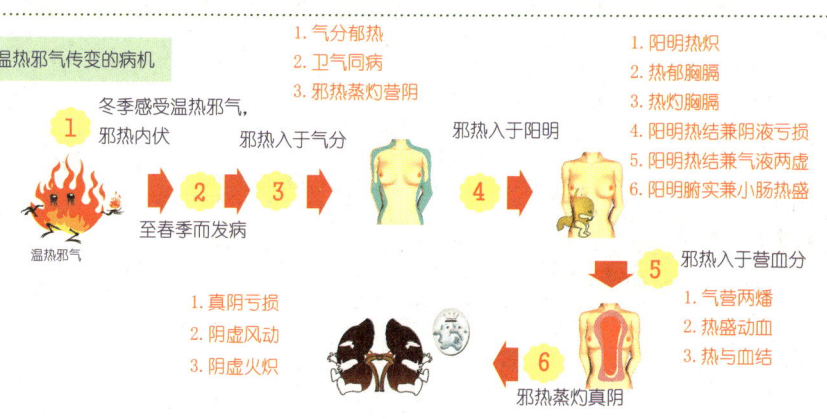

温热邪气传变的病机

冬季感受温热邪气，
邪热内伏

1 温热邪气

至春季而发病

邪热入于气分
1. 气分郁热
2. 卫气同病
3. 邪热蒸灼营阴

邪热入于阳明
1. 阳明热炽
2. 热郁胸膈
3. 热灼胸膈
4. 阳明热结兼阴液亏损
5. 阳明热结兼气液两虚
6. 阳明腑实兼小肠热盛

邪热入于营血分
1. 气营两燔
2. 热盛动血
3. 热与血结

邪热蒸灼真阴
1. 真阴亏损
2. 阴虚风动
3. 阴虚火炽

温热邪气

邪热入于气分

症状1：气分郁热（身热，口渴，干呕心烦，胸胁不舒，舌红苔黄，脉象弦数）
方剂： 黄芩汤加豆豉、玄参方。
症状2：卫气同病（发热恶寒，头项胺体酸痛，心烦口渴，腹胀，大便干燥，舌苔黄燥，脉象滑数或弦数）
方剂： 葱豉桔梗汤加黄芩、增损双解散。
症状3：邪热蒸灼营阴（身热，心烦，谵语，肌肤斑疹隐隐，口干不甚饮引，舌绛，脉细数）
方剂： 清营汤。

5

温热邪气

4 → 邪热入于阳明

症状1: 阳明热炽 (壮热, 口渴, 大汗, 面赤, 烦躁, 舌红苔黄, 脉洪大)

方剂: 白虎汤。

症状2: 热郁胸膈 (身热, 心烦, 坐卧不安, 苔微黄, 脉数)

方剂: 栀子豉汤。

症状3: 热灼胸膈 (胸膈灼热如焚, 烦躁, 唇焦咽燥, 便秘, 舌红苔黄, 脉象滑数)

方剂: 凉膈散。

症状4: 阳明热结兼阴液亏损 (身热, 口干, 脘腹胀满, 便秘, 舌苔焦燥, 脉沉细)

方剂: 增液承气汤。

症状5: 阳明热结兼气液两虚 (身热, 口干, 脘腹胀满, 腹满, 便秘, 倦怠少气, 苔干黄, 脉沉)

方剂: 新加黄龙汤。

症状6: 阳明腑实兼小肠热盛 (身热, 烦渴, 脘腹胀满, 便秘, 小便短赤疼痛, 舌红苔黄)

方剂: 导赤承气汤。

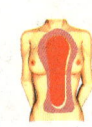

温热邪气

5 → 邪热入于营血分

症状1: 气营两燔 (头痛, 壮热, 口渴, 烦躁, 肌肤发斑, 吐血, 舌绛苔黄, 脉数)

方剂: 玉女煎去牛膝、熟地加细生地、元参方。
热毒较重, 斑疹明显者用化斑汤。
出血明显者用清瘟败毒饮。

症状2: 热盛动血 (身体灼热, 烦躁, 昏狂谵妄, 肌肤斑疹密布, 吐血, 便血, 舌绛, 脉数)

方剂: 犀角地黄汤。

症状3: 热与血结 (身热, 口干漱水不欲咽, 少腹硬满痛, 大便结, 小便自利, 舌绛, 脉沉涩)

方剂: 桃仁承气汤。

温热邪气

6 → 邪热蒸灼真阴

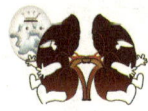

症状1: 真阴亏损 (身体低热不退, 手足心热, 咽干, 舌干, 脉虚软或结代)

方剂: 加减复脉汤。

症状2: 阴虚风动 (手足肌肉蠕动, 形消神倦, 心中憺憺大动, 甚则心中作痛, 舌干绛, 脉虚软或结代)

方剂: 加减复脉汤。

症状3: 阴虚火炽 (身热, 心烦不得卧, 舌红苔黄, 脉细数)

方剂: 黄连阿胶汤。

【三】暑　　温

暑温是由于感受暑热邪气所引起的外感热证，症状表现为壮热、烦渴、汗多、脉洪大等。暑温大多发生于酷热暑夏之时，如果人体因平素正气亏虚或因劳倦过度而耗伤气阴，致使抗御病邪入侵的能力降低，暑热邪气将会乘虚侵入人体而发病。

由于暑热邪气属于火热之气，容易耗伤津液，并且由于暑热邪气的传变十分迅速，很容易经由肺卫气分而直接入于阳明；如果侵入阳明的暑热邪气不能缓解，邪气将会传入于营血，逼迫血分而损伤血络，最终出现热盛迫血的病证。

此外，由于夏季暑热炽盛，雨湿也较多，暑热每每与湿气相互搏结而侵袭人体，因而出现暑湿困阻中焦或弥漫三焦的病证。

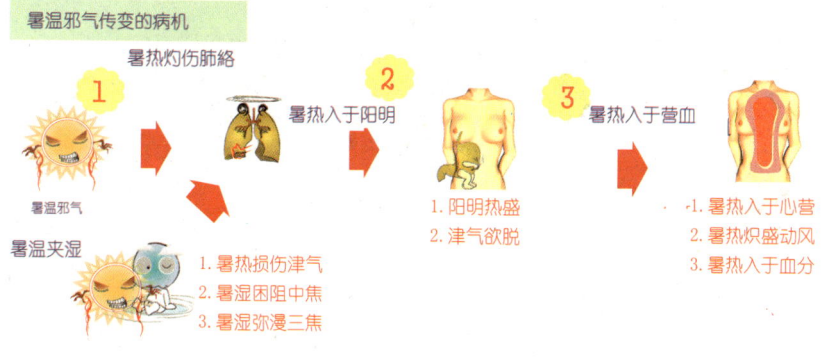

暑温邪气传变的病机

暑热灼伤肺络

暑温邪气

暑温夹湿

1. 暑热损伤津气
2. 暑湿困阻中焦
3. 暑湿弥漫三焦

1　暑热入于阳明
1. 阳明热盛
2. 津气欲脱

2　暑热入于营血
1. 暑热入于心营
2. 暑热炽盛动风
3. 暑热入于血分

暑温邪气

暑热灼伤肺络

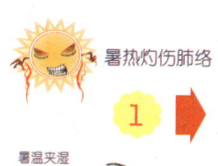
暑温夹湿

1

症状1：暑热损伤津气（身热，心烦，口渴，自汗，肢倦身疲，呼吸气短，苔黄干燥，脉虚无力）
方剂：清暑益气汤。
症状2：暑湿困阻中焦（壮热，大汗，烦渴，小便短赤，身体沉重，脉洪大）
方剂：白虎加苍术汤。
症状3：暑湿弥漫三焦（身热，眩晕，面赤，口不甚渴，胸闷脘痞，恶心呕吐，大便溏臭，小便短赤，舌红苔黄腻，脉滑数）
方剂：三石汤。

暑温邪气

暑热入于阳明

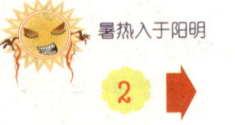

2

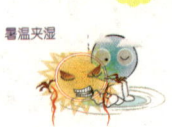

暑温夹湿

症状1: 阳明热盛（壮热，多汗，面赤，口渴，心烦，苔黄，脉洪数脉）
方剂: 白虎汤或白虎加人参汤。
症状2: 津气欲脱（身热，口渴，自汗，呼吸气短，肢倦身疲，舌苔黄燥，脉虚无力）
方剂: 清暑益气汤。

暑温邪气

暑热入于营血

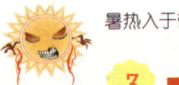

3

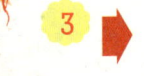

暑温夹湿

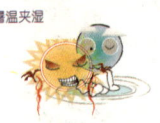

症状1: 暑热入于心营（身体灼热，烦躁，四肢厥冷，夜寐不安，时有谵语或昏愦不语，或淬然昏倒，不省人事，舌绛，脉细数）
方剂: 清营汤送服安宫牛黄丸、紫雪丹。
症状2: 暑热炽盛动风（身体灼热，四肢抽搐，角弓反张，或喉有痰塞，脉弦数）
方剂: 羚角钩藤汤。
症状3: 暑热入于血分（身体灼热，烦躁，神昏谵妄，斑疹密布，吐血、衄血、便血，舌绛，脉数）
方剂: 神犀丹合安宫牛黄丸。

【四】 湿 温

湿温是由于感受湿热邪气所引起的外感热证，症状表现为身体低热不扬、肢体沉重疲倦、胸脘痞闷、苔腻、脉缓等。湿温在一年四季均可发生，但以夏、秋季比较多。

夏、秋季时，由于暑热、雨湿经常发生，暑热下逼，地湿上腾，湿热交蒸，很容易形成湿热邪气。如果人体因平素脾胃虚弱，则容易因运化失司而加重内湿停聚；如果此时又感受外在的湿热邪气，则外湿与脾胃的内湿将会相互搏结而引发湿温。

湿温大多由口鼻而入，初病时阻遏卫气，蒙闭气机，如果侵入肺卫上焦的湿热邪气不能缓解，邪气将会传入中焦脾胃，一般在病程的前期，大多表现为湿重于热；如果湿热久蕴则会加重热象，转化成湿热并重或热重于湿的病证。

如果侵入中焦脾胃的湿热邪气不能缓解，邪气将会内陷入于下焦，最终导致肾阳衰微，水湿内停更为严重。

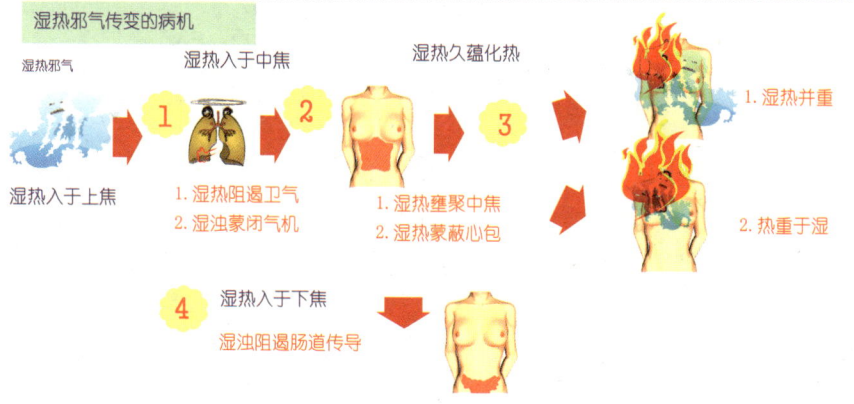

湿热邪气传变的病机

湿热邪气　　湿热入于中焦　　　湿热久蕴化热

湿热入于上焦
1. 湿热阻遏卫气
2. 湿浊蒙闭气机

1. 湿热壅聚中焦
2. 湿热蒙蔽心包

1. 湿热并重
2. 热重于湿

4　湿热入于下焦
湿浊阻遏肠道传导

湿热邪气　　湿热入于上焦

症状1：湿热阻遏卫气（身重肢倦，身热不扬，出汗不多，口不渴，头痛如裹，苔白腻，脉缓）
方剂：湿邪偏盛者用藿朴夏苓汤，湿渐化热者用三仁汤。

症状2：湿浊蒙闭气机（头昏沉胀，渴不多饮，呕逆，小便不通，苔腻，脉缓）
方剂：开窍用苏合香丸，淡渗利湿用茯苓皮汤。

 湿热邪气　　　湿热入于中焦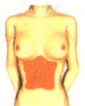

症状1： 湿热壅聚中焦（身热不扬，口不渴或渴不欲饮，恶心，呕吐，脘腹痞胀，大便溏泄，苔腻，脉缓）

方剂：芳香化浊法。

症状2： 湿热蒙蔽心包（身热不退，胸膈痞闷，神识昏蒙，时或谵语，舌苔黄腻，脉滑数）

方剂：菖蒲郁金汤合苏合香丸或至宝丹。

 湿热邪气　　　湿热久蕴化热　③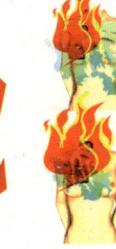

症状1： 湿热并重（发热口渴，胸痞腹胀，小便黄赤，或身目发黄，苔黄而腻，脉滑数）

方剂：甘露消毒丹。

症状2： 热重于湿（面赤壮热，汗出较多，口渴欲饮，苔黄微腻，小便黄，脉滑数）

方剂：白虎加苍术汤。

 湿热邪气　　　湿热入于下焦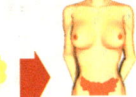

症状： 湿浊阻遏肠道传导（胸痞腹胀，少腹硬满，大便不通，苔腻，小便黄赤，脉滑数）

方剂：宣清导浊汤。

【五】秋　燥

秋燥是由于感受燥热邪气所引起的外感热证，症状表现为发热、少汗、口渴、咽干鼻燥、苔微红、右脉数大。秋燥大多发生于初秋燥热偏盛之时，或是秋末初冬凉燥偏盛之时。

初秋夏末之时，由于夏火余气未尽，容易形成燥热病邪。如果人体因平素正气不足，防御功能减弱，则容易感受燥热邪气而发病。

燥热邪气通常由口鼻而入，首先侵犯肺卫，临床证候与风热表证很类似，但秋燥证以津液干燥的现象更为明显。如果侵入肺卫上焦的燥热邪气不能缓解，邪气将会传入于阳明，导致燥邪侵扰大肠，或是胃腑燥热阴伤等证。如果侵入于阳明的燥热邪气不能缓解，邪气将会内陷于营血或传入于下焦，导致气血两燔或是肝肾阴液亏虚等证。

秋燥邪气传变的病机

1. 燥邪侵扰大肠
2. 胃腑燥热阴伤

秋燥邪气　　燥邪阻遏卫气　　　燥邪入于阳明胃腑

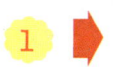   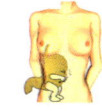

燥邪入于营血

 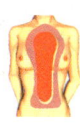

1. 肺卫失合
2. 燥邪入于清窍
3. 燥邪损伤肺阴
4. 肺阴亏虚燥热

气血两燔

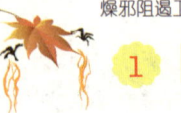

秋燥邪气

燥邪阻遏卫气 **1**

症状1：肺卫失合（头痛，发热，少汗，咳嗽，口渴咽干，舌红，右脉数大）

方剂：桑杏汤。

症状2：燥邪入于清窍（目赤，口渴，咽痛，耳鸣，身体微热，苔黄少津，脉数）

方剂：翘荷汤。

症状3：燥邪损伤肺阴（身热，口渴，干咳无痰，心烦，胸满胁涌，舌尖红，苔薄而燥，脉数）

方剂：清燥救肺汤。

症状4：肺阴亏虚燥热（胸胁牵痛，干咳，咳甚而痰中带血，腹部灼热，大便泄泻，舌红，苔薄而燥，脉数）

方剂：阿胶黄芩汤。

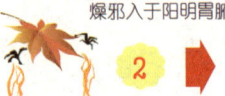

秋燥邪气

燥邪入于阳明胃腑 **2**

症状1：燥邪侵扰大肠（脘腹胀满，咳嗽痰多，大便秘结，舌红，脉数）

方剂：五仁橘皮汤。

症状2：胃腑燥热阴伤（身热不甚，口干而渴，干咳，舌红少苔，脉细）

方剂：沙参麦冬汤。

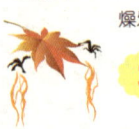

秋燥邪气

燥邪入于营血 **3**

症状：气血两燔（口渴，烦躁，身热，吐血，衄血，苔黄，舌绛，脉数）

方剂：加减玉女煎。

第一部分 上 焦

【一】风温 温热 温疫 温毒 冬温

一、温病者：有风温、有温热、有温疫、有温毒、有暑温、有湿温、有秋燥、有冬温、有温疟。

此九条，见于王叔和《伤寒例》中居多，叔和又牵引《难经》之文以神其说。按时推病，实有是证，叔和治病时，亦实遇是证。

但叔和不能别立治法，而叙于《伤寒例》中，实属蒙混，以《伤寒论》为治外感之妙法，遂将一切外感悉收入《伤寒例》中，而悉以治伤寒之法治之。

后人亦不能打破此关，因仍苟简，千余年来，贻患无穷，皆叔和之作俑，无怪见驳于方有执、喻嘉言诸公也。然诸公虽驳叔和，亦未曾另立方法，喻氏虽立治法，仍不能脱却伤寒圈子，弊与叔和无二，以致后人无所遵依。

一、温病包括风温、温热、温疫、温毒、暑温、湿温、秋燥、冬温、温疟。

这九种温病，在王叔和的《伤寒例》中大多已经有了记载，王叔和引用了《难经》来证实自己的理论。也就是说，可以根据四时节气的变化来推断某个季节会发生什么样的温病，这些病证，在王叔和诊治温病时也会遇到。

但在《伤寒例》中，王叔和却完全根据《伤寒论》的观点来治疗温病，因此就导致混乱。王叔和认为《伤寒论》的治法，是治疗一切外感病最好的方法，于是将所有的外感病都纳入到《伤寒例》中，按照治伤寒病的方法来治疗。

后世的医家不能突破这种观点，因循守旧，一千多年来，造成极大的祸害，这都是受到王叔和错误的影响，难怪王叔和的学说被方有执、喻嘉言等医家批判。然而这些医家也不能提出更好的方法。喻嘉言虽然设立了治疗温病的方法，但仍然不能摆脱《伤寒论》的影响，与王叔和都犯了同样的错误，因而导致后世医家在治疗温病时不能有所依循。

（1）温病的定义：在病变过程中以发热且热象明显，容易化燥伤阴等为特点，通常只要是出现这些症状都可归于温病的范围。

（2）温病与伤寒的区别：温病的病因为外感风热所致；伤寒的病因则为外感风寒所致。

本论详加考核，准古酌今，细立治法，除伤寒宗仲景法外，俾四时杂感，朗若列眉；未始非叔和有以肇其端，东垣、河间、安道、又可、嘉言、天士宏其议，而瑭得以善其后也。

本书对历代医家有关温病的治法进行了详细的考核，制定了各种温病的治法，除了风寒邪气所引起的外感病仍然遵照《伤寒论》的治法外，其他四时外感病也论述清晰，确立了完备的治法。这些理论的形成，主要来自于王叔和首先提出温病的概念，之后由李东垣、刘河间、王安道、吴又可、喻嘉言、叶天士等医家不断地补充，我只是完善了这些理论的架构罢了。

1.风温：
指感受风热病邪所致，初起时以肺卫症状为主要特点，大多发于冬春的急性外感热病。

2.温热：
指冬季感受寒邪，伏而未发，至春季时所引发的伏气温病，以热盛于里为主要特点，实际上即指春温。

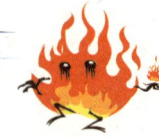

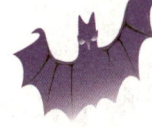

3.温疫：
指具有温热性质的疫病，能引起较大范围的流行。古人也把疫病称为瘟疫，而把瘟疫又称为温疫。

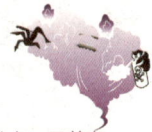

5.暑温：
指夏季因感受暑热病邪所致，初起以阳明热盛为主要特点的温病。

4.温毒：
指除了具有温病的特点，又兼有局部红肿热痛、咽喉疼痛腐烂、或皮肤红斑如绵纹等热毒症状。

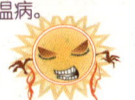

6.湿温：
指感受湿热病邪所致，以脾胃病为主要特点，病势较缓、病程较长，大多发生于夏秋季。

7.秋燥：
指感受燥热病邪所致，以病在肺卫且兼有津气耗伤为特点的温病大多发生于秋季。

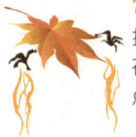

8.冬温：
指冬季感受风热病邪，以邪在肺卫为主要特点的温病。实际上即是指风温发生于冬季的病证。

9.温疟：
指内有伏邪，又感受暑热所致，以寒少热多为特点的病证。

风温者，初春阳气始开，厥阴行令，风挟温也。

温热者，春末夏初，阳气弛张，温盛为热也。

温疫者，厉气流行，多兼秽浊，家家如是，若役使然也。

温毒者，诸温挟毒，秽浊太甚也。

暑温者，正夏之时，暑病之偏于热者出。

湿温者，长夏初秋，湿中生热，即暑病之偏于湿者也。

秋燥者，秋金燥烈之气也。

冬温者，冬应寒而反温，阳不潜藏，民病温也。

温疟者，阴气先伤，又因于暑，阳气独发也。

按诸家论温，有顾此失彼之病，故于编首揭诸温之大纲，而名其书曰《温病条辨》。

风温的形成，是由于初春时阳气开始发动，厥阴风木主令，容易形成风热病邪，感受了这种病邪就会引起风温。

温热的形成，是由于春末夏初，自然界的阳气旺盛，气候由温转热，感受了这种温热之气，就会引起热象偏盛的温热病。

温疫的形成，是由于自然界中温热疫厉之气兼挟秽浊，这种病邪具有强烈的传染性，往往夹杂有秽浊之气，这种病邪一旦流行，会互相传染，家家户户都有相似的病人，就好像分担劳役一般。

温毒是由温热毒邪引起，而以秽浊之气比较严重。

暑温是在天气炎热之时，感受暑热所致。

湿温是在长夏或初秋时，感受湿邪而兼有热邪，而以湿邪偏重的温病。

秋燥是在初秋时，由于气候干燥炎热，感受了燥热之气所致。

冬温是指在严冬之时，气候应寒而反温，导致人体内的阳气不能潜藏，又同时感受了温热毒邪之气所引起的一种温病。

温疟是指平素阴虚内热之人，又感受了暑热之气，导致阳热亢盛的一种疟疾。

由于之前有很多医家在论述温病时，都有顾此失彼的弊端，因此本文首先列举了各种温病的总纲，并命名为《温病条辨》。

二、凡病温者，始于上焦，在手太阴。

伤寒由毛窍而入，自下而上，始足太阳。足太阳膀胱属水，寒即水之气，同类相从，故病始于此。

古来但言膀胱主表，始未尽其义。肺者，皮毛之合也，独不主表乎(按人身一脏一腑主表之理，人皆习焉不察。以三才大道言之：天为万物之大表，天属金，人之肺亦属金，肺主皮毛，经曰皮应天，天一生水；地支始于子，而亥为天门，乃贞元之会；人之膀胱为寒水之腑，故俱同天气，而俱主表也)！治法必以仲景六经次传为祖法。

温病由口鼻而入，自上而下，鼻通于肺，始手太阴。太阴金也，温者火之气，风者火之母，火未有不克金者，故病始于此，必从河间三焦定论。

二、通常温病的发生，病邪都是从口鼻而入，首先侵犯上焦的手太阴肺经。

伤寒是因人体感受寒邪，寒邪经由体表的毛窍侵犯人体，由下而上，从足太阳膀胱经开始。膀胱属水，寒与水的性质皆属阴，同类相从，因此伤寒病邪多从膀胱经开始。

古人只说膀胱经主表，这种说法并不够全面。因为肺与皮毛相合，难道肺就不主表吗(按：人体的肺与膀胱都主表的道理，虽然一般人都明白，却很少仔细地考察。以天、地、人来看，天是自然界万物的代表，天属金，人的肺也属金，所以肺也主表，主皮毛；《内经》中说：皮毛与天相应，天一生水，地支从子开始，亥为干，干为天，所以称为天门，天门是贞元交会的地方。人体的膀胱属寒水之腑，与肺同属于天之气，因此肺与膀胱都主人体之表)！伤寒的治疗，必定要根据张仲景著的《伤寒论》六经的传变顺序为基本原则。

至于温病的治法，由于温病的病邪是通过口鼻而入，由上而下的，鼻与肺气相通，所以温邪从口鼻而入就是从手太阴肺经开始。肺属金，温为火邪，风又为火之母，火能克金的，因此温病从肺经开始，必定要根据刘河间三焦的理论才能解释清楚。

伤寒与温病的病机区别：

(1) 伤寒是因感受寒邪所致，寒邪通常是由肌表而侵犯人体。

寒邪首先侵犯足太阳膀胱经，膀胱属于寒水之腑，与寒邪的性质相同；又因膀胱经属于足，由下而上，因此伤寒的发生也是由下而上。

(2) 温病则是感受温邪所致，温邪通常是由口鼻而侵犯人体。

温邪首先侵犯手太阴肺经，手太阴肺经属阴、属手，由上而下；温邪属于阳邪而善于发泄，因此温病的发生也是由上而下。

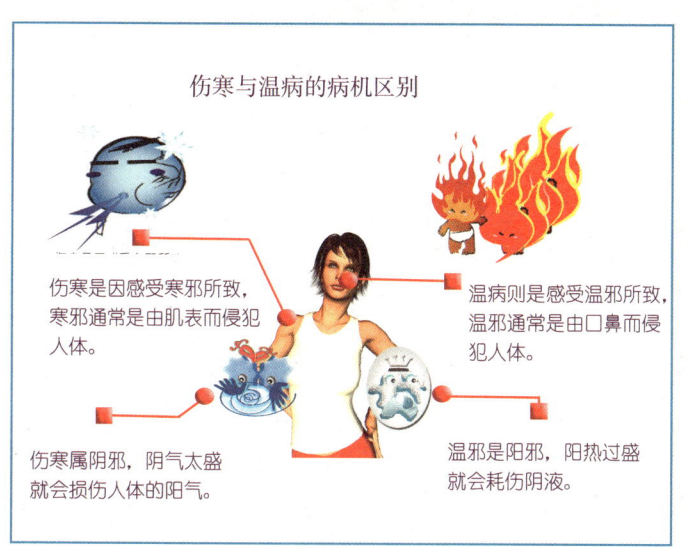

伤寒与温病的病机区别

伤寒是因感受寒邪所致，寒邪通常是由肌表而侵犯人体。

温病则是感受温邪所致，温邪通常是由口鼻而侵犯人体。

伤寒属阴邪，阴气太盛就会损伤人体的阳气。

温邪是阳邪，阳热过盛就会耗伤阴液。

再寒为阴邪，虽《伤寒论》中亦言中风，此风从西北方来，乃屑发之寒风也，最善收引，阴盛必伤阳，故首郁遏太阳经中之阳气，而为头痛身热等证。

太阳阳腑也，伤寒阴邪也，阴盛伤人之阳也。温为阳邪，此论中亦言伤风，此风从东方来，乃解冻之温风也，最善发泄，阳盛必伤阴，故首郁遏太阴经中之阴气，而为咳嗽自汗口渴头痛身热尺热等证。太阴阴脏也，温热阳邪也，阳盛伤人之阴也。阴阳两大法门之辨，可了然于心目间矣。

此外，寒邪属阴邪，虽然在《伤寒论》中也说中风，这种风是从西北方向来的，属于寒风。寒性收引，阴盛则伤阳，因此首先郁遏足太阳膀胱经中的阳气，导致头痛、身热等症状。

太阳属阳腑，伤寒属阴邪，阴气太盛就会损伤人体的阳气。温邪是阳邪，本书中也讲伤风，但这种风是从东方而来，属于解冻的温风，风性疏泄。阳热过盛就会耗伤阴液，因此感受温邪后，首先阻遏手太阴肺经中的阴气，导致咳嗽、自汗、口渴、头痛、身热尺热等症状。太阴肺属阴脏，温热属阳邪，阳邪亢盛则容易耗伤阴液。如此，伤寒与温病之间的阴阳变化，应当已经十分清楚。

伤寒与温病之间的阴阳变化：

伤寒属阴邪，首先郁遏足太阳膀胱经中的阳气，阳气虚损则阴气偏盛，当阴气太盛时就会损伤人体的阳气。

温邪是阳邪，首先阻遏手太阴肺经中的阴气，阴气虚损则阳气偏盛，当阳热过盛时就会耗伤阴液。

夫大明生于东，月生于西，举凡万物，莫不由此少阳、少阴之气以为生成，故万物皆可名之曰东西。人乃万物之统领也，得东西之气最全，乃与天地东西之气相应。其病也，亦不能不与天地东西之气相应。

东西者，阴阳之道路也。由东而往，为木、为风、为湿、为火、为热，湿土居中，与火交而成暑，火也者，南也。由西而往，为金、为燥、为水、为寒，水也者，北也。水火者，阴阳之征兆也；南北者，阴阳之极致也。

天地运行此阴阳以化生万物，故曰天之无恩而大恩生。天地运行之阴阳和平，人生之阴阳亦和平，安有所谓病也哉！天地与人之阴阳，一有所偏，即为病也。偏之浅者病浅，偏之深者病深；偏于火者病温、病热，偏于水者病清、病寒，此水火两大法门之辨，医者不可不知。

烛其为水之病也，而温之热之；烛其为火病也，而凉之寒之，各救其偏，以抵于平和而已。非如鉴之空，一尘不染，如衡之平，毫无倚着，不能暗合道妙，岂可各立门户，专主于寒热温凉一家之论而已哉：瑭固辨寒病之原于水，温病之原于火也，而并及之。

太阳从东方升起，月亮从西方升起，天地万物，没有不是由少阳、少阴之气所化生而成的，因此万物都可称之为"东西"。人是万物中最重要的统领，禀受的灵气最为完全，因此能与天地之气相互呼应，即使在人体患病时，也必须与天地、东方、西方之气相互呼应。

东与西是阴阳运行的路径，由东往西，依次与木、风、湿、火、热相应。湿土居于中央，湿土就与火热相交而成为暑热，火在五行方位上位于南方。由西往东，依次与金、燥、水、寒相应。水在五行方位上位丁北方，水与火代表阴阳的象征，南北代表阴阳的极端。

自然界中阴阳的运行与变化，就得以化生天地万物。因此，天地对万物的影响似乎不明显，实际上却具有莫大的恩惠。当天地运行正常时，人体阴阳的运行也正常，就不会有疾病发生！当天地出现偏差时，人体就会产生疾病，偏差小的病轻，偏差大的病重；如果火热偏盛，就会发生温热病；水湿偏盛，就会发生阴寒病。这就是水湿与火热的主要区别，医生是不能不知道的。

对于寒凉病，就用温热法；对于火热病，就用寒凉法，如此就能纠正其偏颇，以达到阴阳调和。如果不能像镜子那样明彻，一尘不染，像秤杆一样平衡，毫无偏倚，就不能掌握阴阳运行的奥秘，怎么可以各立门户，只偏执于寒凉或温热的理论呢？因此我在辨明伤寒的病因在于水寒的同时，也阐述了温病的病因在于火热的道理。

三、太阴之为病，脉不缓不紧而动数，或两寸独大，尺肤热，头痛，微恶风寒，身热自汗，口渴，或不渴，而咳，午后热甚者，名曰温病。

不缓，非太阳中风矣；不紧，则非太阳伤寒矣；动数者，风火相煽之象，经谓之躁；两寸独大，火克金也。尺肤热，尺部肌肤热甚，火反克水也。

三、当温邪侵犯手太阴肺经而发生病变时，症状表现为脉象不浮缓、不浮紧，而是躁动快速，或是两寸部的脉象比关部、尺部明显大而有力，尺肤部位发热，头痛，略微怕风怕冷，身体发热而出汗，口渴，或不渴而有咳嗽，午后发热更为严重，这种病证称为温病。

如果脉象不浮缓的，就不是太阳中风；脉象不浮紧的，就不是太阳伤寒。脉象躁动而快速的，表示为风与火互结于内，《内经》称这种脉象为躁脉，两寸部出现特别大而有力的脉象，表示为火热侵犯于肺。尺肤热，是指手腕至肘部的肌肤发热，属于火反克水，火热耗伤阴液的症候。

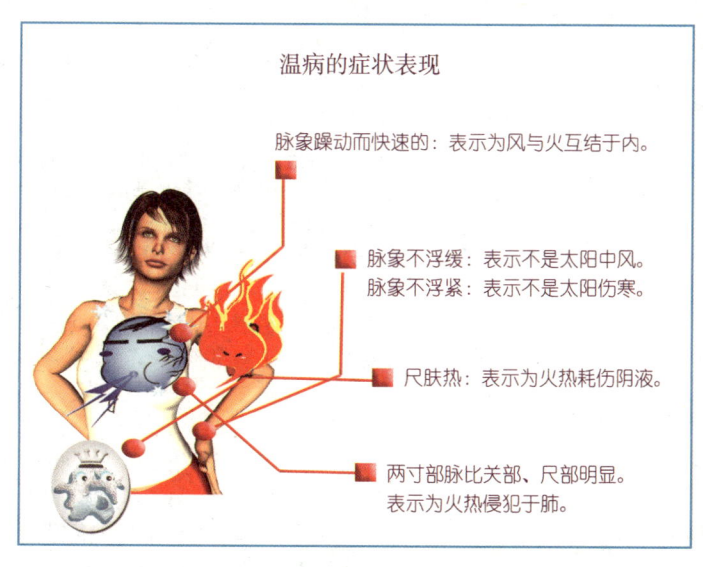

温病的症状表现

脉象躁动而快速的：表示为风与火互结于内。

脉象不浮缓：表示不是太阳中风。
脉象不浮紧：表示不是太阳伤寒。

尺肤热：表示为火热耗伤阴液。

两寸部脉比关部、尺部明显。
表示为火热侵犯于肺。

头痛、恶风寒、身热自汗，与太阳中风无异，此处最足以相混，于何辨之？

于脉动数，不缓不紧，证有或渴、或咳、尺热，午后热甚辨之。

太阳头痛，风寒之邪，循太阳经上至头与项，而项强头痛也。

太阴之头痛，肺主天气，天气郁，则头亦痛也，且春气在头，又火炎上也。

吴又可谓浮泛太阳经者，臆说也。伤寒之恶寒，太阳属寒水而主表，故恶风寒、温病之恶寒，肺合皮毛而亦主表，故亦恶风寒也。

太阳病则周身之阳气郁，故身热；肺主化气，肺病不能化气，气郁则身亦热也。

太阳自汗，风疏卫也。

太阴自汗，皮毛开也，肺亦主卫。

渴，火克金也。咳，肺气郁也。午后热甚，浊邪归下，又火旺时也，又阴受火克之象也。

头痛，恶风寒，身热自汗，这些症状类似于太阳中风证，因此很容易混淆，应该如何辨别呢？

必须从脉象是否躁动而数，不缓不紧，以及是否出现口渴、咳嗽、尺肤发热、午后发热较重等证候来辨别。

伤寒太阳病所引起的头痛，是由于风寒之邪循着太阳膀胱经上行到头项部，导致经气不利，因此出现项强、头痛的症状。

太阴风温病所引起的头痛，是由于肺主气，如果天气闭郁，肺气被温热邪气阻遏，导致经气不利，此时也会出现头痛。如果春季阳气初发时，火热之邪上炎于头部，也会引起头痛。

吴又可认为温病是因邪气浮泛于外，导致太阳经脉经气不利的说法，只是一种推测。患伤寒病而出现的恶寒，是因为足太阳膀胱经属寒水而主表，风寒侵袭太阳经脉则恶寒；患温病而出现的恶寒，是因为肺合皮毛也主表，当温邪阻遏肺气后，也会引起恶寒。

患伤寒太阳病而出现的发热，由于风寒邪气阻遏周身肌表的阳气，阳气郁而发热；患温病而出现的发热，则是肺气被温邪阻遏，卫气不能泄越，导致气郁而发热。

患太阳中风病而出现的自汗，是因为风邪侵袭肌表，导致卫表不固而自汗。

患太阴温病的自汗，是因温邪阻遏肺气后，导致腠理大开而自汗。

口渴表示热盛灼伤肺津；咳嗽表示肺气宣降失常。午后发热比较严重，表示午后时分火热更为炽盛的缘故，也属于热盛伤阴的症候。

温病的症状表现如头痛、恶风寒、身热自汗，这些症状类似于太阳中风证，因此很容易混淆，应该如何辨别呢？

　　要辨别太阳中风证与温病，可以从以下的证候来辨别。

辨别太阳中风证与温病

伤寒头痛：
由于风寒邪气导致经气不利所致。

温病头痛：
由于肺气被温热邪气阻遏，或是因火热之邪上炎于头部所致。

伤寒发热：
由于风寒邪气阻遏周身肌表的阳气，导致阳气郁滞而发热。

温病发热：
由于肺气被温邪阻遏，卫气不能泄越，导致气郁而发热。

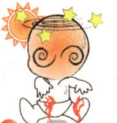

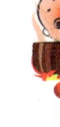

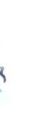

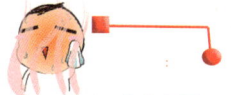

伤寒恶寒：
风寒侵袭太阳经脉所致。

温病恶寒：
温邪阻遏肺气，也会引起恶寒。

伤寒自汗：
因为风邪侵袭肌表，导致卫表不固而自汗。

温病自汗：
因温邪阻遏肺气后，导致腠理大开而自汗。

四、太阴风温、温热、温疫、冬温，初起恶风寒者，桂枝汤主之；但热不恶寒而渴者，辛凉平剂银翘散主之。温毒、暑温、湿温、温疟，不在此例。

按仲景《伤寒论》原文，太阳病(谓如太阳证，上文头痛身热恶风自汗也)，但恶热不恶寒而渴者，名曰温病，桂枝汤主之。

盖温病忌汗，最喜解肌，桂枝本为解肌，且桂枝芳香化浊，芍药收阴敛液，甘草败毒和中，姜、枣调和营卫，温病初起，原可用之。

此处却变易前法，恶风寒者主以桂枝，不恶风寒主以辛凉者，非敢擅违古训也。仲景所云不恶风寒者，非全不恶风寒也，其先亦恶风寒，迨既热之后，乃不恶风寒耳，古文简质，且对太阳中风热时亦恶风寒言之，故不暇详耳。

盖寒水之病，冬气也，非辛温春夏之气，不足以解之，虽曰温病，既恶风寒，明是温自内发，风寒从外搏，成内热外寒之证，故仍旧用桂枝辛温解肌法，俾得微汗，而寒热之邪皆解矣。

温热之邪，春夏气也，不恶风寒，则不兼寒风可知，此非辛凉秋金之气，不足以解之。

四、患太阴风温、温热、温疫、冬温，如果初期出现厌恶风寒的，可以用桂枝汤治疗；如果出现发热、不恶寒而口渴的，可以用药性辛凉平剂的银翘散治疗。温毒、暑温、湿温、温疟，则不属于这种治疗原则。

我在这里改变了《伤寒论》中的治法，治疗恶风寒者用桂枝汤，对于不恶风寒者则用辛凉解表法，这并不是我故意违背古人的法则。张仲景所指的"不恶风寒"，并不是病人完全不恶风寒，而是初病时也恶风寒，等到风寒已经入里而化热后，恶风寒的症状才会消失。这是由于古代的文字简练、质朴的缘故，而且又只针对太阳中风证发热时也有恶风寒所说的，所以没有作详细的论述。

患伤寒病，是因感受了冬天风寒邪气所引起，必须用辛温药才能驱除寒邪。虽然说患伤寒病也会出现类似温病的证候，但从恶风寒的现象来看，这分明是由于表邪入里的邪热在由体内发出的同时，病人又同时感受风寒邪气，因而形成内热外寒的证候，此时仍然要用桂枝汤辛温解肌，使病人微微发汗，则外寒与内热就能由肌表透解。

至于温热邪气，属于春夏之气，当侵犯人体后并不会出现恶风寒的症状，这说明患温热病的病人并不会兼有感受风寒邪气，在治疗这类温病时，必须用辛凉药才能消退温热邪气。

治疗伤寒病与温热病的用药差异：

治疗伤寒病，由于是因感受风寒邪气所致，必须用辛温药才能驱除寒邪。

治疗温热病，由于是因感受温热邪气所致，必须用辛凉药才能消退温热邪气。

如果误用辛温解表剂来治疗温病，等于是以火救火，此时必须用辛凉的药物并且配伍苦味和甘味的药物的方法来治疗。

桂枝辛温，以之治温，是以火济火也，故改从内经"风淫于内，治以辛凉，佐以苦甘"法。

桂枝汤方

桂枝六钱　芍药(炒)三钱　炙甘草二钱　生姜三片　大枣(去核)二枚

煎法服法，必如伤寒论原文而后可，不然，不惟失桂枝汤之妙，反生他变，病必不除。

辛凉平剂银翘散方

连翘一两　银花一两　苦桔梗六钱　薄荷六钱　竹叶四钱　生甘草五钱　芥穗四钱　淡豆豉五钱　牛蒡子六钱

上杵为散，每服六钱，鲜苇根汤煎，香气大出，即取服，勿过煎。肺药取轻清，过煎则味厚而入中焦矣。病重者，约二时一服，日三服，夜一服；轻者三时一服，日二服，夜一服；病不解者，作再服。

盖肺位最高，药过重，则过病所，少用又有病重药轻之息，故从普济消毒饮时时清扬法。

治疗伤寒病与温热病的用药差异

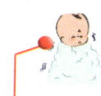

辛温药

治疗温热病，由于是因感受温热邪气所致，必须用辛凉药才能消退温热邪气。

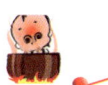

辛凉药

治疗伤寒病，由于是因感受风寒邪气所致，必须用辛温药才能驱除寒邪。

桂枝汤属于辛温解表剂，如果误用来治疗温病，等于是以火救火，因此必须遵从《内经》"风邪所引起的温病，应当用辛凉的药物治疗，并且配伍苦味和甘味的药物"的方法来治疗。

连翘一两　银花一两　苦桔梗六钱　薄荷六钱　竹叶四钱　生甘草五钱　芥穗四钱　淡豆豉五钱　牛蒡子六钱

将以上药物研杵为散，每次服用六钱，以鲜苇根汤煎，香气大出时即可服用，千万不要煎煮太久。治疗肺病的药必须药性轻清，煎煮太久则会造成药性太厚重反而入于中焦。病重者，约二时一服，日三服，夜一服；轻者三时一服，日二服，夜一服；病不解者，作再服。

因为肺位居的部位最高，如果药量太重，就会药过病所，难以起到宣肺透邪的作用；如果用药过少又有病重药轻的弊病，达不到治疗的效果。所以应遵循普济消毒饮的煎服方法，选用质地轻扬的药物、时时分服的方法。

今人亦间有用辛凉法者，多不见效，盖病大药轻之故，一不见效，随改弦易辙，转去转远，即不更张，缓缓延至数日后，必成中下焦证矣。

胸膈闷者，加藿香三钱、郁金三钱，护膻中；渴甚者，加花粉；项肿咽痛者，加马勃、元参；衄者，去芥穗、豆豉，加白茅根三钱、侧柏炭三钱、栀子炭三钱；咳者，加杏仁利肺气；二三日病犹在肺，热渐入里，加细生地、麦冬保津液；再不解，或小便短者，加知母、黄芩、栀子之苦寒，与麦、地之甘寒，合化阴气，而治热淫所胜。

〖方论〗按温病忌汗，汗之不惟不解，反生他患。盖病在手经，徒伤足太阳无益；病自口鼻吸受而生，徒发其表亦无益也。且汗为心液，心阳受伤，必有神明内乱、谵语疯狂、内闭外脱之变。

再，误汗虽曰伤阳，汗乃五液之一，未始不伤阴也。《伤寒论》曰："尺脉微者为里虚，禁汗，"其义可见。

现在有些医生，也用辛凉解表法来治疗温病，却多数没有疗效，这是病重而药轻的缘故，医生一见没有疗效，就立刻改变治疗方法，于是距离原本的疗效越来越远。有些医家即使不改变治疗方法，却因治疗不及时，延误治疗时机，病情也会恶化而向中下焦传变。

胸膈闷者，可以加藿香三钱、郁金三钱，保护膻中；口渴甚者，可以加花粉；项肿咽痛者，可以加马勃、元参；流鼻血者，应当去掉芥穗、豆豉，加白茅根三钱、侧柏炭三钱、栀子炭三钱；咳嗽者，可以加杏仁利肺气；患此病二三日时，病仍然停留在肺，之后邪热将会逐渐入里，此时可以加细生地、麦冬保护津液；如果病再不解，或是小便短者，可以知母、黄芩、栀子之苦寒，与麦冬、细生地之甘寒，苦寒与甘寒两者能合化成阴气，用来治疗邪热病证。

〖方论〗治疗温病，忌用辛温发汗法，发汗不但不能祛除温邪，还会引起其他的病证。这是因为温病首先侵犯手太阴肺经，如果只针对足太阳膀胱经来治疗则无济于事；而且温病是由口鼻而入，与伤寒从皮毛而入不同，如果只解表发汗也没有益处。而且汗为心液，发汗过度则会损伤心阳，必然导致神明内乱、胡言乱语、癫狂等内有气血壅闭或是阳气外脱的病证。

并且，误汗不仅伤阳，由于汗是五液之一，误汗也会损伤阴液。《伤寒论》说："尺部出现微脉，表示为里虚，禁止用发汗法，"意思就可以明白。

其曰伤阳者，特举其伤之重者而言之耳。温病最善伤阴，用药又复伤阴，岂非为贼立帜乎?此古来用伤寒法治温病之大错也。

发汗过度会损伤心阳，这是最为严重的阶段，并不是说发汗过度就不会损伤阴液。事实上，温病是最容易损伤阴液，如果再误用辛温发汗药，更进一步耗伤阴液，岂不是加重病情吗?这是自古以来滥用伤寒法来治疗温病的严重错误。

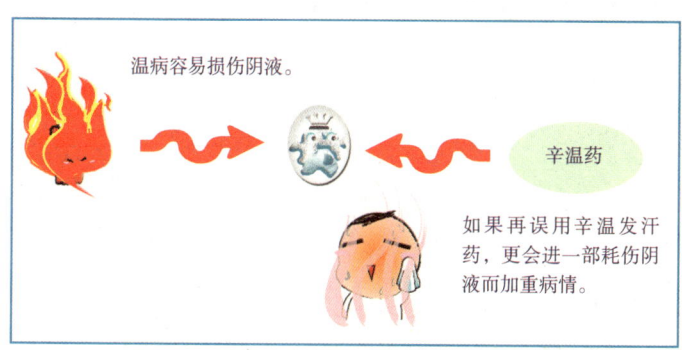

温病容易损伤阴液。

辛温药

如果再误用辛温发汗药，更会进一步耗伤阴液而加重病情。

至若吴又可开首立一达原饮，其意以为直透膜原，使邪速溃，其方施于蔡藿壮实人之温疫病，容有愈者，芳香辟秽之功也;若施于膏粱纨绔，及不甚壮实人，未有不败者。

盖其方中首用槟榔、草果、厚朴为君:夫槟榔，子之坚者也，诸子皆降，槟榔苦辛而温，体重而坚，由中走下，直达肛门，中下焦药也;草果亦子也，其气臭烈大热，其味苦，太阴脾经之劫药也;厚朴苦温，亦中焦药也。

岂有上焦温病，首用中下焦苦温雄烈劫夺之品，先劫少阴津液之理!知母、黄芩，亦皆中焦苦燥里药，岂可用乎?

至于吴又可在《温疫论》中首先创立"达原饮"，达原饮的意思为直接透达膜原，使病邪得以迅速溃散。对于平日劳动壮实的温疫患者，或许会有痊愈的，这是由于药物具有芳香辟秽的作用;但达原饮对于富贵人家、体质不太强壮的患者，就没有不失效的。

难道有在治疗上焦温病时，却首先使用入于中下焦、药性苦温雄烈，并且容易耗伤津液的药物，再继续损伤阴液的道理吗?知母、黄芩都属于性味苦燥、入于中焦的药物，怎么能用呢?

况又有温邪游溢三阳之说，而有三阳经之羌活、葛根、柴胡加法，是仍以伤寒之法杂之，全不知温病治法，后人止谓其不分三焦，犹浅说也。

其三消饮加入大黄、芒硝，惟邪入阳明，气体稍壮者，幸得以下而解，或战汗而解，然往往成弱证，虚甚者则死矣。

《温疫论》中还有"温邪游溢于太阳、阳明、少阳三条阳经"的说法，在达原饮中虽然配伍羌活(太阳经)、葛根(阳明经)、柴胡(少阳经)，实际上却仍然是以伤寒病的观念来治疗温病，完全不明白温病的治法。后人在评论"达原饮"时，仅仅说此方不分三焦，这只是一种肤浅的看法。

《温疫论》中以三消饮加入大黄、芒硝的治法，只能针对邪气入于阳明胃腑、同时体质壮实者，这类患者即使因误用泻下法或发汗法却侥幸得以缓解病情，但往往会因耗伤正气太过而转为虚证，严重时甚至会死亡。

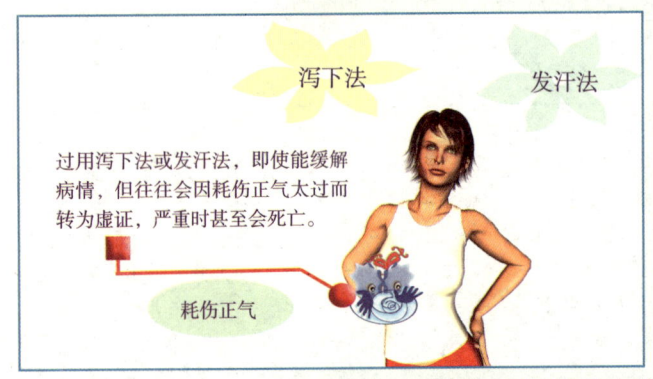

泻下法　　发汗法

过用泻下法或发汗法，即使能缓解病情，但往往会因耗伤正气太过而转为虚证，严重时甚至会死亡。

耗伤正气

况邪有在卫者，在胸中者，在营者，入血者，妄用下法，其害可胜言耶?岂视人与铁石一般，并非气血生成者哉?

究其始意，原以矫世医以伤寒法治病温之弊，颇能正陶氏之失，奈学未精纯，未足为法。至喻氏、张氏多以伤寒三阴经法治温病，其说亦非，以世医从之者少，而宗又可者多，故不深辨耳。

何况温邪又有在卫表的、在胸中的、在营分、血分的区别，如果随便用泻下法，所引起的害处更是不能细说。难道可以将人看作如同铁石一般，而不是气血所化生的?

推断吴又可的本意，原本是为了矫正一般医生用伤寒法来治疗温病的弊端，确实可以纠正陶节庵的错误，可惜的是吴又可的门生造诣不精，不能被后世医家所效法。至于喻嘉言、张石顽等人，大多以伤寒三阴经的治法来治疗温病，这种观点也不正确。由于一般的医生信从这种观点的不多，而以信奉吴又可观点的较多，因此对于喻嘉言、张石顽等人的观点，就不再深刻分析了。

本方谨遵内经"风淫于内，治以辛凉，佐以苦甘；热淫于内，治以咸寒，佐以甘苦"之训(王安道《溯洄集》，亦有温暑当用辛凉不当用温平之论，谓仲景之书，为即病之伤寒而设，并未尝为不即病之温暑而设。张凤逵集治暑方。亦有暑病首用辛凉，继用甘寒，再用酸泄酸敛不必用下之论。皆先得我心者)。

银翘散遵照《内经》"风邪充盛于内，应用辛凉药，配伍苦味和甘味药治疗；热邪充盛于内，应用咸寒药，配伍甘味和苦味药治疗。"的治疗原则(王安道在《溯洄集》中也有治疗温病、暑病，应当用辛凉而不可用辛温的论述，认为《伤寒论》的治法，是为了感受风寒邪气后立即发病的伤寒病所立的，并不是为了感受风寒邪气后，邪气入里而化热的温病、暑病所设。明代张凤逵收集了许多治疗暑病的方剂，认为治疗暑病时，首先应当用辛凉清热，接着用甘寒生津，再用苦酸泄热或酸甘敛津来治疗，并不一定要使用攻下法。这些先贤的观点，我都很赞同)。

由于暑病属于热证，必须先清里热，因此应当先用辛凉清热药。

暑病容易损伤津液，因此在清里热时，必须用甘寒生津药来兼顾养阴。

至于苦酸泄热或酸甘敛津，是指苦味药能清热，酸味药能敛阴，甘味药则能生津。

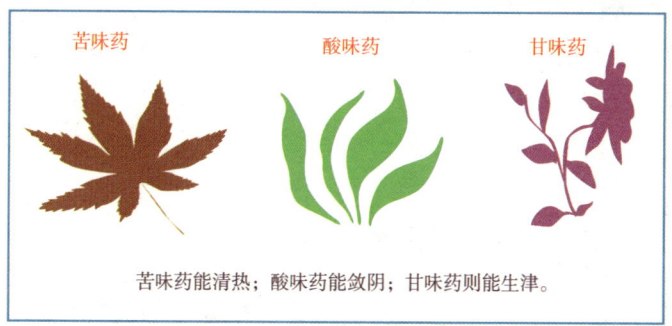

苦味药　　　　酸味药　　　　甘味药

苦味药能清热；酸味药能敛阴；甘味药则能生津。

又宗喻嘉言芳香逐秽之说，用东垣清心凉膈散，辛凉苦甘。病初起，且去入里之黄芩，勿犯中焦；加银花辛凉，芥穗芳香，散热解毒；牛蒡子辛平润肺，解热散结，除风利咽；皆手太阴药也。

根据喻嘉言芳香逐秽的理论，并且采用李东垣清心凉膈散辛凉苦甘的方旨。当温病初起时，病邪位在肌表，此时应当去掉方中的黄芩，以免苦寒损伤中焦；加入辛凉的银花、芳香的芥穗，以散热解毒；牛蒡子辛平润肺，解热散结，祛风利咽，这些都是治疗手太阴肺经病变的药物。

27

合而论之，经谓"冬不藏精，春必温病"，又谓"藏于精者，春不病温"，又谓"病温虚甚死"，可见病温者，精气先虚。

此方之妙，预护其虚，纯然清肃上焦，不犯中下，无开门揖盗之弊，有轻以去实之能，用之得法，自然奏效，此叶氏立法，所以迥出诸家也。

综合历代医家的观点，《内经》说："冬季不能保藏精气的，春天就容易患温病"；又说"如果冬天能保藏精气的，春天就不容易患温病"；又说，"正气极为虚弱的，患温病就容易导致死亡"。可见患温病的人，通常是因精气已经亏虚在先的缘故。

银翘散的优点在于能够预先保护人体的正气，能直接祛除上焦的温邪，而不影响中、下焦。没有开门揖盗的弊端，却有宣散温邪的功能，如果使用得当，必然会有显著的疗效。这是叶天士创立的温病治法，远远胜于其他医家。

银翘散的组成药物轻清且上浮，可以分为三类：

一为辛凉解表药，如荆芥、薄荷、淡豆豉、牛蒡子等。这些解表药中虽有辛温之品，如荆芥，但是温而不燥，而且与大量的清热之品相伍，使该方仍属辛凉解表之剂。

二为清热药，如银花、连翘、竹叶、芦根等。这些药物除了可以清解邪热外，还可以通过清热而达到保护津液的目的。

三是属于宣肺化痰药，如桔梗、牛蒡子、甘草等，其中甘草还能调和诸药，清热养阴解毒，桔梗利咽消肿。

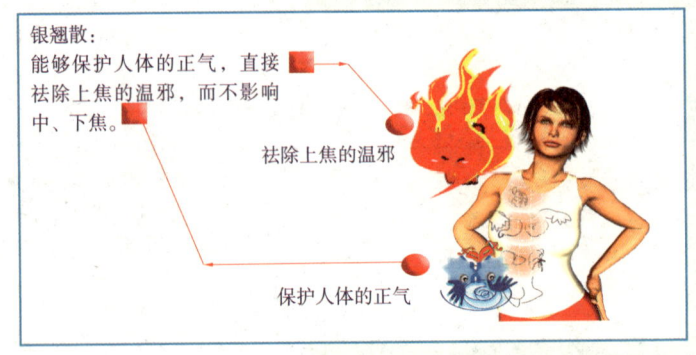

银翘散：
能够保护人体的正气，直接祛除上焦的温邪，而不影响中、下焦。

祛除上焦的温邪

保护人体的正气

五、太阴温病，恶风寒，服桂枝汤已，恶寒解，余病不解者，银翘散主之；余证悉减者，减其制。

太阴温病，总上条所举而言也。恶寒已解，是全无风寒，止余温病，即禁辛温法，改从辛凉。

减其制者，减银翘散之制也。

五、温邪侵犯于手太阴肺经的温病，初病时有恶风寒的症候，服用桂枝汤后，不再感到恶寒，但其他症候(如发热、口渴)仍然未解，此时应当用银翘散治疗；其他症候都比较轻的，可以减少银翘散的用量。

这里所说的手太阴温病，包括风温、温热、温疫、冬温等几种温病。特点为恶寒已解，是指完全没有恶风寒的症候，只有温病的症状，治疗时禁使用辛温发汗，而应当改用辛凉透表法。

减其制，是指减少银翘散的剂量。

在服用桂枝汤发汗后，如果怕风恶寒的症状已经缓解，表示此时肌表的风寒邪气已除，只有温邪仍停滞于肺经，因此不能再用辛温发汗法来治疗，而应改用辛凉的方剂，以免过度损伤津液。

六、太阴风温，但咳，身不甚热，微渴者，辛凉轻剂桑菊饮主之。

咳，热伤肺络也。身不甚热，病不重也。渴而微，热不甚也。恐病轻药重，故另立轻剂方。

六、温邪侵犯于手太阴肺经的温病，症状表现为咳嗽，发热较轻，口微渴的，应当用辛凉轻剂桑菊饮治疗。

温病咳嗽，是由于风热邪气客于肺经，导致肺络受伤，身热不甚，此时病情并不太严重。轻微口渴的症状，表示热势较轻，如果服用银翘散，可能会因辛凉过重而再次损伤阴液，因此再制定另一种作用较轻的方剂。

辛凉轻剂桑菊饮方

杏仁二钱　连翘一钱五分　薄荷八分　桑叶二钱五分　菊花一钱　苦梗二钱　甘草八分　苇根二钱

水二杯，煮取一杯，日二服。二三日不解，气粗似喘，燥在气分者，加石膏、知母；舌绛暮热，甚燥，邪初入营，加元参二钱、犀角一钱；在血分者，去薄荷、苇根，加麦冬、细生地、玉竹、丹皮各二钱；肺热甚加黄芩；渴者加花粉。

〖方论〗此辛甘化风、辛凉微苦之方也。盖肺为清虚之脏，微苦则降，辛凉则平，立此方所以避辛温也。

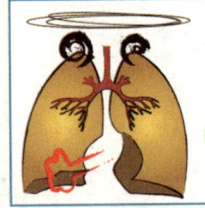

肺属于清虚的脏气，容易因感受风热病邪而逆乱，此时用微苦的药物就可以肃降肺气，用辛凉的药物就可以平散风热邪气，以免过用辛温的药物而助长热势。

今世咸用杏苏散通治四时咳嗽，不知肺杏苏散辛温，只宜风寒，不宜风温，且有不分表里之弊。此方独取桑叶、菊花者：桑得箕星之精，箕好风，风气通于肝，故桑叶善平肝风；春乃肝令而主风，木旺金衰之候，故抑其有余，桑叶芳香有细毛，横纹最多，故亦走肺络而宣肺气。菊花晚成，芳香味甘，能补金水二脏，故用之以补其不足。

风温咳嗽，虽系小病，常见误用辛温重剂销烁肺液，致久嗽成劳者不一而足。圣人不忽于细，必谨于微，医者于此等处，尤当加意也。

如果服药二三天，病情仍未解除，反而出现呼吸粗大而喘息，表示燥热侵犯于气分，应加入石膏、知母；如果出现舌体红绛，傍晚时身体发热更为严重，口中较干燥的，表示病邪已经深入到营分，应加入元参二钱，犀角一钱；如果病邪深入到血分，则在桑菊饮中去掉薄荷、芦根，加入麦冬、细生地、玉竹、丹皮各二钱；肺热较甚，加入黄芩；如果口渴明显的，加入天花粉。

〖方论〗此方是由辛甘、辛凉微苦的药物所组成。因为肺属于清虚的脏器，肺气容易因感受风热病邪而逆乱，此时用微苦的药物就可以肃降肺气，用辛凉的药物就可以平散风热邪气，制定这个方剂是为了避免过用辛温的药物而助长热势。

肺属于清虚的脏器

微苦的药物：可以肃降肺气。
辛凉的药物：可以平散风热邪气。

现今世人大多使用杏苏散来通治四时咳嗽，却不明白肺杏苏散辛温，只适合治疗风寒，不适合治疗风温，并且有不分表里、容易损伤阴液的副作用。

风温咳嗽，虽然只是小病，但如果误用辛温重剂而损伤肺的阴液，也会使得病情拖延日久而形成劳嗽，这也是常有的事。高明的医生，应当谨小慎微，对这些细小症状，尤其要特别留意。

七、太阴温病，脉浮洪，舌黄，渴甚，大汗，面赤，恶热者，辛凉重剂白虎汤主之。

脉浮洪，邪在肺经气分也。舌黄，热已深。渴甚，津已伤也。大汗，热逼津液也。面赤，火炎上也。恶热，邪欲出而未遂也。辛凉平剂焉能胜任，非虎啸风生，金飙退热，而又能保津液不可，前贤多用之。

辛凉重剂白虎汤方

生石膏(研)一两　知母五钱　生甘草三钱　白粳米一合

水八杯，煮取三杯，分温三服，病退，减后服，不知，再作服。

〖方论〗义见法下。不再立论，下仿此。

七、温邪侵犯于手太阴肺经的温病，症状表现为脉象浮洪，舌苔黄，口渴较甚，汗大出，面部红赤，发热且怕热的症状，应当用辛凉重剂白虎汤治疗。

脉象浮洪，表示热邪充盛于肺经气分。舌苔黄，表示里热已经炽盛。口渴严重，表示热邪已经耗伤津液。汗大出，表示热邪蒸迫津液外泄。面部红赤，表示火热上炎。恶热，表示正气要驱邪外出，并且里热仍十分炽盛而不得外出。治疗这类病证，属于辛凉平剂的银翘散怎能胜任，除非用虎啸风生，像秋天的狂风那样可以清除邪热，同时又保护津液的辛凉重剂白虎汤不可，前代医家通常使用本方。

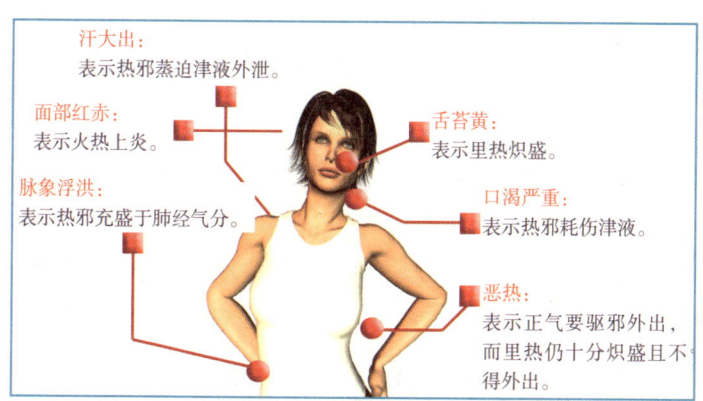

汗大出：表示热邪蒸迫津液外泄。

面部红赤：表示火热上炎。

脉象浮洪：表示热邪充盛于肺经气分。

舌苔黄：表示里热炽盛。

口渴严重：表示热邪耗伤津液。

恶热：表示正气要驱邪外出，而里热仍十分炽盛且不得外出。

八、太阴温病，脉浮大而芤，汗大出，微喘，甚至鼻孔扇者，白虎加人参汤主之；脉若散大者，急用之，倍人参。

八、温邪侵犯于手太阴肺经的温病，症状表现为脉象浮大而中空，汗大出，有轻微气喘，甚至鼻翼煽动的，应当用白虎加人参汤治疗；如果脉象散乱虚大的，要立刻急用此方，并且要加倍人参的剂量。

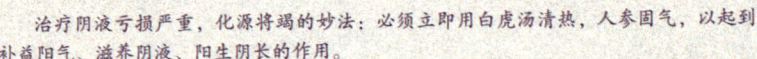
浮大而充，几于散矣，阴虚而阳不固也。补阴药有鞭长莫及之虞，惟白虎退邪阳，人参固正阳，使阳能生阴，乃救化源欲绝之妙法也。汗涌，鼻扇，脉散，皆化源欲绝之征兆也。

白虎加人参汤方：即于前方内，加人参三钱。

九、白虎本为达热出表，若其人脉浮弦而细者，不可与也；脉沉者，不可与也；不渴者，不可与也；汗不出者，不可与也；常须识此，勿令误也。

此白虎之禁也。按白虎剽悍，邪重非其力不举，用之得当，原有立竿见影之妙，若用之不当，祸不旋踵。

懦者多不敢用，未免坐误事机；孟浪者，不问其脉证之若何，一概用之，甚至石膏用至斤余之多，应手而效者固多，应手而毙者亦复不少。皆未真知确见所以然之故，放手下无准的也。

脉象浮大而中空无力，并且已经接近散乱的，表示津液极为亏虚，阴液不能制约阳气。此时如果只用补阴药，将有鞭长莫及之嫌，必须立即用白虎汤清热，人参固气，以起到补益阳气、滋养阴液、阳生阴长的作用，这才是治疗阴液大伤、化源将竭的妙法。汗大出，鼻翼煽动，脉象散乱的症状，都属于化源欲绝的征兆。

九、白虎汤能透达气分的热邪从肌表而解，但如果病人出现浮、弦或细的脉象，就不能再服用；脉沉也不能用；不口渴的也不能用；身热无汗的也不能用；必须明白这一点，千万不能误用白虎汤。

以上所说的是白虎汤的禁忌。白虎汤的功效十分峻猛，对于邪热较重者，如果不用白虎汤就不能清热，因此运用恰当，则有立竿见影的功效。如果使用不当，则会产生严重的祸害。

胆小的医生，一般不敢使用，难免坐失良机；鲁莽的医生，不管脉证如何，一看到病人出现高热就随便使用，有时候石膏甚至用到一斤以上；病人在服用后立即见效的固然很多，但也有不少人也因此而很快就死亡，这主要是因为不能真正掌握白虎汤的功效，临证时必然毫无根据。

白虎汤只适用于肺胃无形邪热亢盛的里热证，因此：

如果出现浮脉：
表示为邪气在于肌表，并不是里热证。

如果出现弦脉：
表示为邪气在于半表半里，也不是里热证。

如果出现细脉：
表示为气血不足之虚证，更不是白虎汤所能适用。

口不渴，汗不出：
表示并不是里热炽盛的里热证。与白虎汤所适用之病证不同，因此也是禁忌之证。

如果出现沉脉：
脉沉而有力，表示为里热炽盛的实邪内结，应当用承气汤攻下；脉沉而无力，表示为里虚证，两者皆属于白虎汤禁忌之证。

十、太阴温病，气血两燔者，玉女煎去牛膝加元参主之。

气血两燔，不可专治一边，故选用张景岳气血两治之玉女煎。去牛膝者，牛膝趋下，不合太阴证之用。改熟地为细生地者，亦取其轻而不重，凉而不温之义，且细生地能发血中之表也。加元参者，取其壮水制火，预防咽痛失血等证也。

玉女煎去牛膝熟地加细生地元参方 （辛凉合苦寒法）

生石膏一两　知母四钱　元参四钱　细生地六钱　麦冬六钱

水八杯，煮取三杯，分二次服。渣再煮一盅服。

十、温邪侵犯于手太阴肺经的温病，症状表现为气分和血分的热邪都比较炽盛的，应当用玉女煎去牛膝加元参治疗。

当热邪在人体内的气分和血分都很炽盛时，就不能单独治疗气分或血分，所以选用张景岳气血两清的玉女煎。去牛膝，是因为牛膝药性下行，与病位在手太阴肺经（上焦）不相符合。将熟地改为生地，是取其凉而轻润；加元参，是因为元参能生津清热，壮水制火，可以治疗咽喉疼痛、失血等证。

生石膏一两　知母四钱　元参四钱　细生地六钱　麦冬六钱

用八杯水煎煮，煮取三杯，分二次服用。剩余的药渣可以再煮一盅来服用。

十一、太阴温病，血从上溢者，犀角地黄汤合银翘散主之。其中焦病者，以中焦法治之。若吐粉红血水者，死不治；血从上溢，脉七八至以上，面反黑者，死不治；可用清络育阴法。

血从上溢，温邪逼迫血液上走清道，循清窍而出，故以银翘散败温毒，以犀角地黄清血分之伏热，而救水即所以救金也。至粉红水非血非液，实血与液交迫而出，有燎原之势，化源速绝。

血从上溢，而脉至七八至，面反黑，火极而似水，反兼胜己之化也。亦燎原之势莫制，下焦津液亏极，不能上济君火，君火反与温热之邪合德，肺金其何以堪，故皆主死。化源绝，乃温病第一死法也。

十一、患太阴温病，如果邪热造成血液往上溢出者，可以用犀角地黄汤合银翘散治疗。如果属于中焦病者，必须以中焦法治疗。如果吐出粉红血水者，表示必死；如果血液从上溢出，脉象七八至以上，面色反出现黑色者，表示必死；此时勉强可以用清络育阴法治疗。

血从上溢，是因为温邪逼迫血液妄行，由上部清窍而出，因此用银翘散清解温毒，用犀角地黄汤清解深伏于血分的邪热。这就是清邪热以保阴液，也就是救治肺脏的原则。至于粉红水，并不是单纯的血液，也不是单纯的水液，而是邪热逼迫血液与水液从上而出所致。表示邪热极为亢盛，以致形成了燎原之势，导致肺的化源迅速枯竭。

当血液从上溢出时，兼有脉搏在一呼一吸间达到七八次以上，并且面色发黑的，表示火热到了极点，反而出现了肾水的特征，这种水能克火的现象，称为"胜己之化"。这是因为火热极盛，而下焦的津液又极度亏虚，肾水不能上济于心火，心火与温热相合而蒸灼于上焦，肺脏怎么能够承受呢？因此主死证。肺的生化断绝，属于温病死亡的首因。

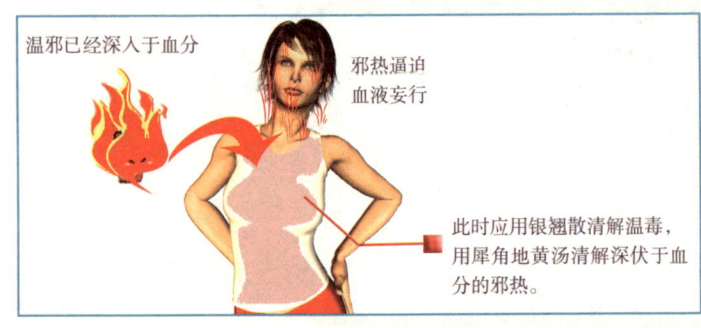

温邪已经深入于血分

邪热逼迫血液妄行

此时应用银翘散清解温毒，用犀角地黄汤清解深伏于血分的邪热。

仲子曰：敢问死？

孔子曰：未知生，焉知死。

瑭以为医者不知死，焉能救生。细按温病死状百端，大纲不越五条。在上焦有二：一曰肺之化源绝者死；二曰心神内闭，内闭外脱者死。在中焦亦有二：一曰阳明太实，土克水者死；二曰脾郁发黄，黄极则诸窍为闭，秽浊塞窍者死。在下焦则无非热邪深入，消烁津液，涸尽而死也。

犀角地黄汤方（见下焦篇）
银翘散（方见前）
已用过表药者，去豆豉、芥穗、薄荷。

仲子问："什么是死亡的道理？"

孔子答："如果不明白生的道理，怎么能知道死的道理呢？"

我认为如果医生不知道死亡的原因，怎么能够挽救人的生命呢？仔细分析导致温病死亡的原因，虽然有上百种，但主要的因素不超过以下五条：属于上焦的原因有二条：一是肺的生化断绝会导致死亡；二是因邪热壅闭于心包，导致气血内闭而阳气外脱者也会死亡。属于中焦的原因也有二条：一是阳明腑实，邪热耗竭阴液者会死亡；二是湿热郁蒸于脾经而发为黄疸，当黄疸严重时，湿热阻遏清窍，导致秽浊壅塞于内而死。属于下焦的死因，则是因热邪入于下焦，耗伤肾中阴液，导致肾阴枯竭而死。

导致温病死亡的原因，主要的有以下五条：

属于上焦的原因有二条：一是肺的生化断绝会导致死亡；二是因邪热壅闭于心包，导致气血内闭而正气外脱者也会死亡。

属于中焦的原因也有二条：一是阳明腑实，邪热耗竭阴液者会死亡；二是湿热郁蒸于脾经而发为黄疸，当黄疸严重时，湿热阻遏清窍，导致秽浊壅塞于内而死。

属于下焦的原因，则是因热邪入于下焦，耗伤肾中阴液，导致肾阴枯竭而死。

导致温病死亡的原因，主要的有五条：

属于中焦的原因也有二条：
一是阳明腑实，邪热耗竭阴液；二是湿热郁蒸于脾经而发为黄疸。

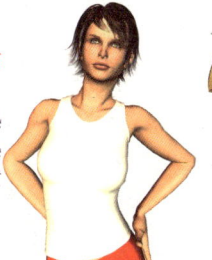

属于上焦的原因有二条：一是肺的生化断绝；二是因邪热壅闭于心包。

属于下焦的原因：是因热邪入于下焦，耗伤肾中阴液。

十二、太阴温病，口渴甚者，雪梨浆沃之；吐白沫黏滞不快者，五汁饮沃之。

此皆甘寒救液法也。

雪梨浆方（甘冷法）

以甜水梨大者一枚薄切，新汲凉水内浸半日，时时频饮。

五汁饮方（甘寒法）

梨汁　荸荠汁　鲜苇根汁　麦冬汁　藕汁（或用蔗浆）

临时斟酌多少，和匀凉服，不甚喜凉者，重汤炖温服。

十三、太阴病得之二三日，舌微黄，寸脉盛，心烦懊憹，起卧不安，欲呕不得呕，无中焦证，栀子豉汤主之。

温病二三日，或已汗，或未汗，舌微黄，邪已不全在肺中矣。寸脉盛，心烦懊憹，起卧不安，欲呕不得，邪在上焦膈中也。在上者因而越之，故涌之以栀子，开之以香豉。

栀子豉汤方（酸苦法）

栀子（捣碎）五枚　香豆豉六钱

水四杯，先煮栀子数沸，后纳香豉，煮取二杯，先温服一杯，得吐止后服。

十二、温邪侵犯于手太阴肺经的温病，症状表现为口渴比较严重的，应当用雪梨浆滋养津液；如果口中吐出白沫而黏稠，并且吐出不爽快的，应当用五汁饮治疗。

以上都是用甘冷法或甘寒法治疗阴液亏损的方法。

梨汁　荸荠汁　鲜苇根汁　麦冬汁　藕汁（或用蔗浆）

服用时根据个人体质来斟酌用量的多少，并且调和药液趁凉服用，如果不喜欢药液寒凉者，可以重新加热药液温服。

十三、温邪侵犯于手太阴肺经的温病，症状表现为患病二三天，舌苔微黄，两寸部脉象有力，心中烦乱，坐卧不安，想吐又吐不出，并且没有中焦的病证，应当用栀子豉汤治疗。

患手太阳肺经温病二三天后，不论是否服用过发汗药来解表发汗，只要出现舌苔微黄，表示病邪已经不完全停滞于肺，而是已经进入于气分。寸部脉象有力，心中烦闷，起卧不安，想吐又吐不出，表示病邪停滞在上焦胸膈。想要祛除上焦的病邪，就得用宣越法来治疗，因此用栀子来涌泄邪热，豆豉宣开气机。

栀子（捣碎）五枚　香豆豉六钱

水四杯，先煮栀子数沸，后纳香豉，煮取二杯，先温服一杯，得吐止后服。

患手太阳肺经温病二三天后，不论是否服用过发汗药来解表发汗，只要出现舌苔微黄，表示病邪已经不完全停滞于肺，而是已经进入于气分。

寸部脉象有力，心中烦闷，起卧不安，想吐又吐不出：表示病邪停滞在上焦胸膈。

这是因为寸部脉能候肺与心，肺与心又居于上焦部位，因此寸部脉象有力，表示病邪停滞在上焦胸膈。

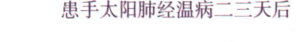
患手太阳肺经温病二三天后

舌苔微黄：
表示病邪已进入于气分。

病邪停滞在上焦胸膈：
表现为寸部脉象有力，心中烦闷，起卧不安，想吐又吐不出。

十四、太阴病得之二三日，心烦不安，痰涎壅盛，胸中痞塞欲呕者，无中焦证，瓜蒂散主之，虚者加参芦。

此与上条有轻重之分，有有痰无痰之别。重剂不可轻用，病重药轻，又不能了事，故上条止用栀子豉汤快涌膈中之热，此以痰涎壅盛，必用瓜蒂散急吐之，恐邪入包宫而成痉厥也。瓜蒂，栀子之苦寒，合赤小豆之甘酸，所谓酸苦涌泄为阴，善吐热痰，亦在上者因而越之之方也。

瓜蒂散方（酸苦法）

甜瓜蒂一钱　赤小豆(研)二钱　山栀子二钱

水二杯，煮取一杯，先服半杯，得吐止后服，不吐再服。虚者加人参芦一钱五分。

十四、患太阴病，病情发展至第二三日时，如果出现心烦不安，痰涎壅盛，胸中痞塞想要呕吐者，如果未出现中焦证的症状，可用瓜蒂散治疗，如果体质虚弱者，可以加入参芦。

这一例与十三例有病证轻重不同，以及有痰无痰的区别。功效峻猛的药物固然不可随便使用，但如果治疗病情较重的病证时却用药过轻，又很难达到疗效，所以上例可以用栀子豉汤宣泄上焦胸脯的郁热，本例的病证由于痰涎壅盛更为严重，必须用瓜蒂散立即涌吐病邪，以免痰热内陷于心包而形成痉厥证。

甜瓜蒂一钱　赤小豆(研)二钱　山栀子二钱

以水二杯，煎煮取一杯，先服用半杯，等到呕吐停止后服用，如果不呕吐的则必须再服用。体质虚弱者可以加入参芦一钱五分。

栀子豉汤：可以宣泄上焦胸脯的郁热。

瓜蒂散：可以涌吐病邪，以免痰热内陷于心包而形成痉厥证。

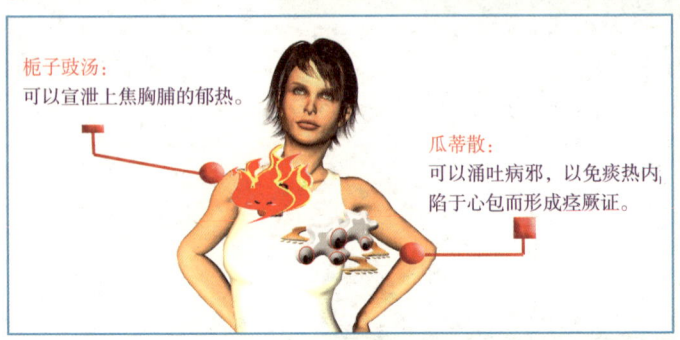

栀子豉汤：
可以宣泄上焦胸脯的郁热。

瓜蒂散：
可以涌吐病邪，以免痰热内陷于心包而形成痉厥证。

十五、太阴温病，寸脉大，舌绛而干，法当渴，今反不渴者，热在营中也，清营汤去黄连主之。

渴乃温之本病，今反不渴，滋人疑惑；而舌绛且干，两寸脉大的系温病。盖邪热入营蒸腾，营气上升，故不渴，不可疑不渴非温病也，故以清营汤清营分之热，去黄连者，不欲其深入也。

清营汤（见暑温门中）

如果患温病反而不出现口渴：这是因为热邪深入营分后，热邪蒸腾营阴的津液上布于口，因此不觉口渴。

黄连药性苦燥，容易耗伤营阴，因此必须去掉黄连，以免加重邪热而更深入于体内。

十五、温邪侵犯于手太阴肺经的温病，如果出现寸部脉象偏大，舌质红绛而干燥的，原本应当口渴，现在反而不渴的，是因为邪热已经深入到营分，应当服用清营汤去黄连来治疗。

口渴乃是温病常见的症状，如果患温病反而不出现口渴，则容易使人疑惑；但是出现舌质红绛而且干燥，两寸脉大，表示的确为温病的症状。这是因为热邪深入营分后，热邪蒸腾营阴的津液上布于口，因此不觉口渴，此时不能因为口不觉渴就怀疑不是温病。因此应当服用清营汤清除营分之邪热，但因黄连药性苦燥，容易耗伤营阴，因此必须去掉黄连，以免加重邪热而使其更深入于体内。

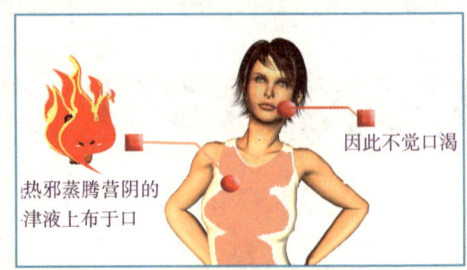

因此不觉口渴

热邪蒸腾营阴的津液上布于口

十六、太阴温病，不可发汗，发汗而汗不出者，必发斑疹，汗出过多者，必神昏谵语。发斑者，化斑汤主之；发疹者，银翘散去豆豉，加细生地、丹皮、大青叶，倍元参主之。禁升麻、柴胡、当归、防风、羌活、白芷、葛根、三春柳。神昏谵语者，清宫汤主之，牛黄丸、紫雪丹、局方至宝丹亦主之。

温病忌汗者，病由口鼻而入，邪不在足太阳之表。故不得伤太阳经也。时医不知而误发之，若其人热甚血燥，不能蒸汗，温邪郁于肌表血分，故必发斑疹也。若其表疏，一发而汗出不止，汗为心液，误汗亡阳，心阳伤而神明乱，中无所主，故神昏。心液伤而心血虚，心以阴为体，心阴不能济阳，则心阳独亢，心主言，故谵语不休也。且手经逆传，世罕知之，手太阴病不解，本有必传手厥阴心包之理，况又伤其气血乎！

化斑汤方

石膏一两　知母四钱　生甘草三钱　元参三钱　犀角二钱　白粳米一合

水八杯，煮取三杯，日三服，渣再煮一盅，夜一服。

十六、温邪侵犯于手太阴肺经的温病，千万不能用发汗法来治疗，如果误用发汗后而汗仍不出的，就很容易导致斑疹，如果汗出过多的，就会导致神志不清、胡思乱语。治疗发斑的患者，应当服用化斑汤；治疗发疹的患者，应当服用银翘散去豆豉，加细生地、丹皮、大青叶，并且加倍元参的用量。治疗温病，绝对禁用升麻、柴胡、当归、防风、羌活、白芷、葛根、三春柳等辛温发汗药而更加损伤津液。治疗神昏乱语的患者，应当服用清宫汤，或是安宫牛黄丸、紫雪丹、局方至宝丹也可以用来治疗。

治疗温病禁用发汗法，这是因为温邪由口鼻而入，与寒邪是从皮毛而入于足太阳膀胱经的证候并不相同，因此不能用发汗药去损伤足太阳经（发汗过度将重伤阳气与阴液）。一般的医生不明白这个道理而误用发汗药，如果患者平素邪热炽盛而阴血枯燥，误用发汗药依然不能蒸腾津液而成汗，导致邪热不解，郁积于肌表血分，当邪热损伤血络，就会出现斑疹。如果患者平素肌腠疏松，一旦误用发汗法后，将会导致汗出不止。汗为心之液，出汗过多，必然会损伤心气，致使心神受伤，不能自主，因而出现神昏。出汗过多则耗损心液心血，心以阴液为本体，当心阴不能救济阳气时，则心阳亢盛，心主语，因此不停地胡言乱语，这是因为温病邪侵犯在手太阴肺经后容易逆传，这个道理一般的医生很少明白。如果手太阴肺经的热邪不解，原本就容易传入手厥阴心包经，更何况经过误汗以后，造成心的气血严重受损，必然更容易出现温邪逆传于心包的证候。

〖方论〗此热淫于内，治以咸寒，佐以苦甘法也。前人悉用白虎汤作化斑汤者，以其为阳明证也。阳明主肌肉，斑家遍体皆赤，自内而外，故以石膏清肺胃之热，知母清金保肺而泻阳明独胜之热，甘草清热解毒和中，粳米清胃热而保胃液，白粳米阳明燥金之岁谷也。

本论独加元参、犀角者，以斑色正赤，木火太过，其变最速，但用白虎燥金之品，清肃上焦，恐不胜任，故加元参启肾经之气，上交于肺，庶水天一气，上下循环，不致泉源暴绝也。

犀角咸寒，凛水木火相生之气，为灵异之兽，具阳刚之体，主治百毒蛊痊，邪鬼瘴气，取其咸寒，救肾水，以济心火，托斑外出，而又败毒辟瘟也；再病不至发斑，不独在气分矣，故加二味凉血之品。

银翘散去豆豉加细生地丹皮大青叶倍元参方 即于前银翘散内去豆豉，加：

细生地四钱　　大青叶三钱
丹皮三钱　　元参加至一两

〖方论〗银翘散义见前。加四物，取其清血热；去豆豉，畏其温也。

〖方论〗化斑汤方是根据《内经》"治疗体内热邪炽盛的病证，应当用咸寒药，配合苦味和甘味药的原则"。以前的医家都惯用白虎汤来作为化斑汤，这是因为出斑属于阳明病证。阳明属脾胃而主肌肉，发斑者全身皆出现红赤，这是由于邪热侵入血分、外发于肌肉所致。

本例之所以特别加入元参、犀角，是因此两药的颜色为赤红色，如果肝火太过于炽盛时，变化最为剧烈，此时只用白虎燥金之品来清肃上焦，恐怕不能胜任，故加入元参开启肾经之气，使肾气上交于肺，如果肺肾之气得以上下循环，也就不至于导致泉源暴绝。

犀角的性味咸寒，凛受水木火相生之气，为灵异之兽，具有阳刚的特性，主治百毒蛊痊，邪鬼瘴气，取其药性咸寒，能救肾水，以济心火，可以托斑外出，并且能解毒辟瘟；如果再次患此病而不至于发斑的，表示病邪不只停滞在气分，故加元参、犀角来凉血。

〖方论〗银翘散的功效如前所述，加入细生地、大青叶、丹皮、加倍元参的用量是加强凉血清热的作用；去掉豆豉，是因豆豉的性味偏温，容易损伤阴液。

按：吴又可有托里举斑汤，不言疹者，混斑疹为一气也。考温病中发疹者，十之七八，发斑者十之二三。盖斑乃纯赤，或大片，为肌肉之病，故主以化斑汤，专治肌肉；疹系红点高起，麻、瘄、痧皆一类，系血络中病，故主以芳香透络，辛凉解肌，甘寒清血也。

其托里举斑汤方中用归、升、柴、芷、穿山甲，皆温燥之品，岂不畏其灼津液乎？且前人有痘宜温、疹宜凉之论，实属确见，况湿疹更甚于小儿之风热疹乎！

其用升、柴，取其升发之义，不知温病多见于春夏发生之候，天地之气，有升无降，岂用再以升药升之乎？

且经谓"冬藏精者，春不病温"，是温病之人，下焦精气久已不固，安庸再升其少阳之气，使下竭上烦乎！

按：吴又可用托里举斑汤治疗发斑而不谈发疹，是因为把斑疹混为一谈。经考证患温病而发疹的占十之七八，而发斑的才占十之二三。两者的区别在于斑的颜色纯红，面积较大，这是由于血热从肌肉外溃，因此用化斑汤治疗，以清血热所引起之斑；疹则是高出肌表的小红点，与麻疹、风疹、烂喉形等病属于同一类，这是由于营分中的邪热从血络而出，因此用芳香透络、辛凉解肌、甘寒凉血药来治疗。

但是在托里举斑汤里却用了当归、升麻、柴胡、白芷、穿山甲等温燥的药物，难道不怕损伤津液吗？而且前人有治痘宜用温药、治疹宜用凉药的说法，这是正确的观点，更何况温病中的出疹，比幼儿因风热病邪所引起的发疹更为严重！

吴又可用升麻、柴胡来治疗温病，是取其药性升发，却不知道温病多发生在春、夏季，此时自然界的节气已经开始升发，怎么可以再用升发药来升提呢？

而且《内经》中认为"冬季能保藏阴精的人，春季不容易发生温病"。可见患温病的人，主要是因肝肾的阴液已经不能固藏，怎么能再去升发少阳之气，使得下焦的阴液更加枯竭呢？

患温病而发疹的占十之七八，而发斑的才占十之二三。

斑：颜色纯红，面积较大，这是由于血热从肌肉外溃，因此用化斑汤治疗，以清血热所引起之斑。

疹：是高出肌表的小红点，这是由于营分中的邪热从血络而出，因此用芳香透络、辛凉解肌、甘寒凉血药来治疗。

患温病的人，如果肝肾的阴液亏损严重而不能固藏，此时千万不能再去升发少阳之气，以免导致下焦的阴液更加枯竭。

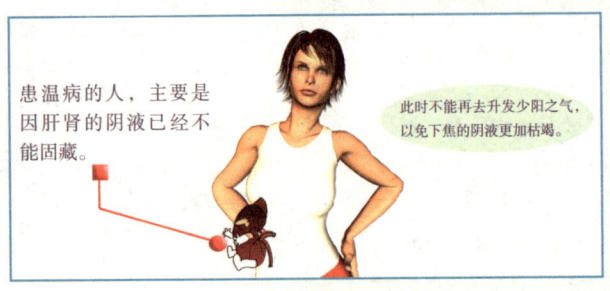

患温病的人，主要是因肝肾的阴液已经不能固藏。

此时不能再去升发少阳之气，以免下焦的阴液更加枯竭。

经谓"无实实，无虚虚，必先岁气，无伐天和"，可不知耶?后人皆尤而效之，实不读经文之过也。

再按：时人发温热之表，二三日汗不出者，即云斑疹藏伏，不惟用升、柴、羌、葛，且重以山川柳发之。不知山川柳一岁三花，故得三春之名，转音三春为山川，此柳古称柽木，诗所谓"其柽其椐"者是也。其性大辛大温，生发最速，横枝极细，善能入络，专发虚寒白疹，若温热气血沸腾之赤疹，岂非见之如雠仇乎?

夫善治温病者，原可不必出疹，即有邪郁二三日，或三五日，既不得汗，有不得不疹之势，亦可重者化轻，轻者化无，若一派辛温刚燥，气受其灾而移于血，岂非自造斑疹乎?

再时医每于疹已发出，便称放心，不知邪热炽甚之时，正当谨慎，一有疏忽，为害不浅。再疹不忌泻，若里结须微通之，不可令大泄，致内虚下陷，法在中焦篇。

《内经》说："治疗实证不能用补药，治疗虚证不能用攻伐药；治病时要先了解岁气的太过与不及，不能违背自然界的规律"这么重要的观念，怎么可以不知道呢?后世医家之所以经常效法吴又可的错误理论，实在是因没有读《内经》所造成的过错。

善于治疗温病的医生，在治疗温病时原本可以不使病人出现斑疹；即使邪热内郁二三天或三五天，由于病人不能发汗而出现不得不发斑疹时，高明的医生也可以使重病化轻，轻病化无。如果妄用一派辛温刚燥的药物，助长气分热邪而侵入血分时，岂不是因自己的误治而导致斑疹的出现吗?

并且，现在的医生，一看到病人的疹子已经透出，便以为可以放心，却不知道在邪热炽盛的时候，更应当小心谨慎，如果有任何疏忽大意，就会造成严重危害。一般而言，斑疹并不忌用泻下法，如果属于里结实证，应当稍为缓泻即可，不可以使用竣猛攻下法，以免损伤中气而导致邪热更为内陷，这些治法请参照本书中焦篇。

清宫汤方

元参心三钱　莲子心五分　竹叶卷心二钱　连翘心二钱　犀角尖(磨冲)二钱　连心麦冬三钱

〖加减法〗热痰盛加竹沥、梨汁各五匙；咯痰不清，加栝蒌皮一钱五分；热毒盛加金汁、人中黄；渐欲神昏，加银花三钱、荷叶二钱、石菖蒲一钱。

〖方论〗此咸寒甘苦法，清膻中之方也。谓之清宫者，以膻中为心之宫城也。俱用心者，凡心有生生不已之意，心能入心，即以清秽浊之品，便补心中生生不已之生气，救性命于微芒也。火能令人昏，水能令人清，神昏谵语，水不足而火有余，又有秽浊也。且离以坎为体，元参味苦属水，补离中之虚；犀角灵异味咸，辟秽解毒，所谓灵犀一点通，善通心气，色黑补水，亦能补离中之虚，故以二物为君。莲心甘苦咸，倒生根，由心走肾，能使心火下通于肾，又回环上升，能使肾水上潮于心，故以为使。连翘像心，心能退心热。竹叶心锐而中空，能通窍清心，故以为佐。麦冬之所以用心者，本经称其主心腹结气，伤中伤饱，胃脉络绝，试问去心，焉能散结气，补伤中，通伤饱，续胃脉络绝哉?盖麦冬禀少阴癸水之气，一本横生，根颗连络，有十二枚者，有十四五枚者，所以然之故，手足三阳三阴之络，共有十二，加任之尾翳，督之长强，共十四，又加脾之大络，共十五，此物性合人身自然之妙也，惟圣人能体物象，察物情，用麦冬以通续络脉。命名与天冬并称门冬者，冬主闭藏，门主开转，谓其有开合之功能也。

其妙处全在一心之用，从古并未有去心之明文，张隐庵谓不知始自何人，相沿已久而不可改，瑭遍考始知自陶宏景始也，盖陶氏惑于诸心入心，能令人烦之一语，不知麦冬无毒，载在上品，久服身轻，安能令人烦哉！如参、术、耆、草，以及诸仁诸子，莫不有心，亦皆能令人烦而悉去之哉？陶氏之去麦冬心，智者千虑之失也。此方独取其心，以散心中秽浊之结气，故以之为臣。

安宫牛黄丸方

牛黄一两　郁金一两　犀角一两　黄连一两　朱砂一两　梅片二钱五分　麝香二钱五分　珍珠五钱　山栀一两　雄黄一两　金箔衣　黄芩一两

上为极细末，炼老蜜为丸，每丸一钱，金箔为衣，蜡护。脉虚者人参汤下，脉实者银花、薄荷汤下，每服一丸。兼治飞尸卒厥，五痫中恶，大人小儿痉厥之因于热者。大人病重体实者，日再服，甚至日三服；小儿服半丸，不知再服半丸。

〖方论〗此芳香化秽浊而利诸窍，咸寒保肾水而安心体，苦寒通火腑而泻心用之方也。牛黄得日月之精，通心主之神。犀角主治百毒，邪鬼瘴气。珍珠得太阴之精，而通神明，合犀角补水救火。郁金草之香，梅片木之香(按冰片，洋外老杉木浸成，近世以樟脑打成伪之，樟脑发水中之火，为害甚大，断不可用)，雄黄石之香，麝香乃精血之香，合四香以为用，使闭固之邪热温毒深在厥阴之分者，一齐从内透出，而邪秽自消，神明可复也。黄连泻心火，栀子泻心与三焦之火，黄芩泻胆、肺之火，使邪火随诸香一齐俱散也。朱砂补心体，泻心用，合金箔坠痰而镇固，再合珍珠、犀角为督战之主帅也。

43

紫雪丹方（从本事方去黄金）

滑石一斤　石膏一斤　寒水石一斤　磁石水煮二斤

捣煎去渣入后药。

羚羊角五两　木香五两　犀角五两　沉香五两　丁香一两　升麻一斤　元参一斤　炙甘草半斤

以上八味，并捣剉，入前药汁中煎，去渣入后药。

朴硝、硝石各二斤，提净，入前药汁中，微火煎，不住手将柳木搅，候汁欲凝，再加入后二味。

辰砂(研细)三两、麝香(研细)一两二钱入煎药拌匀，合成。

〖方论〗诸石利水火而通下窍。磁石、元参补肝肾之阴，而上济君火。犀角、羚羊泻心、胆之火。甘草和诸药而败毒，且缓肝急。诸药皆降，独用一味升麻，盖欲降先升也。诸香化秽浊，或开上窍，或开下窍，使神明不致坐困于浊邪而终不克复其明也。丹砂色赤，补心而通心火，内含汞而补心体，为坐镇之用。诸药用气，消独用质者，以其水卤结成，性峻而易消，泻火而散结也。

局方至宝丹方

犀角(镑)一两　朱砂(飞)一两　琥珀(研)一两　玳瑁(镑)一两　牛黄五钱　麝香五钱

以安息重汤炖化，和诸药为丸一百丸，蜡护。

〖方论〗此方荟萃各种灵异，皆能补心体，通心用，除邪秽，解热结，共成拨乱反正之功。

大抵安宫牛黄丸最凉，紫雪次之，至宝又次之，主治略同，而各有所长，临用对证斟酌可也。

十七、邪入心包，舌謇肢厥，牛黄丸主之，紫雪丹亦主之。

厥者，尽也，阴阳极造其偏，皆能致厥。伤寒之厥，足厥阴病也。温热之厥，手厥阴病也。舌卷囊缩，虽同系厥阴现证，要之舌属手，囊属足也。盖舌为心窍，包络代心用事，肾囊前后，皆肝经所过，断不可以阴阳二厥混而为一，若陶节庵所云："冷过肘膝，便为阴寒"，恣用大热。

再热厥之中亦有三等：有邪在络居多，而阳明证少者，则从芳香，本条所云是也；有邪搏阳明，阳明太实，上冲心包，神迷肢厥，甚至通体皆厥，当从下法，本论载入中焦篇；有日久邪杀阴亏而厥者，则从厥阴潜阳法，本论载入下焦篇。

牛黄丸、紫雪丹方（并见前）

十七、温病邪热内陷于心包，症状表现为舌体不灵活、四肢逆冷的，应当用安宫牛黄丸或紫雪丹治疗。

厥，意思为"尽头"，如果阴阳偏盛到了极点，都会出现厥证。伤寒病引起的厥证，属于足厥阴肝经的病证；温病引起的厥证，属于手厥阴心包经的病证。舌体卷曲难伸，阴囊内缩，虽然都属于厥阴证的症候，但两者的区别在于，舌体属于手厥阴经；阴囊属于足厥阴经。舌体为心之苗，心包络能替代心脏行事，而肾囊前后都属于足厥阴肝经的循行部位，千万不能把阴厥与阳厥互相混淆，就像陶节庵所说："感觉寒冷而过于肘膝的，便属于阴寒证"，此时就可以确定为阴寒证而使用大量温热药来治疗。

热厥可以分为三类：常见的是邪热侵犯于心包络，但出现阳明热盛的症状却较少，应当用芳香开窍法治疗，属于本例的病证。有的是因邪热传入阳明，导致阳明腑实，邪热上扰心包，因而出现神志不清、四肢逆冷，甚至全身逆冷的，应当用攻下法治疗，这些案例属于本书中焦篇的病证。此外有因温病迁延日久，邪热虽退，但阴液已经极度亏虚的厥证，应当用育阴潜阳法来治疗，收载于下焦篇的病证。

伤寒病引起的厥证，属于足厥阴肝经的病证。

温病引起的厥证，属于手厥阴心包经的病证。

热厥可以分为三类：

上焦篇的病证：邪热侵犯心包络，应当用芳香开窍法治疗。

中焦篇的病证：邪热传入阳明，应当用攻下法治疗。

下焦篇的病证：邪热虽退，但阴液已经极度亏虚的厥证，应当用育阴潜阳法治疗。

45

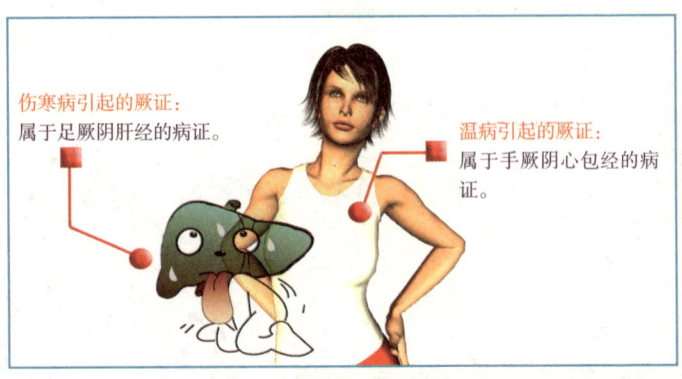

伤寒病引起的厥证：
属于足厥阴肝经的病证。

温病引起的厥证：
属于手厥阴心包经的病证。

十八、温毒咽痛喉肿，耳前耳后肿，颊肿，面正赤，或喉不痛，但外肿，甚则耳聋，欲名大头温、虾蟆温者，普济消毒饮去柴胡、升麻主之，初起一二日，再去芩、连，三四日加之佳。

温毒者，秽浊也。凡地气之秽，未有不因少阳之气而自能上升者，春夏地气发泄，故多有是证；秋冬地气，间有不藏之时，亦或有是证；人身之少阴素虚，不能上济少阳，少阳升腾莫制，亦多成是证；小儿纯阳火多，阴未充长，亦多有是证。咽痛者，经谓："一阴一阳结，谓之喉痹"。

十八、患温毒病，症状表现为咽喉肿痛，耳朵前后及面颊部肿胀，面色红赤；或咽喉不痛而只有外形肿胀，甚至出现耳聋的，俗称"大头瘟"、"虾蟆温"，应当用普济消毒饮去柴胡、升麻治疗。如果初患病一二天内，应当去掉黄芩、黄连，如果患病三四天，则应当加入黄芩、黄连为好。

患温毒的患者，是因感受秽浊之气所致。凡是地上的秽浊之气，如果没有随着少阳之气来升发，是不能自行上升的；因此在春夏季地气开始发泄时，容易出现温毒证。在秋冬季的地气偶尔也会出现不能收藏的时期，此时也会形成温毒证。如果平素体内少阴肾水不足，不能上济于少阳，导致少阳之气升腾过度而不能被肾水制约，也容易形成温毒证；小儿属纯阳之体，阴液仍未完全充足，也容易患上温毒证。咽喉疼痛的病因为《内经》所说的："邪热壅结于少阴少阳，称为喉痹。"

盖少阴少阳之脉，皆循喉咙，少阴主君火，少阳主相火，相济为灾也。耳前耳后颊前肿者，皆少阳经脉所过之地，颊车不独为阳明经穴也。面赤者，火色也。甚则耳聋者，两少阳之脉，皆入耳中，火有余则清窍闭也。

由于少阴（肾）和少阳（胆）的经脉都经过喉咙，少阴为君火，少阳为相火，二火相互结合就会产生疾病。出现耳前、耳后、颊部肿胀的，这属于少阳经脉经过的地方，颊车不仅仅属于阳明经，也很接近少阳经。面部红赤，表示火毒上炎。病情严重的会出现耳聋，这是因为手足少阳的经脉都入于耳中，当少阳经脉的邪热过于炽盛而壅塞耳部清窍时，就会出现耳聋。

由于少阴（肾）和少阳（胆）的经脉都经过喉咙，少阴为君火，少阳为相火，二火相互结合就会产生疾病。

当少阳经脉的邪热过于炽盛而壅塞耳部清窍时，就会出现耳聋。

治法总不能出李东垣普济消毒饮之外。其方之妙，妙在以凉膈散为主，而加化清气之马勃、僵蚕、银花，得轻可去实之妙；再加元参、牛蒡、板蓝根，败毒而利肺气，补肾水以上济邪火；去柴胡、升麻者，以升腾飞越太过之病，不当再用升也，说者谓其引经，亦甚愚矣：凡药不能直至本经者，方用引经药作引，此方皆系轻药，总走上焦，开天气，肃肺气，岂须用升、柴直升经气耶？去黄芩、黄连者，芩连里药也，病初起未至中焦，不得先用里药，故犯中焦也。

通常药物不能直达病灶的，才需要用引经药来作为导引，普济消毒饮中大多属于轻清上浮的药物，药性原本就能直趋上焦，宣通肺气，怎么还要多用升麻、柴胡作为引经药呢？方中不用黄芩、黄连，因为黄芩、黄连的药性苦寒，当温毒证初起时，如果还没有侵犯至中焦，此时就不能用清里热的药物，以免引邪深入于中焦。

连翘一两　薄荷三钱　马勃四钱　牛蒡子六钱　芥穗三钱　僵蚕五钱　元参一两　银花一两　板蓝根五钱　苦梗一两　甘草五钱

将以上药物共同研为粗末，每次服用六钱，严重者八钱。以鲜苇根汤煎煮，去渣服用，约二小时服用一次，严重者隔一小时左右服用一次。

普济消毒饮去升麻柴胡黄芩黄连方

连翘一两　薄荷三钱　马勃四钱　牛蒡子六钱　芥穗三钱　僵蚕五钱　元参一两　银花一两　板蓝根五钱　苦梗一两　甘草五钱

上共为粗末，每服六钱，重者八钱。鲜苇根汤煎，去渣服，约二时一服，重者一时许一服。

十九、温毒外肿，水仙膏主之，并主一切痛疮。

按：水仙花得金水之精，隆冬开花，味苦微辛，寒滑无毒，苦能升火败毒，辛能散邪热之结，寒能胜热，滑能利痰，其妙用全在汁之胶粘，能拔毒外出，使毒邪不致深入脏腑伤人也。

水仙膏方

水仙花根，不拘多少，剥去老赤皮与根须，入石臼捣如膏，敷肿处，中留一孔出热气，干则易之，以肌肤上生黍米大小黄疮为度。

二十、温毒敷水仙膏后，皮间有小黄疮如黍米者，不可再效水仙膏，过效则痛甚而烂，三黄二香散主之。

三黄取其峻泻诸火，而不烂皮肤，二香透络中余热而定痛。

三黄二香散方（苦辛芳香法）

黄连一两　黄柏一两　生大黄一两　乳香五钱　没药五钱

上为极细末，初用细茶汁调敷，干则易之。继则用香油调敷。

二十一、温毒神昏谵语者，先与安宫牛黄丸、紫雪丹之属，继以清宫汤。

安宫牛黄丸、紫雪丹、清宫汤（方法并见前）

十九、患温毒病，出现耳前后以及颊部肿胀的，应当用水仙膏治疗。水仙膏还能治疗其他各类痈肿。

按：水仙花禀受秋冬节气的精气而生长，在隆冬时开花，性味苦而微辛，性寒质滑无毒。苦能泻火解毒，辛能开散邪热壅结，寒能清热，滑可利痰。主要全在于水仙花所具有胶粘的汁液，能够拔毒外出，使邪毒不致深入脏腑而加重病情。

将水仙花根，不必拘限多少，剥去老赤皮与根须，防入石臼中捣烂如膏，敷于肿处，敷膏中留一孔以出热气，等敷膏干后则再换药，直到肌肤上出现黍米大小的黄疮为止。

二十、患温毒敷水仙膏后，如果皮肤出现小黄疮如黍米者，不可再用水仙膏，否则过用将会导致皮肤痛甚而烂，此时可以用三黄二香散治疗。

三黄（黄连、黄柏、大黄）是取其药性能峻泻诸火，而不会损烂皮肤，二香（乳香、没药）则可以清透经络中之余热而止痛。

黄连一两　黄柏一两　生大黄一两　乳香五钱　没药五钱

将以上药物共同研为极细末，敷用时用细茶汁调敷，干则易之。继则用香油调敷。

二十一、患温毒神昏谵语者，先服用安宫牛黄丸、紫雪丹之类药物，之后以清宫汤治疗。

【二】暑 温

二十二、形似伤寒，但右脉洪大而数，左脉反小于右，口渴甚，面赤，汗大出者，名曰暑温，在手太阴，白虎汤主之；脉芤甚者，白虎加人参汤主之。

此标暑温之大纲也。按温者热之渐，热者温之极也；温盛为热，木生火也。热极湿动，火生土也。上热下湿，人居其中而暑成矣。若纯热不兼湿者，仍归前条温热例，不得混入暑也。

形似伤寒者，谓头痛、身痛、发热恶寒也。水火极不同性，各造其偏之极，反相同也。故经谓水极而似火也，火极而似水也。伤寒，伤于水气之寒，故先恶寒而后发热，寒郁人身卫阳之气而为热也，故仲景《伤寒论》中，有已发热或未发热之文。若伤暑则先发热，热极而后恶寒，盖火盛必克金，肺性本寒，而复恶寒也。然则伤暑之发热恶寒虽与伤寒相似，其所以然之故实不同也，学者诚能究心于此，思过半矣。

二十二、某些病证的症状表现类似于伤寒病（头痛、身痛、发热恶寒等症），但右手出现洪大而数的脉象，左手的脉象反而小于右手，口渴较甚，面部红赤，全身大汗，称作暑温病，如果病在手太阴肺，应当用白虎汤治疗。如果出现明显的芤脉，则应当用白虎加人参汤治疗。

本例说明暑温病的大纲。温是热的逐渐发展，而热又是温发展到极点的现象。由春季的温暖转变为夏季的炎热，这是木生火的规律。如果天气热极则容易引起地上的湿气，这是火生土的规律。天的热气与地之湿气交蒸，当人居处在这种情况下，就容易患暑温病。如果人体仅是感受火热邪气而没有感受湿邪的，仍归属于之前所说的温热病，而不能归类于暑病中。

"形似伤寒"的症状，是指头痛、身痛、发热、恶寒等症。水火的特性虽然完全不同，但偏盛到了极点时，两者的特性反而有相似之处。因此《内经》说"水偏盛到了极点时就像火，火偏盛到了极点时就像水"。伤寒病是因感受风寒邪气，所以先恶寒而后发热，当寒邪阻闭人体的卫气后，卫气不得泄就出现发热。因此张仲景于《伤寒论》中已经认为感受风寒邪气会出现发热、或未发热的现象。相反地，如果感受暑热邪气，就会先发热，热邪过盛后才会出现恶寒，这是因为火盛必会克肺金，肺的特性属寒，因此出现恶寒。可见感受暑邪的发热恶寒虽然与伤寒相似，但两者的病因却不相同。学医者，如果能明白此理，就能收益甚大。

脉洪大而数，甚则芤，对伤寒之脉浮紧而言也。独见于右手者，对伤寒之左脉大而言也，右手主上焦气分，且火克金也，暑从上而下，不比伤寒从下而上，左手主下焦血分也，故伤寒之左脉反小于右。口渴甚而赤者，对伤寒太阳证面不赤，口不渴而言也；火烁津液，故口渴，火甚未有不烦者，面赤者，烦也，烦字从火后页，谓火现于面也。汗大出者，对伤寒汗不出而言也。首白虎例者，盖白虎乃秋金之气，所以退烦暑，白虎为暑温之正例也，其源出自《金匮要略》，守先圣之成法也。

患暑热病的脉象洪大而数，甚至出现芤脉，这是与伤寒病的脉浮紧相对不同。暑热病的洪大脉只出现在右手，这是相对于伤寒病来说，伤寒病的左脉比较偏大。右手脉主上焦的气分病，由于暑热病的火热克伐肺金，暑邪由口鼻而入后，从上焦而入于下焦，不像伤寒病是从下焦向上焦传变。左手脉主下焦血分病，因此感受暑热后，暑热蒸灼耗损阴血，因此左手脉反而小于右手脉。患暑热病的出现口渴严重而面色红赤的症状，这是与伤寒太阳证面不红、口不渴相对而言的。暑热炽盛而损伤阴液，因此口渴，暑热炽盛必然会引起心烦，烦字是由"火"和"页"组成的，表示火热上扰于面部的意思。汗大出也是相对于伤寒病初起无汗而言。治疗暑温，首先以白虎汤为代表方剂，这是因为白虎汤属于秋金之气，能消退暑季的烦热。用白虎汤治疗暑病是根据《金匮要略》，属于医圣张仲景的传统治法。

暑温病：口渴较甚，面部红赤，全身大汗，左手的脉象反而小于右手。

如果感受风寒邪气而出现先恶寒而后发热的症状，这是因为当寒邪阻闭郁人体的卫气后，首先会出现恶寒，当卫气不得泄越时就会出现发热。

如果感受暑热邪气，就会立即发热，热邪过盛而阻遏肺气后才会出现恶寒，这是因为火盛必会克肺金，肺的特性属寒，因此出现恶寒。

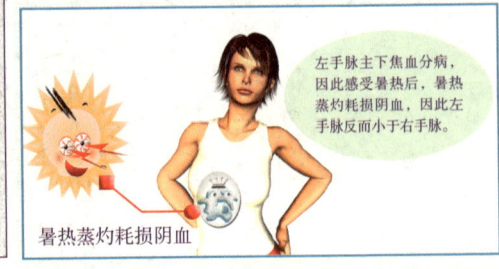

暑热蒸灼耗损阴血

左手脉主下焦血分病，因此感受暑热后，暑热蒸灼耗损阴血，因此左手脉反而小于右手脉。

二十三、《金匮要略》谓太阳中暍，发热恶寒，身重而疼痛，其脉弦细芤迟，小便已，洒然毛耸，手足逆冷，小有劳，身即热，口开前板齿燥，若发其汗，则恶寒甚，加温针，则发热甚，数下，则淋甚，可与东垣清暑益气汤。

张石顽注，谓太阳中暍，发热恶寒身重而疼痛，此因暑而伤风露之邪，手太阳标证也。手太阳小肠属火，上应心包，二经皆能制金烁肺，肺受火刑，所以发热恶寒似足太阳证。其脉或见弦细，或见芤迟，小便已，洒然毛耸，此热伤肺胃之气，阳明本证也(愚按：小便已，洒然毛耸，似乎非阳明证，乃足太阳膀胱证也。盖膀胱主水，火邪太甚而制金，则寒水来为金母复仇也。所谓五行之极，所兼胜已之化)。

发汗则恶寒甚者，气虚重夺(当作伤)其津(当作阳)也。温针则发热甚者，重伤经中之液，转助时火，肆疟于外也。数下之则淋甚者，劫其在里之阴，热势乘机内陷也。

二十三、《金匮要略》认为太阳中暍的症状表现为：发热恶寒，身体沉重而疼痛，脉弦细或芤迟，小便后，浑身发冷而汗毛耸立，四肢逆冷，稍为劳累就出现全身发热，张口呼吸，门齿干燥。如果用发汗法，恶寒就会更严重；如果用温针温里，发热就会更严重，如果多次误用攻下法，就会造成小便频数短涩，好像淋病一般，应当服用李东垣的清暑益气汤。

张石顽注解："太阳中暍所出现的发热恶寒和身重而疼痛等症状，是因为暑天感受风邪，属于手太阳小肠经的标证。手太阳小肠属火，上与心包络相应，小肠与心经之火，皆能克伐消烁肺中气阴，肺金受到火热的消烁，因此出现发热恶寒，类似于伤寒太阳证的症状。小肠经发生病变的脉象弦细或芤迟，小便后浑身发冷而毫毛耸起，这是因为邪热损伤肺胃之气，属于阳明本证〖注：我认为，小便后浑身怕冷发冷而毫毛耸起，似乎不是阳明证，而是足太阳膀胱经的病证。因为膀胱主水，当暑热火邪炽盛而克伐肺金时，由于水能克火，则寒水（属膀胱）将会为母金（肺）复仇，这就是五行过盛到了极点，反而引起克己一方偏盛的病变〗。

至于发汗而恶寒严重者，这是由于阳气亏虚兼有津液耗伤的缘故。如果用温针治疗而导致发热更为炽盛的，这是因为严重损伤了经脉中的阴液，同时助长邪热，致使火热邪气亢盛于外的缘故。多次误用攻下法而导致小便频数、短涩而痛，这是因为攻下法耗伤了体内的阴液，导致邪热乘虚内陷的缘故。

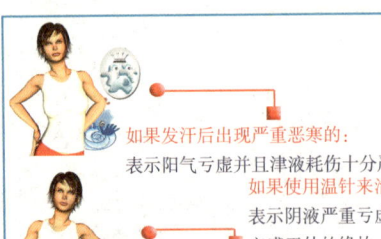

如果发汗后出现严重恶寒的：
表示阳气亏虚并且津液耗伤十分严重。

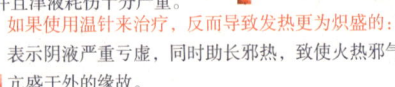

如果使用温针来治疗，反而导致发热更为炽盛的：
表示阴液严重亏虚，同时助长邪热，致使火热邪气
亢盛于外的缘故。

如果多次误用攻下法，导致小便频数，短涩而痛：
表示因为攻下法耗伤了体内的阴液，导致邪热乘虚内陷
的缘故。

此段经文，本无方治，东垣特立清暑益气汤，足补仲景之未逮。愚按：此言太过。仲景当日，必有不可立方之故，或曾立方而后世脱简，皆未可知，岂东垣能立而仲景反不能立乎？但细按此证，恰可与清暑益气汤，曰可者，仅可而有所未尽之词，尚望遇是证者，临时斟酌尽善。至沈目南《金匮要略注》，谓当用辛凉甘寒，实于此证不合。盖身重疼痛，证兼寒湿也。即目南自注，谓发热恶寒身重疼痛，其脉弦细芤迟，内暑而兼阴湿之变也。岂有阴湿而用甘寒柔以济柔之理？既曰阴湿，岂辛凉所能胜任！不待辩而自明。

清暑益气汤方（辛甘化阳酸甘化阴复法）

黄芪一钱　黄柏一钱　麦冬二钱　青皮一钱　白术一钱五分　升麻三分　当归七分　炙草一钱　神曲一钱　人参一钱　泽泻一钱　五味子八分　陈皮一钱　苍术一钱五分　葛根三分　生姜二片　大枣二枚

水五杯，煮取二杯，渣再煎一杯，分温三服。虚者得宜，实者禁用；汗不出而但热者禁用。

这段经文，原本没有方治，东垣特别立清暑益气汤，以补充仲景之不及之处。我认为：此言太过。仲景当日，必有不可立方的原因，或是曾立方但后世遗失，皆未可知，哪有东垣能立而肿景反不能立的道理？但仔细分析此证，刚好可以服用清暑益气汤，曰可者，仅说可以服用但并未完全说明，如果到此证时，还是必须临证斟酌较好。至于沈目南《金匮要略注》，认为应当服用辛凉甘寒，实在与此证不合。因为身重疼痛，通常兼有寒湿证。也就是目南的自注，认为发热恶寒身重疼痛的患者，出现弦细迟的脉象，表示内有暑热而兼有阴湿的病变。岂有阴湿而用甘寒柔来治疗阴柔的道理？既然为阴湿病，怎么能再用辛凉的药物来治疗呢！不必辩论就能明白。

黄芪一钱　黄柏一钱　麦冬二钱　青皮一钱　白术一钱五分　升麻三分　当归七分　炙草一钱　神曲一钱　人参一钱　泽泻一钱　五味子八分　陈皮一钱　苍术一钱五分　葛根三分　生姜二片　大枣二枚

以五杯水，煎煮取二杯，剩余的药渣可以再煎一杯，分三次温服。本方适用于虚证者，但实证者禁用；如果不出汗而发热者禁用。

二十四、手太阴暑温，如上条证，但汗不出者，新加香薷饮主之。

证如上条，指形似伤寒，右脉洪大，左手反小，面赤口渴而言。但以汗不能自出，表实为异，故用香薷饮发暑邪之表也。

按香薷辛温芳香，能由肺之经而达其络。鲜扁豆花，凡花皆散，取其芳香而散，且保肺液，以花易豆者，恶其呆滞也，夏日所生之物，多能解暑，惟扁豆花为最，如无花时，用鲜扁豆皮，若再无此，用生扁豆皮。厚朴苦温，能泄食满，厚朴皮也，虽走中焦，究竟肺主皮毛，以皮从皮，不为治上犯中。若黄连甘草，纯然里药，暑病初起，且不必用，恐引邪深入，故易以连翘、银花，取其辛凉达肺经之表，纯从外走，不必走中也。

温病最忌辛温，暑病不忌者，以暑必兼湿，湿为阴邪，非温不解，故此方香薷、厚朴用辛温，而余则佐以辛凉云。下文湿温论中，不惟不忌辛温，且用辛热也。

新加香薷饮方（辛温复辛凉法）

香薷二钱　银花三钱　鲜扁豆花三钱　厚朴二钱　连翘二钱

水五杯，煮取二杯。先服一杯，得汗止后服；不汗再服；服尽不汗，再作服。

二十四、患手太阴暑温，症状如上例所述，但如果患者没有汗出的，应当用新加香薷饮治疗。

证如上例，患暑温病出现如同伤寒病的症状，右脉洪大而数，左手脉反小于右手，面色红赤，口渴欲饮等症。但由于汗不能自出，属于表实证，因此应当用新加香薷饮（内清暑湿，外散表寒，使暑湿之邪由肌表而解）。

按香薷辛温芳香，能由肺经而到达肺络。鲜扁豆花，凡花皆散，取其芳香而散，能保护肺液，以花来取代豆，是因避免豆类太过于呆滞，夏日所生之物，多能解暑，只有扁豆花最好，如果无花时，可以用鲜扁豆皮，如果再无鲜扁豆皮，可以用生扁豆皮。厚朴药性苦温，能泄食满，厚朴属于皮部药物，虽能走中焦，但是因肺主皮毛，以皮部药物来治疗皮毛之病，自然不会因为治肺而损伤脾胃中焦。至于黄连甘草，属于里药，当暑病初起时，必然不能服用，这是因避免引邪深入的缘故，因此以连翘、银花来取代，这是取连翘、银花辛凉达肺经之表，可以纯粹从皮毛外走，而不必走脾胃中焦。

温病最忌服用辛温药物，暑病之所以不忌，是因暑必兼湿，湿为阴邪，不用辛温则不能缓解，故此方香薷、厚朴用辛温，而余则配伍辛凉药物。下文湿温论中，不但不忌辛温，并且还用辛热药物来治疗。

二十五、手太阴暑温，服香薷饮，微得汗，不可再服香薷饮重伤其表，暑必伤气，最令表虚，虽有余证，知在何经，以法治之。

按伤寒非汗不解，最喜发汗；伤风亦非汗不解，最忌发汗，只宜解肌，此麻桂之异其治，即异其法也。温病亦喜汗解，最忌发汗，只许辛凉解肌，辛温又不可用，妙在导邪外出，俾营卫气血调和，自然得汗，不必强责其汗也。

若暑温、湿温则又不然，暑非汗不解，可用香薷发之，发汗之后，大汗不止，仍归白虎法，因不比伤寒伤风之漏汗不止，而必欲桂附护阳实表，亦不可屡虚其表，致令厥脱也，观古人暑门有生脉散法，其义自见。

二十五、患手太阴暑温病，在服用香薷饮后，如果身上微微汗出，就不可再服用香薷饮而重复损伤肌表的阳气。因为暑邪容易损伤阳气，致使肌表气虚而不能固摄。因此在使用发汗法治疗暑病后，虽然还有其他症状，必须分辨病在何经，再采用相应的治法。

按：治疗伤寒病，如果不用发汗法则不能缓解，因此最适合用发汗法治疗；患伤风病也是非经由发汗则邪气不能缓解，但治疗伤风病却最忌讳用发汗法治疗，因此只能用辛凉解肌法，这就是麻黄汤与桂枝汤的证候、治法都各不相同之故。初患温病时，可以用发汗法来缓解，但千万不能用辛温发汗法，只能用辛凉解肌法。辛凉解肌的优点是引导病邪透发，使营卫气血调和，身体自然汗出，而不是强逼使得身体发汗。

至于暑温、湿温则又不是这样，治疗暑温病，如果不用发汗法则不能缓解，因此可以用香薷来发汗，在发汗后，如果大汗不止的，就必须用白虎汤治疗。暑温病与伤寒、伤风在发汗后所引起的漏汗不止并不相同，必须用肉桂、附子来护阳实表，而不能经常用发汗法而造成表虚，反而导致气血逆乱的脱证，这些原则，只要研读古人治疗暑病所用的生脉散法，就能明白其中的道理。

初患温病时，千万不能用辛温发汗法，只能用辛凉解肌法来治疗。

辛凉解肌的优点是：引导病邪透发，使营卫气血调和，身体自然汗出，而不是强逼使得身体发汗。

辛凉解肌法

使营卫气血调和

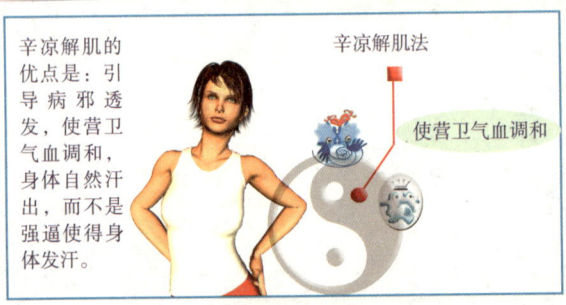

二十六、手太阴暑温，或已经发汗，或未发汗，而汗不止，烦渴而喘，脉洪大有力者，白虎汤主之；脉洪大而芤者，白虎加人参汤主之；身重者，湿也，白虎加苍术汤主之；汗多脉散大，喘喝欲脱者，生脉散主之。

此条与上文少异者，只已经发汗一句。

白虎加苍术汤方

即于白虎汤内加苍术三钱。

汗多而脉散大，其为阳气发泄太甚，内虚不司留恋可知。生脉散酸甘化阴，守阴所以留阳，阳留，汗自止也。以人参为君，所以补肺中元气也。

生脉散方（酸甘化阴法）

人参三钱　麦冬(不去心)二钱　五味子一钱

水三杯，煮取八分二杯，分二次服，渣再煎服，脉不敛，再作。

二十六、患手太阴暑温病，如果已经用过发汗法发汗，或是尚未用过发汗法发汗，病人出现汗出不止，心烦口渴，呼吸粗大而喘，脉象洪大有力的，应当用白虎汤治疗；如果出现洪大而中空的脉象，则应当用白虎加人参汤治疗；如果出现身体困重，表示为兼挟有湿邪，应当用白虎加苍术汤；如果出现汗多不止，喝喝而喘，散乱以及大而无力的脉象，则应当用生脉散治疗。

本例与上例稍为有所差异，只在于"已经发汗"这一句的区别。

白虎加苍术汤方是在白虎汤中加入苍术三钱。

大汗出而脉象散大的，表示因为误用汗法发汗过度，导致阳气发泄太过，致使阴液亏虚不能制约阳气的缘故。生脉散的药性酸甘化阴，能将阴液固守于内而制约阳气，阳气有所依附而不外泄，汗就自然止住了。以人参为君药，是用其补肺中元气。

人参三钱　麦冬（不去心）二钱　五味子一钱

以三杯水，煎煮取八分二杯，分二次服用，剩余的药渣可以再煎服，如果脉象不能收敛，则必须继续服用。

白虎汤：患手太阴暑温病，如果已经用过发汗法发汗，或是尚未用过发汗法发汗，病人将会出现汗出不止、心烦口渴、呼吸粗大而喘、脉象洪大有力的证候。

白虎加人参汤适应证：适用于出现洪大而中空的脉象。

白虎加苍术汤适应证：适用于出现身体困重，表示为兼挟有湿邪。

生脉散适应证：适用于出现汗多不止，喝喝而喘，散乱以及大而无力的脉象。

二十七、手太阴暑温，发汗后，暑证悉减，但头微胀，目不了了，余邪不解者，清络饮主之，邪不解而入中下焦者，以中下法治之。

既曰余邪，不可用重剂明矣，只以芳香轻药清肺络中余邪足矣，倘病深而入中下焦，又不可以浅药治深病也。

清络饮方（辛凉芳香法）

鲜荷叶边二钱　鲜银花二钱　西瓜翠衣二钱　鲜扁豆花一钱　丝瓜皮二钱　鲜竹叶心二钱

水二杯，煮取一杯，日二服。凡暑伤肺经气分之轻证皆可用之。

二十七、患手太阴暑温病，用发汗法发汗后，如果暑病的症状已经大部分缓解，只感觉头部微胀、视物不清，表示暑热余邪仍未完全缓解，应当服用清络饮治疗。当暑热邪气入于中下焦时，应当根据治疗中下焦病证的方法来治疗。

既然说是"暑热余邪"，就不能再用药力太过于峻猛的方剂，只需要用轻清芳香的药物来清透肺络中的余邪就可以。假如暑热邪气已经传入于中下焦，就不能再用药力轻缓的药物来治疗深重的病证。

鲜荷叶边二钱　鲜银花二钱　西瓜翠衣二钱　鲜扁豆花一钱　丝瓜皮二钱　鲜竹叶心二钱

以二杯水，煎煮取一杯，每日服用二次。凡是属于暑热损伤肺经气分的轻证者皆可用之。

　　患手太阴暑温病，用发汗法发汗后，如果暑病的症状已经大部分缓解，只感觉头部微胀、视物不清，表示暑热余邪仍未完全缓解，应当服用清络饮治疗。

　　清络饮所采用的诸药都属于新鲜之品，药性芳香清解，只能用于暑温之轻证。在夏季感受暑湿的症状较轻时，只要出现发热、头微胀者，都可以考虑服用清络饮。

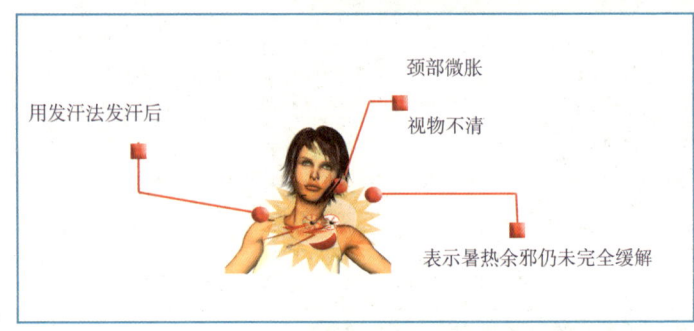

用发汗法发汗后　　　颈部微胀　　视物不清　　表示暑热余邪仍未完全缓解

二十八、手太阴暑温，但咳无痰，咳声清高者，清络饮加甘草、桔梗、甜杏仁、麦冬、知母主之。

咳而无痰，不嗽可知，咳声清高，金音清亮，久咳则哑，偏于火而不兼湿也。即用清络饮，清肺络中无形之热加甘、桔开提，甜杏仁利肺而不伤气，麦冬、知母保肺阴而制火也。

清络饮加甘桔甜杏仁麦冬汤方

即于清络饮内，加甘草一钱，桔梗二钱，甜杏仁二钱，麦冬三钱。

二十八、患手太阴暑温病，症状表现为干咳无痰，咳嗽声清亮而高亢的，应当用清络饮加甘草、桔梗、甜杏仁、麦冬、知母来治疗。

症状只是干咳而无痰，表示并不是痰饮所引起的咳嗽。咳嗽声清亮而高亢，久咳则声音变得嘶哑，表示肺经有火热壅滞但没有湿邪停聚。应当用清络饮清除肺中无形之热，并且加入甘草、桔梗宣开肺气，甜杏仁能通利肺气而不伤肺气，麦冬、知母能滋养肺阴，同时具有清肺热的功效。

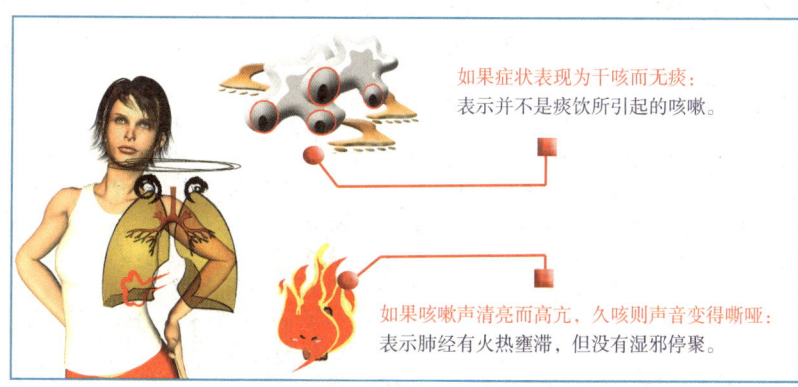

如果症状表现为干咳而无痰：表示并不是痰饮所引起的咳嗽。

如果咳嗽声清亮而高亢，久咳则声音变得嘶哑：表示肺经有火热壅滞，但没有湿邪停聚。

二十九、两太阴暑温，咳而且嗽，咳声重浊，痰多不甚渴，渴不多饮者，小半夏加茯苓汤再加厚朴、杏仁主之。

二十九、患两太阴（手太阴肺经与足太阴脾经）暑温病，症状表现为又咳又嗽，咳声重浊不清，痰多而不甚口渴，即使口渴也不想多饮的，应当用小半夏加茯苓汤再加厚朴、杏仁来治疗。

既咳且嗽，痰涎复多，咳声重浊，重浊者土音也，其兼足太阴湿土可知。不甚渴，渴不多饮，则其中之有水可知，此暑温而兼水饮者也。故以小半夏加茯苓汤，蠲饮和中，再加厚朴、杏仁利肺泻湿，预夺其喘满之路；水用甘澜，取其走而不守也。

此条应入湿温，却列于此处者，以与上条为对待之文，可以互证也。

小半夏加茯苓汤再加厚朴杏仁方（辛温淡法）

半夏八钱　茯苓块六钱　厚朴三钱　生姜五钱　杏仁三钱

甘澜水八杯，煮取三杯，温服，日三。

三十、脉虚夜寐不安，烦渴舌赤，时有谵语，日常开不闭，或喜闭不开，暑入手厥阴也。手厥阴暑温，清营汤主之；舌白滑者，不可与也。

夜寐不安，心神虚而不得入于阴也。烦渴舌赤，心用恣而心体亏也。时有谵语，神明欲乱也。日常开不闭，目为火户，火性急，常欲开以泄其火，且阳不下交于阴也；或喜闭不喜开者，阴为亢阳所损，阴损则恶见阳光也。故以清营汤急清宫中之热，而保离中之虚也。若舌白滑，不惟热重，湿亦重矣，湿重忌柔润药，当于湿温例中求之，故曰不可与清营汤也。

病人既然又咳又嗽，痰涎又多，咳声重浊而不清亮，重浊属于五行中的土音，表示兼有手太阴脾经的病证。不甚口渴，渴不多饮，表示痰湿壅滞于中焦，属于暑温兼有水饮停聚的病证，应当用小半夏加茯苓汤，化湿祛痰，调理脾胃中焦，再加入厚朴、杏仁通利肺气、燥湿化痰，预先消除喘咳胀满的路径，用甘澜水煎煮，是取其水质善走而不守的功效。

三十、脉象虚弱，夜晚睡卧不安，心烦口渴，舌红赤，有时语无伦次，平日睁开眼睛而不能闭，或是喜欢闭眼而不睁开，表示暑邪入于心包经。治疗手厥阴暑温病，应当服用清营汤，如果出现舌苔白腻而滑的，就不能服用。

夜晚睡卧不安，表示心神虚弱，阳气不能入于阴液。心烦口渴、舌红赤，表示心火亢盛，心阴亏虚；有时语无伦次，表示邪热扰乱心神。平日睁开眼睛而不能闭，这是因为双眼为火的门户，火的特性上炎而急速，导致阳气上逆而不能向下与阴液相交，因此必须张开双目使火热得以外泄；喜欢闭眼而不睁开，这是因为暑热耗伤阴液，阴液不足后则阳气偏亢，阳气偏亢则更畏惧看见阳光而喜欢闭着眼睛。因此以清营汤清除心包的热邪，保护心中之阴液。如果出现舌苔白腻而滑，表示不仅邪热炽盛，湿邪也十分严重，此时不可再用滋阴药物以免助长湿邪，因此不能用清营汤，必须在湿温病的案例中另外寻找治法。

清营汤方（咸寒苦甘法）

犀角三钱　生地五钱　元参三钱　竹叶心一钱　麦冬三钱　丹参二钱　黄连一钱五分　银花三钱　连翘（连心用）二钱

水八杯，煮取三杯，日三服。

犀角三钱　生地五钱　元参三钱　竹叶心一钱　麦冬三钱　丹参二钱　黄连一钱五分　银花三钱　连翘（连心用）二钱

以八杯水，煎煮取三杯，每日服用三次。

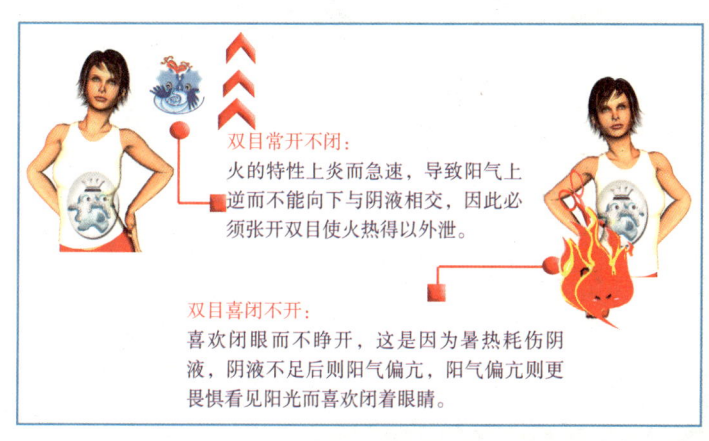

双目常开不闭：
火的特性上炎而急速，导致阳气上逆而不能向下与阴液相交，因此必须张开双目使火热得以外泄。

双目喜闭不开：
喜欢闭眼而不睁开，这是因为暑热耗伤阴液，阴液不足后则阳气偏亢，阳气偏亢则更畏惧看见阳光而喜欢闭着眼睛。

三十一、手厥阴暑温，身热不恶寒，清神不了了，时时谵语者，安宫牛黄丸主之，紫雪丹亦主之。

身热不恶寒，已无手太阴证，神气欲昏，而又时时谵语，不比上条时有谵语，谨防内闭，故以芳香开窍、苦寒清热为急。

安宫牛黄丸、紫雪丹（方义并见前）

三十一、患手厥阴暑温病，症状表现为发热不恶寒，神志不清楚，时常胡言乱语，应当服用安宫牛黄丸治疗，紫雪丹也可以治疗。

发热不恶寒，表示已经没有手太阴证的表证；神志不清楚，时常胡言乱语，并不同于上例病证偶尔才会出现的胡言乱语，此例表示热邪较重而且已经深入于心包络，此时应当预防邪热将会闭郁心包，因此必须立刻以芳香开窍、苦寒清热的药物来治疗。

三十二、暑温寒热，舌白不渴，吐血者，名曰暑瘵，为难治，清络饮加杏仁、薏仁、滑石汤主之。

寒热，热伤于表也；舌白不渴，湿伤于里也；皆在气分，而又吐血，是表里气血俱病，岂非暑瘵重证乎？

此证纯清则碍虚，纯补则碍邪，故以清络饮清血络中之热，而不犯手；加杏仁利气，气为血帅故也；薏仁、滑石，利在里之湿，冀邪退气宁而血可止也。

清络饮加杏仁薏仁滑石汤方

即于清络饮内加杏仁二钱，滑石末三钱，薏仁三钱，服法如前。

三十二、患暑温病，症状表现为发热恶寒，舌苔白腻，口不渴以及吐血的，称为暑瘵，属于难治的病证，应当服用清络饮加杏仁、薏仁、滑石汤治疗。

发热恶寒，表示暑热损伤肌表卫气；舌苔白腻而口不渴，表示湿邪壅阻于内；这二者都属于气分病，如果又兼有吐血的，表示为表里气血皆病的症候。这难道不是暑瘵重证吗？

在治疗暑瘵病时，如果只用清热法就会使得正气更虚，如果只用温补法又会助长邪热，因此必须用清络饮来清除血络中的邪热，而不至于违背治疗手太阴肺经的原则，方中加入杏仁是为了宣肺利气，这是因为气为血之帅的缘故；加入薏仁、滑石，能通利里湿，使湿邪退去，气机调和，则吐血自然可止。

引起暑瘵病的病因除了与暑热有关之外，还与湿邪有关，因此出现舌白不渴。

治疗暑瘵病，如果只用清热法就会使得正气更虚，如果只用温补法又会助长邪热，因此必须用清络饮来清除血络中的邪热，而不至于损伤正气。

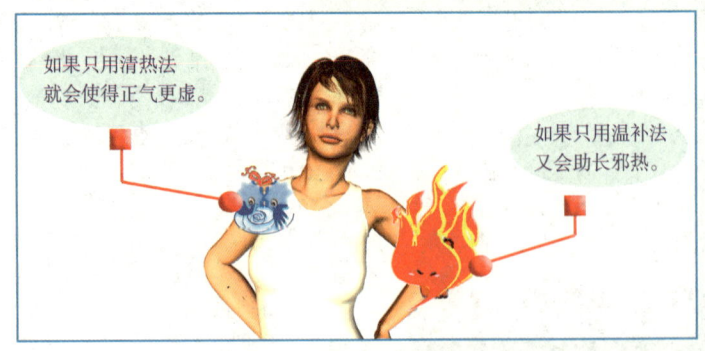

如果只用清热法就会使得正气更虚。

如果只用温补法又会助长邪热。

三十三、小儿暑温，身热，卒然痉厥，名曰暑痫，清营汤主之，亦可少与紫雪丹。

小儿之阴，更虚于大人，况暑月乎，一得暑温，不移时有过卫入营者，盖小儿之脏腑薄也。

血络受火邪逼迫，火极而内风生，俗名急惊，混与发散消导，死不旋踵，惟以清营汤清营分之热而保津液，使液充阳和，自然汗出而解，断断不可发汗也。可少与紫雪者，清包络之热而开内窍也。

三十三、小儿患暑温病，症状表现为身体发热，突然出现四肢抽搐，神志不清，四肢逆冷，称为暑痫，应当用清营汤治疗，也可给予少量紫雪丹治疗。

小儿的阴液比成人更为虚少，何况在暑季时，如果一旦患了暑温，很快就会越过卫分而进入营分，这是因为小儿的脏腑仍十分娇嫩。

由于热邪炽盛而逼迫血络，当火热至极时就会形成风，俗称为"急惊风"。如果妄用发散风寒和消导积滞的治法，死亡将会立即来到。此时必须用清营汤来清除营分中的邪热，保护阴液，使得阴液充足而阳气调和，自然能汗出而缓解，但千万不可用发汗法，以免再度损伤阴液，此时可以给予小量的紫雪丹以清除心包的邪热，同时开通体内的清窍。

 由于热邪炽盛而逼迫血络，当火热至极时则会形成风，俗称为"急惊风"。

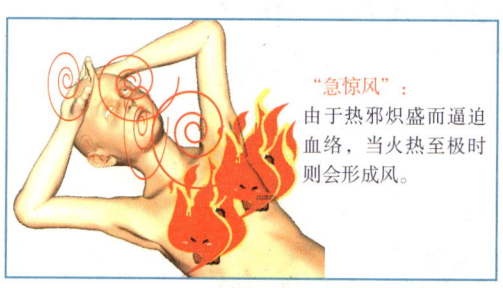

"急惊风"：
由于热邪炽盛而逼迫血络，当火热至极时则会形成风。

三十四、大人暑痫，亦同上法。热初入营，肝风内动，手足瘛疭，可于清营汤中，加钩藤、丹皮、羚羊角。

三十四、大人患暑痫，治法与以上相同。如果邪热初入营分，出现肝风内动，手足瘛疭，可以在清营汤中，加入钩藤、丹皮、羚羊角。

清营汤、紫雪丹（方法并见前）

【三】伏　暑

(按暑温伏暑，名虽异而病实同，治法须前后互参，故中下篇不另立一门。)

三十五、暑兼湿热，偏于暑之热者为暑温，多手太阴证而宜清；偏于暑之湿者为湿温，多足太阴证而宜温；湿热平等者两解之。各宜分晓，不可混也。

(暑温和伏暑，病名虽然不一样，而病证的性质是相同的，在治疗时应该前后互相参照，在中焦篇和下焦篇里，就不将伏暑另外列为一个章节了。)

三十五、当人体感受暑邪而兼有湿邪时，如果邪热较重就称为暑温，暑温大多属于手太阴肺经证，应当用清法治疗；如果湿邪较重就称为湿温，湿温大多属于足太阴脾经证，应当用温燥药祛湿；如果湿邪与邪热并重，就应当同时以清热法与化湿法治疗。应该分辨清楚，不能混淆。

当人体感受暑邪而兼有湿邪时，如果邪热较重就称为暑温，暑温大多属于手太阴肺经证，应当用清法治疗；

如果湿邪较重就称为湿温，湿温大多属于足太阴脾经证，应当用温燥药祛湿；

如果湿邪与邪热并重，就应当同时以清热法与化湿法治疗。

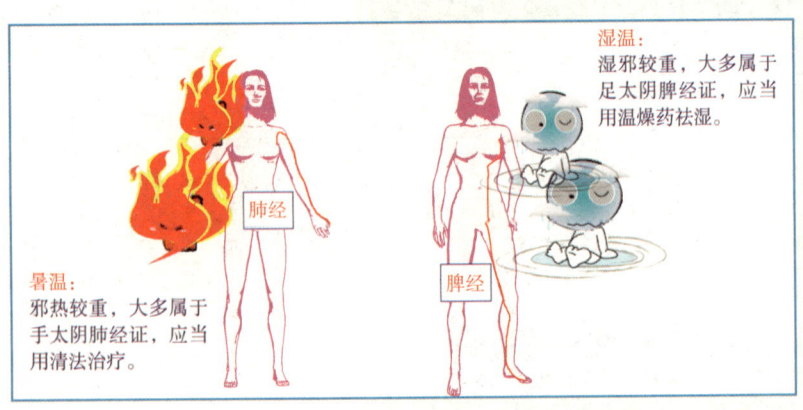

湿温：
湿邪较重，大多属于足太阴脾经证，应当用温燥药祛湿。

肺经

脾经

暑温：
邪热较重，大多属于手太阴肺经证，应当用清法治疗。

此承上起下之文。按暑温、湿温，古来方法最多精妙，不比前条温病毫无尺度，本论原可不必再议，特以《内经》有先夏至为病温、后夏至为病暑之明文，是暑与温，流虽异而源则同，不得言温而遗暑，言暑而遗湿。又以历代名家，悉有蒙混之弊，盖夏日三气杂感，本难条分缕晰。惟叶氏心灵手巧，精思过人，案中治法，丝丝入扣，可谓汇众善以为长者，惜时人不能知其一二；然其法散见于案中，章程未定，浅学者读之，有望洋之叹，无怪乎后人之无阶而升也。故本论撷拾其大概，粗定规模，俾学者有路可寻，精妙甚多，不及备录，学者仍当参考名家，细绎叶案，而后可以深造。

再按：张洁古云："静而得之为中暑，动而得之为中热；中暑者阴证，中热者阳证"。呜呼!洁古笔下如是不了了，后人奉以为规矩准绳，此医道之所以难言也。试思中暑，竟无动而得之者乎?中热，竟无静而得之者乎?似难以动静二字分暑热。

又云"中暑者阴证"，暑字从日，日岂阴物乎?暑中有火，火岂阴邪乎?暑中有阴耳，湿是也，非纯阴邪也。"中热者阳证"，斯语诚然，要知热中亦兼秽浊，秽浊亦阴类也，是中热非纯无阴也。

本例是承上启下的条文，关于暑温和湿温的治疗，自古以来就有许多精妙的治法，不像前面所谈到的温病，在治疗上毫无根据。对于暑温与湿温原本不需要特别讨论，但是《内经》有先夏至日属于病温、后夏至日属于病暑的条文，表示暑病与温病虽然病证不同但病源却相同，因此，不能只讨论温病而遗漏了暑病。又因为在历代名家之中，也有蒙混造假之弊，因为夏日三气杂感，原本很难明确分辨。只有叶氏心灵手巧，精思过人，案中治法，丝丝入扣，可谓汇众善以为长者，可惜现今的人不能明白其中一二；然而叶氏的治疗方法散见于医案中，章程未定，初学者读之，有望洋之叹，难怪后人没有学习的途径。因此本论撷拾其中大概，粗定规模，使初学者有路可寻，精妙甚多，不及备录，学者仍当参考名家，细绎叶案，而后可以深造。

张洁古曾说："安静时而患病的称为中暑，活动时而患病的称为中热；中暑者属于阴证，中热者属于阳证。"可悲啊!张洁古的观点也是如此不清楚，后人却当作规矩准绳，这就是医道上为什么很难讲明白的原因了。试想，凡是中暑的人，难道就不会在活动的状态下患病吗?凡是中热的人，难道就不会在安静的状态下患病吗?因此，似乎不能光用活动与安静的状态来区分暑与热。

张洁古又说："中暑属于阴，"既然暑字上面从日字，日岂能属于阴?暑性属火，火邪难道也属于阴邪吗?即使暑中兼有阴邪，也是指湿邪而言，并不是说中暑就是单纯的阴邪。"中热属于阳证"，这种说法固然正确，但是要知道，热邪中也会兼有秽浊之气，而秽浊之气也属于阴邪，可见中热并不是就绝对没有阴邪。

盖洁古所指之中暑，即本论后文之湿温也；其所指之中热，即本论前条之温热也。张景岳又细分阴暑，阳暑：所谓阴暑者，即暑之偏于湿，而成足太阴之里证也；阳暑者，即暑之偏于热，而成手太阴之表证也。

学者非目无全牛，不能批隙中窾。宋元以来之名医，多自以为是，而不求之自然之法象，无怪乎道之常不明，而时人之随手杀人也，可胜慨哉！

三十六、长夏受暑，过夏而发者，名曰伏暑。霜未降而发者少轻，霜既降而发者则重，冬日发者尤重，子、午、丑、未之年为多也。

长夏盛暑，气壮者不受也；稍弱者但头晕片刻，或半日而已；次则即病；其不即病而内舍于骨髓，外舍于分肉之间者，气虚也。盖气虚不能传送暑邪外出，必待秋凉金气相搏而后出也，金气本所以退烦暑，金欲退之，而暑无所藏，故伏暑病发也。

张洁古所说的中暑，是指本书后文所讲的湿温；他所指的中热，就是本书前文所讲的温热。明代名医张景岳又把暑病分为阴暑和阳暑：阴暑就是患暑病而偏重于湿盛的，属于足太阴脾经的里证；阳暑是患暑病而偏重于热盛，属于手太阴肺经的表证。

学医的人如果不能达到目无全牛的境界，就不能找出问题的症结。宋元以来的名家，大多自以为是，而不去研究自然的法则规律，难怪弄不明白医道，因此导致现在的医生经常因误治而害人命，真是感慨啊！

三十六、等到夏季结束后才发病的，称为伏暑。如果在霜降前发病的通常病情较轻；如果在霜降后发病的则病情较重；到了冬天才发病的，就更为严重。伏暑通常在子、午、丑、未的年份比较常见。

在长夏、暑热炽盛时，凡是阳气壮实的人不会感受暑邪；如果阳气稍弱的人，只会感到短时间的头晕，但经过半天就会恢复；如果阳气再虚弱的就会立刻发病；如果不立刻发病的，表示邪热往内伏藏于骨髓或是往外伏藏于分肉之间，这是阳气亏虚的缘故。由于正气虚弱，无力疏散暑邪外出，必须等到秋季时寒凉之气的搏击，内伏的暑邪才能外散，秋天时气候凉爽，原本就能消退暑热之气，肺气想要通过凉爽之气来消退体内的暑热，造成暑邪无处可藏，于是往外发散而形成伏暑病。

其有气虚甚者，虽金风亦不能击之使出，必待深秋大凉初冬微寒相退而出，故尤为重也。子、午、丑、未之年为独多者，子、午君火司天，暑本于火也；丑、未湿土司天，暑得湿则留也。

假如体内的正气已经极为虚弱，即使是寒凉之气也不能祛除暑邪，就必须要等到深秋气候更凉或是初冬气候微寒时，才能祛除暑邪，因而病情就更为严重。子、午、丑、未之年会比较容易发病的原因，是因为子、午属于少阴君火司天之年，暑原本为火性；丑、未是太阴湿土司天之年，暑邪与湿邪相搏，因此容易停滞不化。

伏暑病：在长夏时感受暑邪，由于体内的正气虚弱，无力疏散暑邪外出，必然等到秋季寒凉时，肺气想要通过凉爽之气来消退体内的暑热，造成暑邪无处可藏，于是往外发散而形成伏暑病。

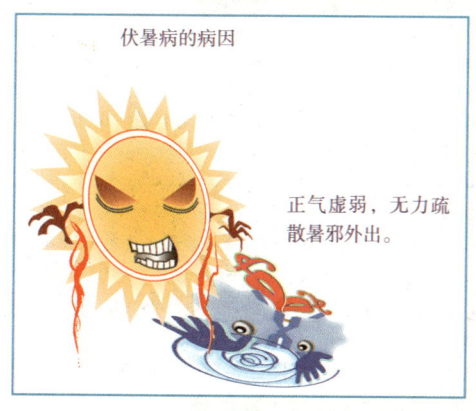

伏暑病的病因

正气虚弱，无力疏散暑邪外出。

三十七、头痛微恶寒，面赤烦渴，舌白，脉濡而数者，虽在冬月，犹为太阴伏暑也。

头痛恶寒，与伤寒无异；面赤烦渴，则非伤寒矣，然犹似伤寒阳明证；若脉濡而数，则断断非伤寒矣。

盖寒脉紧，风脉缓，暑脉弱，濡则弱之象，弱即濡之体也。濡即离中虚，火之象也；紧即坎中满，水之象也。火之性热，水之性寒，象各不同，性则迥异，何世人悉以伏暑作伤寒治，而用足六经羌、葛、柴、芩每每杀人哉！象各不同，性则迥异，故曰虽在冬月，定其非伤寒而为伏暑也。冬月犹为伏暑，秋日可知。伏暑之与伤寒，犹男女之别，一则外实中虚，一则外虚中实，岂可混哉！

三十七、头痛恶寒与伤寒无异，而面赤烦渴，则非伤寒。

头痛恶寒的症状，与伤寒太阳证相同，至于额面红赤、心烦口渴的症状，就不属于伤寒病，但却类似于伤寒阳明证；如果出现濡数的脉象，就绝对不是伤寒病了。

感受寒邪会出现紧脉，感受风邪会出现缓脉，感受暑邪会出现弱脉，濡脉则表示为气血虚弱，因此弱脉为濡脉的本体。按照易卦理论，濡脉为离中虚，为火象；紧脉为坎中满，为水象。火的性质属热，水的性质属寒，卦象不同，性质的差异更大，然而一般人都将伏暑当作伤寒来治疗，妄用治疗伤寒病、入于足太阳膀胱经的羌活、葛根、柴胡、黄芩，常会害人性命。卦象不同，性质差异又大，虽然在冬季发病，仍然不属于伤寒而是伏暑。在冬季发病的尚且属于伏暑，在秋天发病的就更属于伏暑了。伏暑与伤寒就好像男与女的区别，伏暑是外实而内虚，伤寒是外虚而内实，二者怎能混淆呢！

患伏暑病，会出现头痛恶寒等症状，这些症状与伤寒病相同，因此很容易让人误以为是伤寒太阳证。

此外，伏暑病还会出现额面红赤、心烦口渴等症状，也很容易让人误以为是伤寒阳明证。

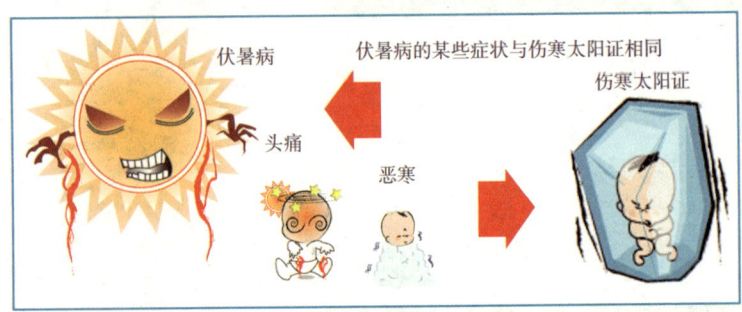

伏暑病的某些症状与伤寒太阳证相同

伏暑病　头痛　恶寒　伤寒太阳证

三十八、太阴伏暑，舌白口渴，无汗者，银翘散去牛蒡、元参加杏仁、滑石主之。

此邪在气分而表实之证也。

三十九、太阴伏暑，舌赤口渴，无汗者，银翘散加生地、丹皮、赤芍、麦冬主之。

此邪在血分而表实之证也。

四十、太阴伏暑，舌白口渴，有汗，或大汗不止者，银翘散去牛蒡子、元参、芥穗，加杏仁、石膏、黄芩主之；脉洪大，渴甚汗多者，仍用白虎法；脉虚大而芤者，仍用人参白虎法。

此邪在气分而表虚之证也。

四十一、太阴伏暑，舌赤口渴汗多，加减生脉散主之。

此邪在血分而表虚之证也。

银翘散去牛蒡子元参加杏仁滑石方

即于银翘散内，去牛蒡子、元参，加杏仁六钱，飞滑石一两。服如银翘散法。胸闷加郁金四钱，香薷四钱；呕而痰多，加半夏六钱，茯苓六钱；小便短，加薏仁八钱，白通草四钱。

银翘散加生地丹皮赤芍麦冬方

即于银翘散内，加生地六钱，丹皮四钱，赤芍四钱，麦冬六钱。服法如前。

三十八、患太阴伏暑病，出现舌白口渴，无汗者，可以服用银翘散去牛蒡、元参加杏仁、滑石治疗。

这是因为邪热停滞在气分，属于表实证。

三十九、患太阴伏暑病，出现舌赤口渴，无汗者，可以服用银翘散加生地、丹皮、赤芍、麦冬治疗。

这是因为邪热停滞在血分，属于表实证。

四十、患太阴伏暑病，出现舌白口渴，有汗或大汗不止者，可以服用银翘散去牛蒡子、元参、芥穗，加杏仁、石膏、黄芩治疗；如果脉象洪大，渴甚汗多者，仍然可用白虎法；如果脉象虚大而者，仍然可用人参白虎法。

这是因为邪热停滞在气分，属于表虚证。

四十一、患太阴伏暑病，出现舌赤口渴汗多，可以服用加减生脉散治疗。

这是因为邪热停滞在血分，属于表虚证。

即于银翘散内，去掉牛蒡子、元参，加入杏仁六钱，飞滑石一两。服用方法如银翘散法。胸闷加郁金四钱，香薷四钱；呕而痰多，加半夏六钱，茯苓六钱；小便短，加薏仁八钱，白通草四钱。

即在银翘散内，加入生地六钱，丹皮四钱，赤芍四钱，麦冬六钱。服用方法如前。

银翘散去牛蒡子元参芥穗加杏仁石膏黄芩方

即于银翘散内，去牛蒡子、元参、芥穗，加杏仁六钱，生石膏一两，黄芩五钱。服法如前。

白虎法、白虎加人参法（俱见前）

加减生脉散方（酸甘化阴）

沙参三钱　麦冬二钱　五味子一钱　丹皮二钱　细生地三钱

水五杯，煮二杯，分温再服。

四十二、伏暑、暑温、湿温，证本一源，前后互参，不可偏执。

即在银翘散内，去牛蒡子、元参、芥穗，加杏仁六钱，生石膏一两，黄芩五钱。服用方法如前。

沙参三钱　麦冬二钱　五味子一钱　丹皮二钱　细生地三钱

以五杯水，煎煮取二杯，分开几次温服。

四十二、伏暑证、暑温证与湿温证的病证来源原本相同（都是因暑邪所致），应当相互参考比较，不能特别偏执某个病证。

四十三、头痛恶寒，身重疼痛，舌白不渴，脉弦细而濡，面色淡黄，胸闷不饥，午后身热，状若阴虚，病难速已，名曰湿温。汗之则神昏耳聋，甚则目瞑不欲言，下之则洞泄，润之则病深不解，长夏深秋冬日同法，三仁汤主之。

头痛恶寒，身重疼痛，有似伤寒，脉弦濡，则非伤寒矣。舌白不渴，面色淡黄，则非伤暑之偏于火者矣。胸闷不饥，湿闭清阳道路也。午后身热，状若阴虚者，湿为阴邪，阴邪自旺于阴分，故与阴虚同一午后身热也。

四十三、头痛恶寒，身体沉重而疼痛，舌苔白腻，口不渴，脉象弦细而濡，面色淡黄，胸闷而不感觉饥饿，午后发热比较明显，这些症状类似于阴虚发热证，病证很难治愈的，称为湿温病。治疗湿温病，如果误用发汗法，就会导致神志昏迷、耳聋，甚至闭目而不想说话；如果误用攻下法，就会导致泻利不止，如果误用滋阴法，就会导致病邪内结于里而更难缓解。不论是长夏、深秋、还是冬天，都可以用相同的方法来治疗湿温病，主要是以三仁汤为主。

头痛恶寒，身体沉重而疼痛，类似于伤寒初起的症状，但脉象弦濡，则不是伤寒。舌淡白而口不渴，面色淡黄，也不是因感受暑热邪气所引起偏于火热较盛的症状。胸闷而不感觉饥饿，这是因为湿邪阻滞气机运行的通道。午后发热比较明显的症状类似于阴虚发热证，这是由于湿邪属于阴邪，阴邪自然在午后（阴分）比较旺盛，因此与阴虚发热证一样，两者都会在午后出现发热。

治疗湿温病，如果误用发汗法，造成出汗过多而损伤阴液，阴液亏虚则温热邪气更为炽盛，当温热邪气蒙闭清窍时就会导致神志不清、耳聋，甚至闭目而不想说话。

如果误用攻下法，严重损伤胃气，脾胃更难以化湿，就会导致泻利不止。

如果误用滋阴法，以致体内的阴液特别充盛，当阴液与湿邪相互搏结，就会导致病邪内结于里而更难缓解。

湿为阴邪，自长夏而来，其来有渐，且其性氤氲黏腻，非若寒邪之一汗而解，温热之一凉则退，故难速已。世医不知其为湿浊，见其头痛恶寒身重疼痛也，以为伤寒而汗之，汗伤心阳，湿随辛温发表之药蒸腾上逆，内蒙心窍则神昏，上蒙清窍则耳聋，目瞑不言。

见其中满不饥，以为停滞而大下之，误下伤阴。而重抑脾阳之升，脾气转陷，湿邪乘势内渍，故洞泄。见其午后身热，以为阴虚而用柔药润之，湿为胶滞阴邪，再加柔润阴药，二阴相合，同气相求，遂有锢结而不可解之势。

湿邪属于阴邪，通常在长夏时湿热节气的期间所形成，湿邪的传变比较缓和而渐进，并且性质犹如烟雾一样弥散，黏腻难解，不像寒邪可以经由发汗而解，或是温热病邪可以经由寒凉而清，因此很难立即治愈。一般的医生，由于不能分辨这是湿温病，一见到头痛恶寒，身重疼痛，就误以为是伤寒，而误用发汗药发汗。发汗后不仅损伤心阳，湿邪也会随着辛温发表的药物蒸腾上逆，如果湿邪蒙蔽心包，则会出现神昏谵语，如果湿邪上蒙清窍则出现耳聋，或是闭目不开，不想说话。

有的医生见到胸脘痞满而不感到饥饿，以为是宿食停滞而误用攻下法，误下后不仅耗伤阴液，并且严重抑制了脾阳的升发，导致脾气下陷，湿邪趁势而入于肠道，因此出现洞泄。也有医生见到午后身热明显，误以为阴虚而用滋阴药，湿邪属于胶滞黏腻的阴邪，又因误服滋阴药后，二阴相合，同气相求，于是就更加胶着锢结而难解。

当湿邪阻滞气机的运行时，则会出现胸闷而不感觉饥饿。

湿温病所引起午后发热的症状与阴虚发热证相类似，这是由于湿邪属于阴邪，在中午过后阳气逐渐转弱，阴气逐渐旺盛，湿邪（阴邪）内蕴日久而发热，因此出现与阴虚发热证相似的症状，两者都会在午后出现发热。

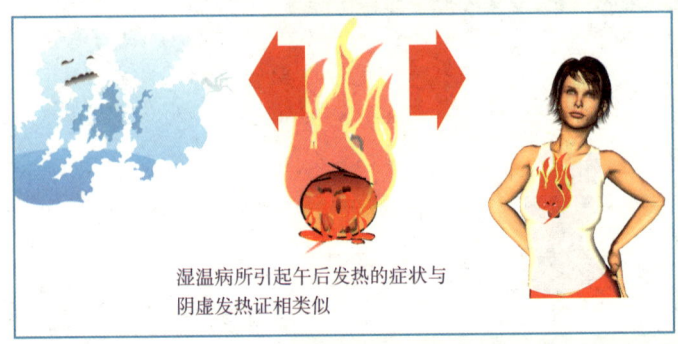

湿温病所引起午后发热的症状与阴虚发热证相类似

惟以三仁汤轻开上焦肺气，盖肺主一身之气，气化则湿亦化也。湿气弥漫，本无形质，以重浊滋味之药治之，愈治愈坏。伏暑湿温，吾乡俗名秋呆子，悉以陶氏《伤寒六书》法治之，不知从何处学来，医者呆，反名病呆，不亦还乎！再按：湿温较诸温，病势虽缓而实重，上焦最少，病势不甚显张，中焦病最多，详见中焦篇，以湿为阴邪故也，当于中焦求之。

三仁汤方

杏仁五钱　飞滑石六钱　白通草二钱　白蔻仁二钱　竹叶二钱　厚朴二钱　生薏仁六钱　半夏五钱

甘澜水八碗，煮取三碗，每服一碗，日三服。

治疗湿温病，只有用三仁汤轻开上焦肺气，因为肺主一身之气，气机通畅则湿邪也就能化行。当湿邪弥漫于体内时，原本就没有固定的形状和质地，如果误用厚浊滋腻的药物来治疗，反而会越治越严重。伏暑与湿温，在我的家乡俗称为"秋呆子"，大都以陶氏《伤寒六书》法来治疗，这不知道是从哪里学来的。原本是医生蠢呆，而反说成是疾病呆，这不是太冤枉了吗？再说，湿温与其他温病比较，病势虽然缓慢，但病情却更严重，湿温病通常以上焦的症候最为少见，病势也不明显，而以中焦的症候最为多见，详细的内容请看中焦篇，因为湿为阴邪，湿与脾土同气，因此治疗湿温病的方法，应当在中焦篇中寻求。

一般的医生，由于不能分辨湿温病，一见到头痛恶寒，身重疼痛，就误以为是伤寒，而误用发汗药发汗。发汗后不仅损伤心阳，湿邪也会随着辛温发表的药物蒸腾上逆，如果湿邪蒙蔽心包，则会出现神昏谵语，如果湿邪上蒙清窍则出现耳聋，或是闭目不开，不想说话。

有的医生见到胸脘痞满而不感到饥饿，以为是宿食停滞而误用攻下法，误下后不仅耗伤阴液，并且严重抑制了脾阳的升发，导致脾气下陷，湿邪趁势而入于肠道，因此出现洞泄。

也有医生见到午后身热明显，误以为阴虚而用滋阴药，湿邪属于胶滞黏腻的阴邪，又因误服滋阴药后，二阴相合，同气相求，于是就更加胶着锢结而难解。

四十四、湿温邪入心包，神昏肢逆，清宫汤去莲心、麦冬，加银花、赤小豆皮，煎送至宝丹，或紫雪丹亦可。

湿温着于经络，多身痛身热之候，医者误以为伤寒而汗之，遂成是证。仲景谓湿家忌发汗，发汗则病痉。湿热相搏，循经入络，故以清宫汤清包中之热邪，加银花、赤豆以清湿中之热，而又能直入手厥阴也。至宝丹去秽浊复神明，若无至宝，即以紫雪代之。

清宫汤去莲心麦冬加银花赤小豆皮方

犀角一钱　连翘心三钱　元参心二钱　竹叶心二钱　银花二钱　赤小豆皮三钱

至宝丹、紫雪丹方（并见前）

四十四、湿温邪气侵犯心包，症状表现为神昏谵语，手足逆冷，应当用清宫汤去莲心、麦冬，加银花、赤小豆皮，煎汤服用，同时送服至宝丹或紫雪丹。

湿温邪气停滞于经络，大多出现全身疼痛、发热的症状，医生误以为是伤寒而用发汗法，于是形成神昏肢逆的症状。张仲景认为患湿病者最忌讳发汗，如果误汗则会形成痉病。湿与热相互相搏结，湿热邪气循经入于络脉，于是形成热入心包证，因此以清宫汤清心包的邪热，加入银花、赤小豆以清除湿中之热，同时药性又能直接入于手厥阴心包经络，至宝丹则能祛除秽浊，开清窍而恢复神志，如果没有至宝丹，也可以用紫雪丹代替。

犀角一钱　连翘心三钱　元参心二钱　竹叶心二钱　银花二钱　赤小豆皮三钱

患湿病者最忌讳发汗，如果误汗则会形成痉病。湿与热相互搏结，湿热邪气循经入于络脉，于是形成热入心包证。

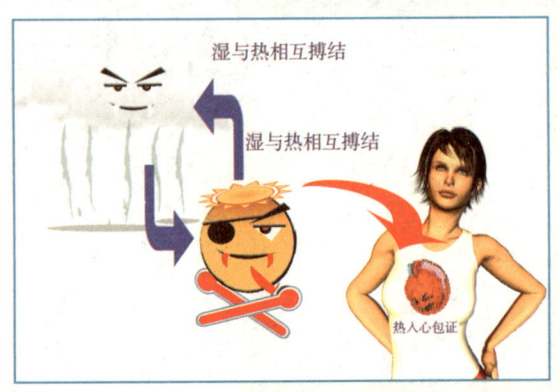

四十五、湿温喉阻咽痛，银翘马勃散主之。

肺主气，湿温者，肺气不化，郁极而一阴一阳(谓心与胆也)之火俱结也。盖金病不能平木，木反挟心火来刑肺金。喉即肺系，其闭在气分者即阻，闭在血分者痛也，故以轻药开之。

银翘马勃散方(辛凉微苦法)

连翘一两　牛蒡子六钱　银花五钱　射干三钱　马勃二钱

上杵为散，服如银翘散法。不痛但阻甚者，加滑石六钱，桔梗五钱，苇根五钱。

四十五、患湿温病出现咽喉阻塞而疼痛，应当用银翘马勃散来治疗。

肺主气，患湿温病，由于湿邪阻滞，导致肺气不能正常宣降，气机郁阻十分严重，于是心阴与胆火的火邪都壅塞于咽喉。这是因为肺金有病而不能平抑胆木，胆火反而挟着心火上灼于肺金。喉部属于肺系，如果喉病偏重于气分，咽喉就会阻塞；如果喉病偏重于血分，咽喉就会疼痛，所以应当用轻清开肺药来治疗。

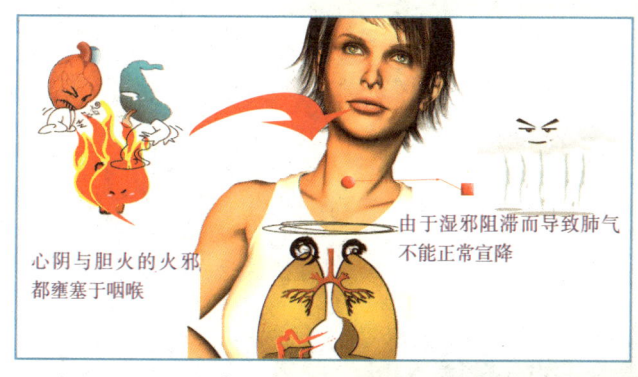

由于湿邪阻滞而导致肺气不能正常宣降

心阴与胆火的火邪都壅塞于咽喉

四十六、太阴湿温，气分痹郁而哕者（俗名为呃)，宣痹汤主之。

上焦清阳膹郁，亦能致哕，治法故以轻宣肺痹为主。

宣痹汤(苦辛通法)

枇杷叶二钱　郁金一钱五分　射干一钱　白通草一钱　香豆豉一钱五分

水五杯，煮取二杯，分二次服。

四十六、患湿温手太阴肺经的病证，由于湿热壅阻气机，导致喉间出现呃呃连声作响的(俗称呃)，应当用宣痹汤治疗。

如果清阳之气壅滞于上焦而不得宣通，也会引起哕症，治疗时应当以轻宣肺气的痹阻为主。

枇杷叶二钱　郁金一钱五分　射干一钱　白通草一钱　香豆豉一钱五分

以五杯水，煎煮取二杯，分二次服用。

四十七、太阴湿温喘促者，千金苇茎汤加杏仁、滑石主之。

《金匮要略》谓喘在上焦，其息促。太阴湿蒸为痰，喘息不宁，故以苇茎汤轻宣肺气，加杏仁、滑石利窍而逐热饮。若寒饮喘咳者，治属饮家，不在此例。

千金苇茎汤加滑石杏仁汤（辛淡法）

苇茎五钱　薏苡仁五钱　桃仁二钱　冬瓜仁二钱　滑石三钱　杏仁三钱

水八杯，煮取三杯，分三次服。

四十八、《金匮要略》谓太阳中暍，身热疼痛而脉微弱，此以夏月伤冷水，水行皮中所致也，一物瓜蒂汤主之。

此热少湿多，阳郁致病之方法也。瓜蒂涌吐其邪，暑湿俱解，而清阳复辟矣。

一物瓜蒂汤方

瓜蒂二十个。

上捣碎，以逆流水八杯，煮取三杯，先服一杯，不吐再服，吐停后服。虚者加参芦三钱。

四十七、《金匮要略》认为：喘是由上焦病变所引起，症状表现为呼吸短促。主要是因为壅滞于肺经的湿热蒸灼津液而形成痰，痰湿阻塞肺气，导致喘促不停，应当用千金苇茎汤轻宣肺气，加入杏仁、滑石通利肺窍而祛除热饮。如果病证是属于寒饮所引起的咳喘，则应该用痰饮的治法来治疗，与此例的治法并不相同。

苇茎五钱　薏苡仁五钱　桃仁二钱　冬瓜仁二钱　滑石三钱　杏仁三钱

以八杯水，煎煮取三杯，分三次服用。

四十八、《金匮要略》认为：患太阳中暍证，出现身体发热疼痛，脉象微弱，这是因为夏季伤于冷水，寒湿邪气行于肌肤所导致的，应当用一物瓜蒂汤来治疗。

这种治法属于暑热病邪较轻，湿邪较重，导致清阳被湿热阻滞的方法。应当用瓜蒂涌吐暑湿病邪，如果同时祛除暑邪与湿邪，清阳就能得到伸展。

瓜蒂二十个。

将以上药物捣碎，以逆流水八杯，煎煮取三杯，先服用一杯，如果不呕吐时再服，并且要在呕吐停止后来服用。虚者可以加入参芦三钱。

四十九、寒湿伤阳，形寒脉缓，舌淡，或白滑不渴，经络拘束，桂枝姜附汤主之。

载寒湿，所以互证湿温也。按寒湿伤表阳中经络之证，《金匮要略》论之甚详，兹不备录。独采叶案一条，以见湿寒、湿温不可混也。形寒脉缓，舌白不渴，而经络拘束，全系寒证，故以姜附温中，白术燥湿，桂枝通行表阳也。

桂枝姜附汤（苦辛热法）

桂枝六钱　干姜三钱　白术(生)三钱　熟附子三钱

水五杯，煮取二杯，渣再煮一杯服。

四十九、寒湿损伤阳气，出现身体冰寒怕冷，脉象缓，舌淡，或舌苔白滑，口不渴，全身经脉拘急难舒的，应当服用桂枝姜附汤来治疗。

本文记载寒湿的内容，是用来与湿温相互参照。对于寒湿邪气损伤肌表阳气，侵犯经络的病证，《金匮要略》论述得很详细，所以不再作全面介绍，只是在叶天士医案中选取一例，用来说明寒湿与湿温不可混淆。身体怕冷，脉缓，舌苔白而口不渴，经脉拘急难舒的，都属于寒证，因此方中以干姜、附子温中祛寒，白术燥湿健脾，桂枝宣通肌表的阳气。

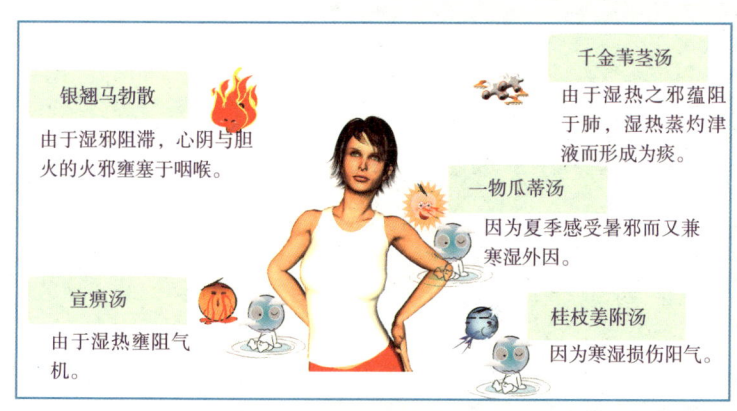

千金苇茎汤
由于湿热之邪蕴阻于肺，湿热蒸灼津液而形成为痰。

银翘马勃散
由于湿邪阻滞，心阴与胆火的火邪壅塞于咽喉。

一物瓜蒂汤
因为夏季感受暑邪而又兼寒湿外因。

宣痹汤
由于湿热壅阻气机。

桂枝姜附汤
因为寒湿损伤阳气。

银翘马勃散：由于湿邪阻滞，导致肺气不能正常宣降，心阴与胆火的火邪壅塞于咽喉所引起。

银翘马勃散可以清开肺气，以清热解毒为主，配合利咽散结之品，方中并未用祛湿之品。

宣痹汤：本证是由于湿热壅阻气机，清阳之气壅滞于上焦而不得宣通所引起。

宣痹汤可以轻宣肺气，同时加入化湿之品。

千金苇茎汤：本证是由于湿热之邪蕴阻于肺，湿热蒸灼津液而形成为痰，痰湿阻塞肺气，导致肺气不能宣降所引起。

千金苇茎汤可以轻宣肺气，加入杏仁、滑石通利肺窍而祛除热饮。

一物瓜蒂汤：因为夏季感受暑邪而又兼寒湿外因，导致阳气郁于里，因而引起身疼痛，脉象微弱。

瓜蒂汤可以涌吐暑湿病邪，同时祛除暑邪与湿邪。

桂枝姜附汤：本证是因为寒湿损伤阳气，出现身体冰寒怕冷、全身经脉拘急难舒等症状。

应当用干姜、附子温中祛寒，白术燥湿健脾，桂枝宣通肌表的阳气。

【五】温　疟

五十、骨节疼烦，时呕，其脉如平，但热不寒，名曰温疟，白虎加桂枝汤主之。

阴气先伤，阳气独发，故但热不寒，令人消烁肌肉，与伏暑相似，亦温病之类也。彼此实足以相混，故附于此，可以参观而并见。

治以白虎加桂枝汤者，以白虎保肺清金，峻泻阳明独胜之热，使不消烁肌肉；单以桂枝一味，领邪外出，作向导之官，得热因热用之妙。经云："奇治之不治，则偶治之，偶治之不治，则求其属以衰之"，是也，又谓之复方。

白虎加桂枝汤方（辛凉苦甘复辛温法）

知母六钱　生石膏一两六钱　粳米一合　桂枝木三钱　炙甘草二钱

水八碗，煮取三碗。先服一碗，得汗为知，不知再服，知后仍服一剂，中病即已。

五十、骨节疼痛而烦躁不安，时常呕恶，脉象却与一般疟疾相似，只有出现发热但没有恶寒的，称为温疟，应当用白虎加桂枝汤治疗。

阴液先受损伤，阳气因而独胜，因此只发热而不恶寒，并且使人肌肉消瘦，证候很像是伏暑病，也属于温病一类的病证。温疟与伏暑很容易混淆，因此在这里讨论，用来与其他温病互相参照。

用白虎加桂枝汤来治疗温疟，是以白虎汤清肺泻热而保护肺阴，同时大清阳明胃热，使热邪不消烁肌肉。方中加入桂枝这一味药，是为了领邪外出，同时作为热因热用的反佐意义，《内经》认为：用单一治法而不能治愈的，应当用复合治法来治疗，假如用复合治法仍然没效的，就要用与病证相同属性的药物来减弱病势。本例的治法，就是这个用意，也称为复方。

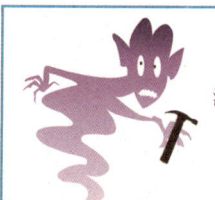

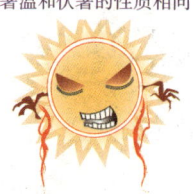

温疟的证候很像是伏暑

暑温和伏暑的性质相同

温疟：骨节疼痛而烦躁不安，时常呕恶，只发热但没有恶寒，应当用白虎加桂枝汤治疗。

伏暑：在长夏时感受暑邪，等到夏季结束后才发病的。脉象洪大而数，口渴较甚，面部红赤，全身大汗，应当用白虎汤治疗。

五十一、但热不寒，或微寒多热，舌干口渴，此乃阴气先伤，阳气独发，名曰瘅疟，五汁饮主之。

仲景于瘅疟条下，谓以饮食消息之，并未出方，谓如是重病而不用药，特出饮食二字，重胃气可知。阳明于脏象为阳土，于气运为燥金，病系阴伤阳独，法当救阴何疑。重胃气，法当救胃阴何疑。制阳土燥金之偏盛，配孤阳之独亢，非甘寒柔润而何！此喻氏甘寒之论，其超卓无比伦也。叶氏宗之，后世学者，咸当宗之矣。

五汁饮（方见前）

〖加减法〗此甘寒救胃阴之方也。欲清表热，则加竹叶、连翘；欲泻阳明独胜之热，而保肺之化源，则加知母；欲救阴血，则加生地、元参；欲宣肺气，则加杏仁；欲行三焦开邪出路，则加滑石。

五十一、患疟疾只出现发热而不恶寒，或只有轻微的恶寒而热势较重，舌干口渴的，这是由于阴液首先受到损伤，阳气独盛于内所致，称为瘅疟，应当用五汁饮来治疗。

张仲景在瘅疟的条文下，认为应当用饮食调养而没有用药来治疗，特别强调饮食二字，说明对胃气的重视。脏象学说认为阳明胃腑属于阳土，从运气学说的观点则认为属于燥金；病证既然属于阴液受伤而阳气独亢，自然应当用滋阴法来治疗。而重视胃气，又应该要救胃阴，因此要抑制阳土燥金的偏胜，平降孤阳的独亢，如果不用甘寒柔润之品又能用什么呢？

〖加减法〗这是属于甘寒救胃阴的方法。如果要清表热，可以加竹叶、连翘；如果要泻阳明独胜之热，而保护肺阴的化源，可以加知母；如果要救阴血，可以加生地、元参；如果要宣泄肺气，可以加杏仁；如果要通畅三焦以祛邪外出，可以加滑石。

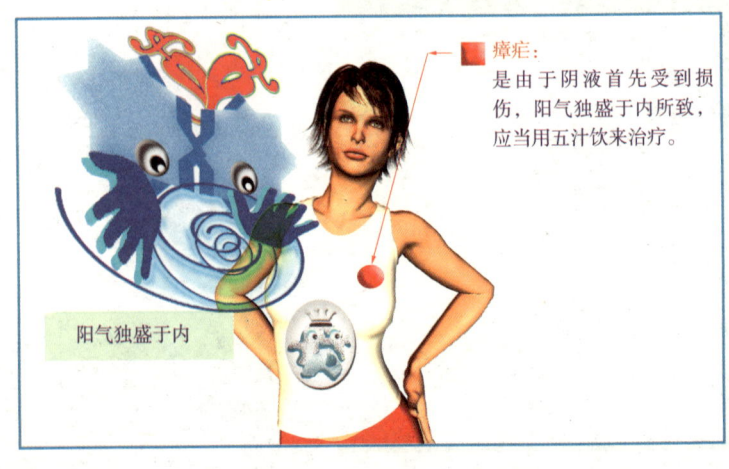

瘅疟：
是由于阴液首先受到损伤，阳气独盛于内所致，应当用五汁饮来治疗。

阳气独盛于内

78

五十二、舌白渴饮，咳嗽频仍，寒从背起，伏暑所致，名曰肺疟，杏仁汤主之。

肺疟，疟之至浅者。肺疟虽云易解，稍缓则深，最忌用治疟印板俗例之小柴胡汤，盖肺去少阳半表半里之界尚远，不得引邪深入也，故以杏仁汤轻宣肺气，无使邪聚则愈。

杏仁三钱　黄芩一钱五分　连翘一钱五分　滑石三钱　桑叶一钱五分　茯苓块三钱　白蔻皮八分　梨皮二钱

水三杯，煮取二杯，日再服。

五十二、患疟疾出现舌苔白，口渴想要饮水，咳嗽频频发作，背部开始感觉恶寒的，这是由于伏暑所引起的，称为肺疟，应当用杏仁汤来治疗。

肺疟属于疟疾中最轻的病证。肺疟虽然说容易治疗，但如治疗不及时，也会导致病邪深入，最忌讳使用通常用来治疗疟疾的小柴胡汤。这是因为肺离半表半里的少阳病还很远，不能误用小柴胡汤而引邪深入，因此用杏仁汤轻宣肺气，只要不让暑湿邪气壅聚，病情就可以痊愈。

杏仁三钱　黄芩一钱五分　连翘一钱五分　滑石三钱　桑叶一钱五分　茯苓块三钱　白蔻皮八分　梨皮二钱

以三杯水，煎煮取二杯，隔日再服用。

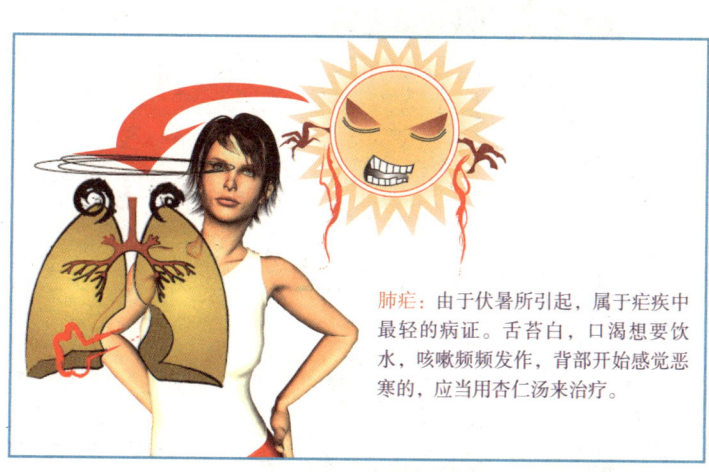

肺疟：由于伏暑所引起，属于疟疾中最轻的病证。舌苔白，口渴想要饮水，咳嗽频频发作，背部开始感觉恶寒的，应当用杏仁汤来治疗。

五十三、热多昏狂，谵语烦渴，舌赤中黄，脉弱而数，名曰心疟，加减银翘散主之；兼秽，舌浊口气重者，安宫牛黄丸主之。

心疟者，心不受邪，受邪则死，疟邪始受在肺，逆传心包络。其受之浅者，以加减银翘散清肺与膈中之热，领邪出卫；其受之重者，邪闭心包之窍，则有闭脱之危，故以牛黄丸，清宫城而安君主也。

加减银翘散方（辛凉兼芳香法）

连翘十分　银花八分　元参五分　麦冬五分(不去心)　犀角五分　竹叶三分

共为粗末，每服五钱，煎成去渣，点荷叶汁二三茶匙。日三服。

安宫牛黄丸方（见前）

五十三、患疟疾出现高热，神志昏迷狂躁，胡言乱语，心烦口渴，舌质红赤，舌中心苔黄，脉象弱而数的，称为心疟，应当服用加减银翘散来治疗；如果兼有秽浊之气，舌苔垢浊，口中秽气严重的，应当用安宫牛黄丸治疗。

患心疟，心一般不能受邪，受邪就会死亡。心疟是由于疟邪首先侵犯于肺，并且逆传于心包所致。如果病情较轻的，可以服用加减银翘散，清泄肺与胸膈中的邪热，使体内的邪热透达于肌表。如果病情较重时，由于邪气已经壅闭心包的清窍，随时会有邪气内闭而阳气外脱的危险，此时应当用安宫牛黄丸，清心开窍而保护神明。

连翘十分　银花八分　元参五分　麦冬五分（不去心）　犀角五分　竹叶三分

将以上药物共同研为粗末，每次服用五钱，煎成去渣，点荷叶汁二三茶匙。每日分三次服用。

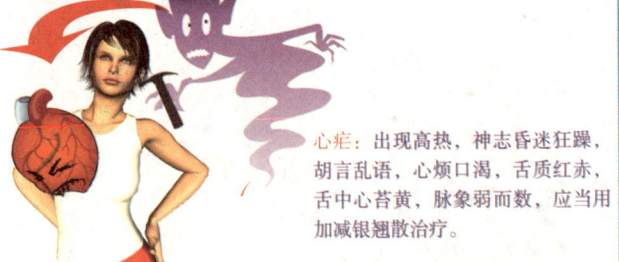

心疟：出现高热，神志昏迷狂躁，胡言乱语，心烦口渴，舌质红赤，舌中心苔黄，脉象弱而数，应当用加减银翘散治疗。

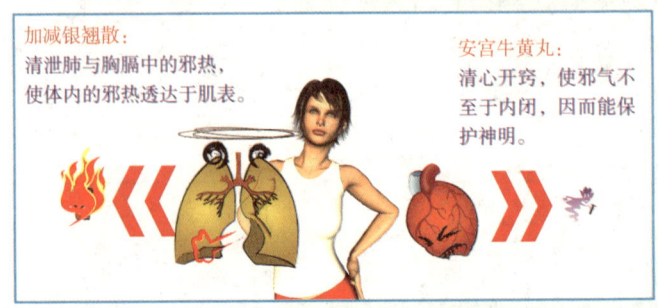

加减银翘散：清泄肺与胸膈中的邪热，使体内的邪热透达于肌表。

安宫牛黄丸：清心开窍，使邪气不至于内闭，因而能保护神明。

【六】秋　　燥

五十四、秋感燥气，右脉数大，伤手太阴气分者，桑杏汤主之。

前人有云：六气之中，惟燥不为病，似不尽然。盖以《内经》少秋感于燥一条，故有此议耳。

如阳明司天之年，岂无燥金之病乎？大抵春秋二令，气候较夏冬之偏寒偏热为平和，其由于冬夏之伏气为病者多，其由于本气自病者少，其由于伏气而病者重，本气自病者轻耳。其由于本气自病之燥证，初起必在肺卫，故以桑杏汤清气分之燥也。

桑杏汤方（辛凉法）

桑叶一钱　杏仁一钱五分　沙参二钱　象贝一钱　香豉一钱　栀皮一钱　梨皮一钱

水二杯，煮取一杯，顿服之，重者再作服(轻药不得重用，重用必过病所。再一次煮成三杯，其二三次之气味必变，药之气味俱轻故也)。

五十四、秋季感受燥气，右手出现数而大的脉象，这是因为燥邪侵袭于手太阴气分，应当服用桑杏汤来治疗。

古人说：六气之中，只有燥气不会引起疾病，好像不完全正确。这大概是因为《内经》论述的病机十九例中并没有秋伤于燥一条，因此有这种说法。

在阳明司天之年，难道完全没有燥金的病变吗？在春、秋季节，气候通常比夏、冬季偏寒偏热的节气较为平和，因此由冬、夏伏气所引发的疾病较多，而感受春、秋燥气当令之气所引发的疾病较少，冬、夏伏气所引起的病情较重，春、秋燥气自病所引起的病情较轻。秋燥属于本气自病的燥证，初病时是由于燥邪侵犯于肺卫，应当用桑杏汤清解气分的燥邪。

桑叶一钱　杏仁一钱五分　沙参二钱　象贝一钱　香豉一钱　栀皮一钱　梨皮一钱

以二杯水，煎煮取一杯，立即服用。严重者必须再次服用(药性轻缓的药物不可以服用过度，服用过度必定超过病所。如果再一次煎煮成三杯，则药液第二次与第三次的气味必定改变，这是因为药性的气味比较轻薄的缘故)。

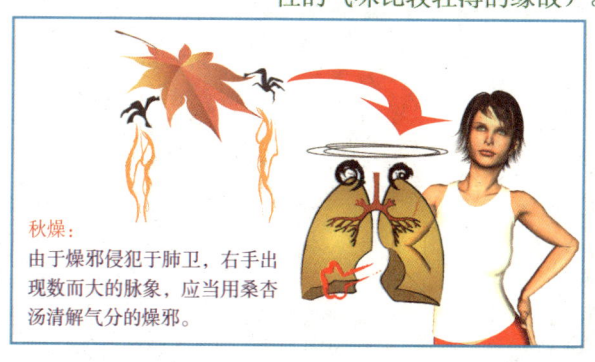

秋燥：
由于燥邪侵犯于肺卫，右手出现数而大的脉象，应当用桑杏汤清解气分的燥邪。

81

五十五、感燥而咳者，桑菊饮主之。

亦救肺卫之轻剂也。

桑菊饮方（见前）

五十六、燥伤肺胃阴分，或热或咳者，沙参麦冬汤主之。

此条较上二条，则病深一层矣，故以甘寒救其津液。

沙参麦冬汤（甘寒法）

沙参三钱　玉竹二钱　生甘草一钱　桑叶一钱五分　麦冬三钱　生扁豆一钱五分　花粉一钱五分

水五杯，煮取二杯，日再服。久热久咳者，加地骨皮三钱。

五十七、燥气化火，清窍不利者，翘荷汤主之。

清窍不利，如耳鸣目赤，龈胀咽痛之类。翘荷汤者，亦清上焦气分之燥热也。

五十五、感受燥邪而出现咳嗽的，应当用桑菊饮来治疗。

桑菊饮属于治疗燥邪侵犯肺卫的轻剂。

五十六、如果燥邪损伤了肺胃的阴液，出现身体发热．或是干咳不止的，应当用沙参麦冬汤来治疗。

这一例的病情，比前二例还要深入一层，因此必须用甘寒之品养阴生津来挽救肺胃的阴液。

沙参三钱　玉竹二钱　生甘草一钱　桑叶一钱五分　麦冬三钱　生扁豆一钱五分　花粉一钱五分

以五杯水，煎煮取二杯，隔日再服用一次。

如果久热久咳者，可以加地骨皮三钱。

五十七、感受燥邪过度而化火，导致清窍不利的，应当用翘荷汤来治疗。

清窍不利的症状，表现为耳鸣、两目红赤、齿龈肿胀、咽喉疼痛等症。翘荷汤，可以清解上焦气分的燥热。

薄荷一钱五分　连翘一钱五分　生甘草一钱　黑栀皮一钱五分　桔梗二钱　绿豆皮二钱

水二杯，煮取一杯，顿服之。日服二剂，甚者日三。

〖加减法〗耳鸣者，加羚羊角、苦丁茶；目赤者，加鲜菊叶、苦丁茶、夏枯草；咽痛者，加牛黄子、黄芩。

五十八、诸气膹郁，诸痿喘呕之因于燥者，喻氏清燥救肺主之。

喻氏云：诸气膹郁之属于肺者，属于肺之燥也，而古今治气郁之方，用辛香行气，绝无一方治肺之燥者。诸痿喘呕之属于上者，亦属于肺之燥也，而古今治法以痿呕居阳明，以喘属肺，是则呕与痿属之中下，而惟喘属之上矣，所以千百方中亦无一方及于肺之燥也。即喘之属于肺者，非表即下，非行气即泻气，间有一二用润剂者，又不得其肯綮。

总之，《内经》六气，脱误秋伤于燥一气，指长夏之湿为秋之燥。后人不敢更端其说，置此一气于不理，即或明知理燥，而用药夹杂，如弋获飞虫，茫无定法示人也。

薄荷一钱五分　连翘一钱五分　生甘草一钱　黑栀皮一钱五分　桔梗二钱　绿豆皮二钱

以二杯水，煎煮取一杯，立即服用。每日服用二剂，严重者每日服用三剂。

〖加减法〗耳鸣者，可以加羚羊角、苦丁茶；双目赤红者，可以加鲜菊叶、苦丁茶、夏枯草；咽喉疼痛者，可以加牛黄子、黄芩。

五十八、各种由于气机郁积所引起的下肢痿软、气喘、呕吐等病证，如果因为燥邪引起的，应当用喻嘉言的清燥救肺汤来治疗。

喻嘉言说：诸气郁积皆属于肺，这是由于肺经太过于燥热所致。但是从古至今治疗气郁的方剂，大多使用辛香行气之品，并没有任何方剂是用来治疗肺经燥热的。至于《内经》认为"诸痿喘呕皆属于上"的观点，也属于肺经燥热所致，而古今的医家在治疗时，都认为痿、呕属于阳明，喘属于肺，也就是把痿与呕看成是中下焦病变，只有喘才是上焦病，所以千百张方剂中没有一个方剂是用来治疗肺燥的。即使把喘症看成是肺经病变，在治疗时，不是解表就是泻下，不是行气就是泄气，偶尔有一二个方剂用来润燥，通常也不得要领。

总之，《内经》关于六气为病的论述，脱误了秋伤于燥一气，将长夏之湿误认为是秋伤于燥。后人不敢更正这种误解，把秋燥之气置之不理，或者明明知道应该润燥，但用药杂乱，即使偶尔能收效，也只是误打误撞，没有一定的标准可以说明。

今拟此方，命名清燥救肺汤，大约以胃气为主，胃土为肺金之母也。其天门冬虽能保肺，然味苦而气滞，恐反伤胃阻痰，故不用也；其知母能滋肾水清肺金，亦以苦而不用；至于苦寒降火正治之药，尤在所忌，盖肺金自至于燥，所存阴气不过一线耳，倘更以苦寒下其气，伤其胃，其人尚有生理乎？诚仿此增损以救肺燥变生诸证，如沃焦救焚，不厌其频，庶克有济耳。

清燥救肺汤方（辛凉甘润法）

石膏二钱五分　甘草一钱　霜桑叶三钱　人参七分　杏仁(泥)七分　胡麻仁(炒研)一钱　阿胶八分　麦冬(不去心)二钱　枇杷叶(去净毛，炙)六分

水一碗，煮六分，分二三次温服。痰多加贝母、栝蒌；血枯加生地黄；热甚加犀角、羚羊角，或加牛黄。

现在拟定此方，命名为清燥救肺汤，主要是以胃气为主，因为胃土是肺金之母。天门冬虽然能滋阴润肺，但是味苦而能壅滞气机，担心反而会损伤胃气而生痰湿，因此方中不用。知母能清肾水润肺金，也是因为味苦而不用。至于其他苦寒的清热泻火药，更必须禁用。因为肺经的燥邪已经十分严重，剩余的阴液更是稀少，如果再使用苦寒清热之品来泻火，将会更加败胃伤气，患者还会有生机吗？所以仿效以上的方法，治疗因肺经燥热所引起的各种病变，好比扑灭焦土上的炽火一般，而且要反复使用，不厌其频，才能达到疗效。

以水一碗，煎煮成六分，分二至三次频频温服。如果痰多者，可以加贝母、栝蒌；血液亏虚者，可以加生地黄；里热严重者，可以加犀角、羚羊角，或加牛黄。

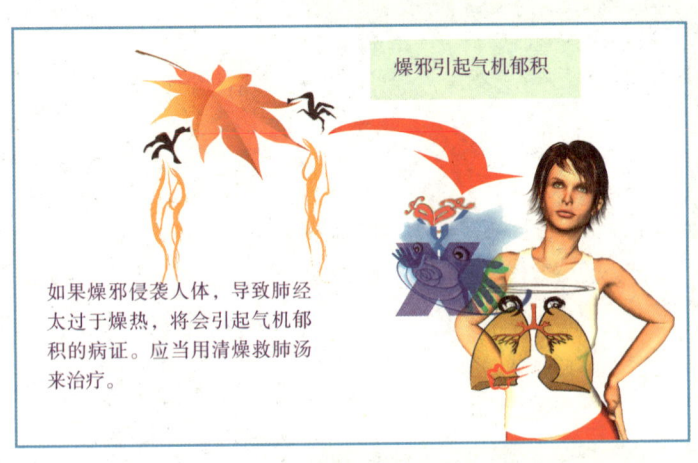

燥邪引起气机郁积

如果燥邪侵袭人体，导致肺经太过于燥热，将会引起气机郁积的病证。应当用清燥救肺汤来治疗。

第二部分　中　焦

一、面目俱赤，语声重浊，呼吸俱粗，大便闭，小便涩，舌苔老黄，甚则黑有芒刺，但恶热，不恶寒，日晡益甚者，传至中焦，阳明温病也。脉浮洪躁甚者，白虎汤主之；脉沉数有力，甚则脉体反小而实者，大承气汤主之。暑温、湿温、温疟，不在此例。

阳明之脉荣于面，《伤寒论》谓阳明病面缘缘正赤，火盛必克金，故目白睛亦赤也。语声重浊，金受火刑而音不清也。呼吸俱粗，谓鼻息来去俱粗，其粗也平等，方是实证；若来粗去不粗，去粗来不粗，或竟不粗，则非阳明实证，当细辨之，粗则喘之渐也。大便闭，阳明实也。小便涩，火腑不通，而阴气不化也。口燥渴，火烁津也。

一、足阳明胃经循行于面部，《伤寒论》说：患阳明实证会出现满面赤红，火邪亢盛则会克金，因此属金的眼白也会发红，说话的声音重浊不清，这是由于肺金受火热熏灼所致。呼气和吸气都粗大，而且呼与吸的气息相同，这是实证的症状；假如呼气粗大而吸气不粗大，或者吸气粗大而呼气不粗大，或者呼吸都不粗大的，就不属于阳明实证，应当仔细辨别，气息粗大可以逐渐发展为气喘。大便闭结，表示阳明邪热燥实。小便短涩，表示小肠邪热壅阻，阴液不能输布生化。口中干燥而渴，表示火热消烁了津液。

舌苔老黄，表示胃中邪热与浊气上迫于肺，导致肺气不能正常输布(按《灵枢》在论述各个脏腑温病时，只有说明病邪侵犯于肺的温病所引起的舌苔变化，其余脏腑都没有记载。由此可见，舌苔的形成与胃中浊气熏蒸肺脏，导致肺脏不能正常输布津液有关)。

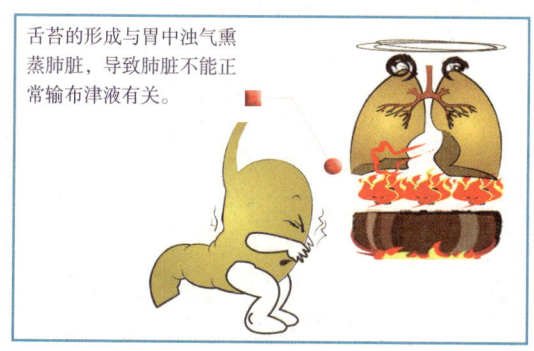

舌苔的形成与胃中浊气熏蒸肺脏，导致肺脏不能正常输布津液有关。

舌苔老黄，肺受胃浊，气不化津也(按《灵枢》论诸脏温病，独肺温病有舌苔之明文，余则无有。可见舌苔乃胃中独气，熏蒸肺脏，肺气不化而然)，甚则黑者，黑，水色也，火极而似水也，又水胜火，大凡五行之极盛，必兼胜己之形。芒刺，苔久不化，热极而起坚硬之刺也；偏刺软者，非实证也。

不恶寒，但恶热者，传至中焦，已无肺证，阳明者，两阳合明也，温邪之热，与阳明之热相得，故但恶热也。或用白虎，或用承气者，证同而脉异也。

浮洪躁甚，邪气近表，脉浮者不可下，凡逐邪者，随其所在，就近而逐之，脉浮则出表为顺，故以白虎之金飙以退烦热。若沉小有力，病纯在里，则非下夺不可矣，故主以大承气。

按吴又可《温疫论》中云：舌苔边白但见中微黄者，即加大黄，甚不可从。虽云伤寒重在误下，温病重在误汗，即误下不似伤寒之逆之甚，究竟承气非可轻尝之品，故云舌苔老黄，甚则黑有芒刺，脉体沉实的系燥结痞满，方可用之。

病情严重的会出现黑苔，黑色在五行中属水，当体内的火热至极则反而会出现属水的黑苔。而水又能胜火，当五行中的某一行亢盛到极点时，反而会出现能够克制该行的症候表现。如果出现芒刺，这是因为舌苔长久不能消退，邪热亢盛至极而形成坚硬的芒刺；如果出现柔软的芒刺，表示并不是实证。

病人不出现恶寒，只出现恶热的，表示邪热已经传至中焦，此时已经没有肺经的表证。阳明温病通常属于手阳明大肠与足阳明胃同病，如果温热邪气与阳明的邪热相搏，热势就会更加炽烈，因此只感到恶热而不恶寒。治疗阳明证，有的用白虎汤，有的用承气汤，证候虽然相同但脉象却完全不同。

如果脉象浮洪而躁急的，表示邪气所侵袭的病位接近于肌表，因此出现脉象偏浮，此时不可误用泻下法。凡是祛除病邪时，应当根据病邪所犯的部位就近来驱逐。脉象浮，表示病邪近于肌表，使病邪从肌表而出的治法为顺，可以用白虎汤之辛寒达表以消退烦热。

如果脉象沉小而有力，表示病邪完全入里，此时如果不用攻下法就不能取效，因此用大承气汤治疗。

吴又可在《温疫论》中说：如果舌苔四周出现白色而中间微黄的，就加大黄攻下，这种方法千万不可盲目遵从。虽然说治疗伤寒应当避免误用攻下法，治疗温病应当避免误用发汗法，但是，即使治疗温病而误用攻下法，副作用也不会像治疗伤寒而误用攻下法那么严重。但是承气汤终究不能轻易使用，因此说只有当舌苔老黄，甚至舌苔色黑起芒刺，脉象沉实，确实属于燥结痞满的阳明腑实证时，才可以使用承气汤。

或问：子言温病以手经主治，力辟用足经药之非，今亦云阳明证者何？阳明特非足经乎？

曰：阳明如市，胃为十二经之海，土者万物之所归也，诸病未有不过此者。前人云伤寒传足不传手，误也，一人不能分为两截。

总之，伤寒由毛窍而溪，溪、肉之分理之小者；由溪而谷，谷、肉之分理之大者；由谷而孙络，孙络、络之至细者；由孙络而大络，由大络而经，此经即太阳经也。始太阳，终厥阴，伤寒以足经为主，未始不关手经也。温病由口鼻而入，鼻气通于肺，口气通于胃。

肺病逆传则为心包，上焦病不治，则传中焦，胃与脾也；中焦病不治，即传下焦，肝与肾也。始上焦，终下焦，温病以手经为主，未始不关足经也。但初受之时，断不可以辛温发其阳耳。盖伤寒伤人身之阳，故喜辛温甘温苦热，以救其阳；温病伤人身之阴，故喜辛凉甘寒甘咸，以救其阴。彼此对勘，自可了然于心目中矣。

白虎汤（方见上焦篇）

大承气汤方

大黄六钱　芒硝三钱　厚朴三钱　枳实三钱

水八杯，先煮枳实、厚朴，后纳大黄、芒硝，煮取三杯。先服一杯，约二时许，得利止后服，不知，再服一杯，再不知，再服。

也许有人会问：你认为治疗温病应当以手经为主，因而大肆批判使用足经药的错误，现在为什么认为温病也与阳明证有关呢？难道足阳明胃的病证不是足经吗？

我认为：阳明胃腑属土，胃腑是人体十二经汇集之海，就像万物都归属于土一般，任何疾病没有不影响到胃的。前人说，伤寒只传至足经而不传至手经，这是不对的，人体是一个整体，不可能截然分割为手经和足经两个部分。

总之，伤寒邪气，由毛窍进入皮下腠理缝隙细小之处，称为溪，再从溪进入腠理缝隙较大之处，称为谷，再从谷进入络中最细的孙络，再由孙络进入大络，再由大络进入经中，这条经就是太阳经。起病从手太阳经开始，终止于足厥阴经，可见伤寒病的传变虽然以足经为主，但并不是与手经无关。温病邪气由口鼻侵入，鼻气与肺相通，口气与胃相通。

如果肺病逆传就会引起心包病变。如果上焦病没有治愈，就会传入中焦，引起胃与脾的病变；如果中焦病没有治愈，就会传入下焦，引起肝与肾的病变。因而，温病的传变是从上焦开始，终止于下焦。可见温病的传变虽然以手经为主，但并不是与足经无关。

在感受温邪的初期，决不能使用辛温之品来发散阳气，伤寒容易损伤人体阳气，所以应当用辛温、甘温、苦热的药物来挽救阳气；温病容易耗伤人体阴液，因此应当用辛凉、甘寒、甘咸的药物来挽救阴液，只要把伤寒与温病的特点相互比较，自然就能了然于心了。

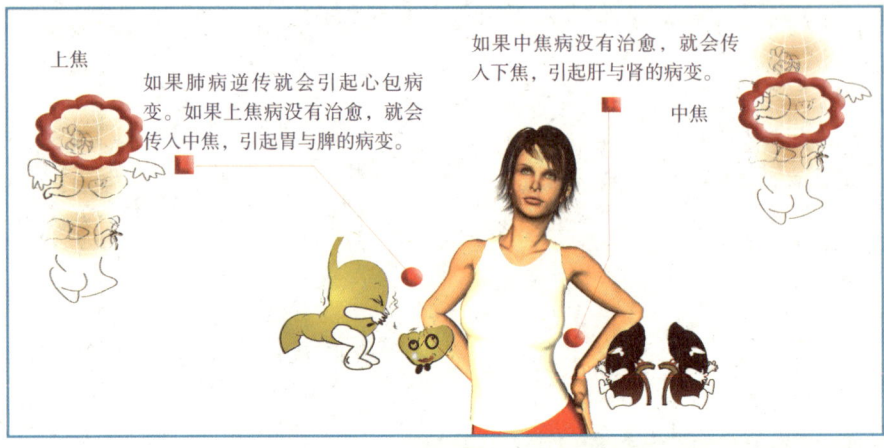

上焦

如果肺病逆传就会引起心包病变。如果上焦病没有治愈，就会传入中焦，引起胃与脾的病变。

如果中焦病没有治愈，就会传入下焦，引起肝与肾的病变。

中焦

〖方论〗此苦辛通降咸以入阴法。承气者，承胃气也。盖胃之为腑，体阳而用阴，若在无病时，本系自然下降，今为邪气磷踞于中，阻其下降之气，胃虽自欲下降而不能，非药力助之不可，故承气汤通胃结，救胃阴，仍系承胃腑本来下降之气，非有一毫私智穿凿于其间也，故汤名承气。

学者若真能透彻此义，则施用承气，自无弊窦。

大黄荡涤热结，芒硝入阴软坚，枳实开幽门之不通，厚朴泻中宫之实满(厚朴分量不似《伤寒论》中重用者．治温与寒不同．畏其燥也)。曰大承气者，合四药而观之，可谓无坚不破，无微不入，故曰大也。非真正实热蔽痼，气血俱结者，不可用也。

若去入阴之芒硝，则云小矣；去枳、朴之攻气结，加甘草以和中，则云调胃矣。

本方属于苦辛通降，咸以入阴的治法。所谓承气，是指承受胃气。胃为腑器，本体属阳而能生化阴液，在没有出现病变时，胃气能自然下降。现今由于邪气壅滞于中焦，阻碍了胃气的通降，如果胃气仅靠自身的力量已经不可能下降，如果不借助于药力则胃气不能通降，因此用承气汤来疏通肠腑的热结，挽救胃的阴液。该方主要是为承受胃腑本身的下降之气，我这样解释，并不是自作聪明而牵强附会，所以称为承气汤。学医者如果真能理解这些道理，在使用承气汤时，就不会因误用而产生弊端。

大黄能荡涤热结，芒硝可以入阴液而软坚散结，枳实能开启幽门之不通，厚朴能泻脾胃中焦之实满(厚朴的剂量之所以不似《伤寒论》中那么重．是因为治温与寒的方法不同．以避免太过于干燥而损伤阴液)。

之所以称为大承气，从四种药物来分析，可谓无坚不破，无微不入，因此称大承气。如果不是真正实热蕴结，气血壅塞者，就不能服用。如果去掉入阴的芒硝，则称为小承气；如果去掉枳实、厚朴之攻气结，加甘草以和中，则称为调胃承气。

二、阳明温病，脉浮而促者，减味竹叶石膏汤主之。

脉促，谓数而时止，如趋者遇急，忽一蹶然，其势甚急，故以辛凉透表重剂，逐邪外出则愈。

减味竹叶石膏汤方（辛凉合甘寒法）

竹叶五钱　石膏八钱　麦冬六钱　甘草三钱

水八杯，煮取三杯，一时服一杯，约三时令尽。

二、患阳明温病，出现脉象浮而急促的症状，应当用减味竹叶石膏汤来治疗。

脉促，是指脉象数而偶尔歇止，就好像行走急速的人忽然跌倒一样，病势十分急促，因此用辛凉清热透邪的重剂，将病邪驱逐于体外就能痊愈。

竹叶五钱　石膏八钱　麦冬六钱　甘草三钱

以水八杯，煎煮取三杯，每隔1小时服用一杯，大约服用3个小时将药液喝完。

脉促的病因可以分为虚证与实证。

当体内的阴液亏虚不足时所出现的促脉，属于虚证；当体内的邪热亢盛而耗伤阴液时所出现的促脉，则属于实证。

本证为阳明里热炽盛所引起的促脉，表示邪热亢盛且兼有阴液亏虚不足，因在用辛凉清透药时，必须加入麦冬、竹叶以清心热、养心阴。

三、阳明温病，诸证悉有而微，脉不浮者，小承气汤微和之。

以阳明温病发端者，指首条所列阳明证而言也，后凡言阳明温病者仿此。诸证悉有，以非下不可，微则未至十分亢害，但以小承气通和胃气则愈，无庸芒硝之软坚也。

三、患阳明温病，出现各种症状但比较轻微，并且脉象不浮的，应当用小承气汤调和胃气。

凡是以阳明温病作为句首的条文，都具有第一条所列出的阳明证的症状，以下凡是称为阳明温病的也不例外。本例具备阳明温病的所有症状，必须用攻下的方法治疗，如果症状轻微而尚未亢盛的，只需服用小承气汤来通利肠腑、调和胃气就可以痊愈，不必使用芒硝来软坚润燥。

四、阳明温病，汗多谵语，舌苔老黄而干者，宜小承气汤。

汗多，津液散而大便结，苔见于黄，谵语因结粪而然，故宜承气。

四、出汗较多，因而导致津液损耗，以至于大便干结，舌苔老黄而干燥，谵语，则是因为大便干结所致，应当服用小承气汤攻下。

五、阳明温病，无汗，小便不利，谵语者，先与牛黄丸；不大便，再与调胃承气汤。

无汗而小便不利，则大便未定成鞕，谵语之不因燥屎可知。不因燥屎而谵语者，犹系心包络证也，故先与牛黄丸，以开内窍，服牛黄丸，内窍开，大便当下，盖牛黄丸亦有下大便之功能。

其仍然不下者，无汗则外不通；大小便俱闭则内不通，邪之深结于阴可知。

五、患阳明温病，不出汗，小便不通畅，出现谵语的，应当先服用牛黄丸，服药后仍不大便，再服调胃承气汤。

不出汗而小便不畅利的，大便不一定会形成燥屎干结，由此可知此例的谵语并不是因为燥屎所引起的，既然不是燥屎所引起的谵语，就可能是热入心包的病证，因此应当先服牛黄丸以清心开窍。服牛黄丸后，清窍得开，大便也会通畅，因为牛黄丸也有通下大便的功效。

如果服药后仍然大便不通利的，无汗表示卫气不通，大小便都闭塞不畅则表示腑气不通，由此可知这是因为病邪深结于里的缘故。

故取芒硝之咸寒，大黄、甘草之甘苦寒，不取枳、朴之辛燥也。伤寒之谵语，含燥屎无他证，一则寒邪不兼秽浊，二则由太阳而阳明；温病谵语，有因燥屎，有因邪陷心包，一则温多兼秽，二则自上焦心肺而来。学者常须察识，不可歧路亡羊也。

因此，必须服用咸寒的芒硝，甘苦寒的大黄、甘草来治疗，而不可使用辛燥的枳实、厚朴等药物。伤寒所引起的谵语，除了兼有肠中燥屎之外并没有其他症状，一方面是因为寒邪大多不兼有秽浊之气，另一方面则是因太阳经传变到阳明经所致。温病所引起的谵语，有的是因肠中燥屎，有的则是因邪热内陷于心包，一方面是因为温邪多兼有秽浊之气，另一方面温邪多侵犯于上焦心肺。学医者应当留意辨别，不可因辨察不清而误治。

此例的谵语并不是因为燥屎所引起的，而是属于热入心包证，因此应当先服牛黄丸以清心开窍。

如果服药后仍然大便不通利的，表示病邪深结于里，此时必须以芒硝、大黄来攻下治疗，而不可使用枳实、厚朴等药物，否则将会更加损伤津液，导致大便更不通利。

六、阳明温病，面目俱赤，肢厥，甚则通体皆厥，不瘛疭，但神昏，不大便，七八日以外，小便赤，脉沉伏，或并脉亦厥，胸腹满坚，甚则拒按，喜凉饮者，大承气汤主之。

此一条须细辨其是火极似水、热极而厥之证，方可用之，全在目赤、小便赤、腹满坚、喜凉饮定之。

大承气汤（方法并见前）

六、患阳明温病，面部和眼睛发红，四肢逆冷，甚至全身冰冷，虽然四肢不抽搐，但神志不清，已有七八日以上不大便，小便色赤，脉象沉伏，或是出现重按也不能触及的厥脉，胸腹部胀满坚硬，甚至拒按，喜饮凉水的，应当用大承气汤来治疗。

本条必须与火极似水、邪热炽盛所致的厥证仔细分辨，才可以使用大承气汤。关键在于从眼睛发红、小便色赤、腹部胀满坚硬、喜凉饮等症状来确定此证属于实热证。

阳气衰微的寒厥证会引起四肢逆冷；实热炽盛的热厥证也会引起四肢逆冷。

本例为阳明腑实热结于里，导致阳气郁闭于里不能外达，症状表现为面目俱赤、口渴、小便色赤等腑实证，应当以大承气汤通腑泄热，热邪外泄。但由于本例同时兼有四肢逆冷、脉象沉伏，因此很容易被误认为是寒厥证。

七、阳明温病，纯利稀水无粪者，谓之热结旁流，调胃承气汤主之。

热结旁流，非气之不通，不用枳实、厚朴，独取芒硝入阴以解热结，反以甘草缓芒硝急趋之性，使之留中解结，不然，结不下而水独行，徒使药性伤人也。吴又可用大承气汤者非是。

八、阳明温病，实热壅塞为哕者下之。连声哕者，中焦；声断续，时微时甚者，属下焦。

《金匮要略》谓哕而腹满，视其前后，知何部不利，利之即愈。阳明实热之哕，下之里气得通则止，但其兼证之轻重，难以预料，故但云下之而不定方，以候临证者自为采取耳。再按：中焦实证之哕，哕必连声紧促者，胃气大实，逼迫肺气不得下降，两相攻击而然。若或断或续，乃下焦冲虚之哕，其秽之来路也远，故其声断续也，治属下焦。

七、患阳明温病，如果大便泻出稀水而无粪的，称为热结旁流，应当用调胃承气汤治疗。

热结旁流，并不是腑气不通所致，因而不能使用枳实、厚朴，只能用芒硝（配合大黄）来祛除肠道的热结，并配伍甘草来缓和芒硝峻急趋下的作用，使芒硝能留在肠道中软解燥结。否则，则会造成燥结不下而只有水液下行，反而导致副作用而损伤人体的正气。

吴又可用大承气汤来治疗此证，这是不正确的。

八、患阳明温病，由于实热壅滞于内而引起呃逆的，应当使用攻下法治疗。如果出现连声呃逆的，表示病位在中焦；如果呃逆声断断续续，时轻时重的，表示病位在下焦。

《金匮要略》说：呃逆而兼有腹满的，应当观察大小便的情况，以便了解大便或小便何处不通利，使其通利即可治愈。

如果阳明温病是由于实热壅塞于中焦所引起的呃逆，攻下后疏通里气，呃逆便能停止。但是由于阳明温病兼有的症状轻重不一，不容易预料，因此文中只说使用攻下法而不设立固定的方剂，以便让临证时医生得以根据病情来灵活选方。并且中焦实证所引起的呃逆，呃逆必然连续发作，声音紧促，这是由于胃气壅塞不通，逼迫肺气不能下降，二者互相冲击所引起的。如果呃逆声断断续续，表示下焦肾虚不能纳气，气逆上冲因而呃逆，这种呃逆来路较远，因此哕声时断时续，应当根据下焦的病变来治疗。

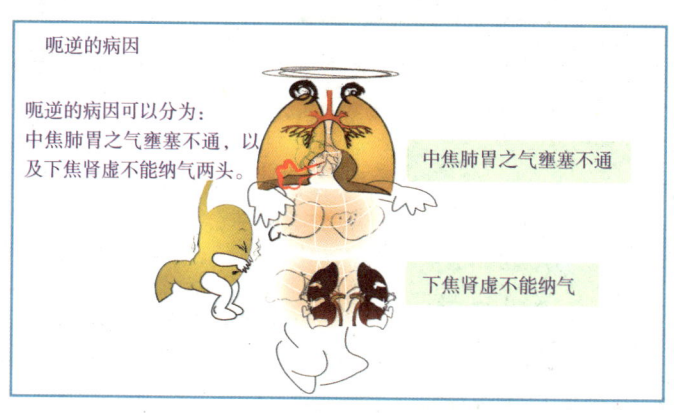

呃逆的病因

呃逆的病因可以分为：
中焦肺胃之气壅塞不通，以
及下焦肾虚不能纳气两头。

中焦肺胃之气壅塞不通

下焦肾虚不能纳气

九、阳明温病，下利谵语，
阳明脉实，或滑疾者，小承气汤主
之；脉不实者，牛黄丸主之，紫雪
丹亦主之。

下利谵语，柯氏谓肠虚胃实，
故取大黄之濡胃，毋庸芒硝之润
肠。本论有脉实、脉滑疾、脉不实
之辨，恐心包络之谵语而误以承气
下之也，仍主芳香开窍法。

小承气汤方（苦辛通法重剂）

大黄五钱　厚朴二钱　枳实一
钱

水八杯，煮取三杯，先服一
杯，得宿粪，止后服，不知再服。

调胃承气汤

(热淫于内，治以咸寒，佐以
甘苦法)

大黄三钱　芒硝五钱　生甘
草二钱

牛黄丸（方论并见上焦篇）

紫雪丹（方论并见上焦篇）

九、患阳明温病，出现泄泻、
谵语，关部阳明脉象实盛或滑疾
的，应当用小承气汤治疗；如果脉
象不盛实的，应当用牛黄丸治疗，
紫雪丹也可以使用。

出现泄泻和谵语，柯韵伯说是
肠虚而胃实，因此使用大黄疏通胃
气，而不需要用芒硝软坚润燥。本
例强调要分辨脉实、脉滑疾、脉不
实，主要是担心将热入心包所致的
谵语误认为是燥屎内结的承气汤证
而误用攻下法，因为如果是因热入
心包所致的谵语，仍旧应当以芳香
开窍法来治疗。

（凡是邪热停滞于体内者，可以
用咸寒的药物来治疗，同时配伍甘
苦的药物）

大黄三钱　芒硝五钱　生甘草二
钱

十、温病三焦俱急，大热大渴，舌燥，脉不浮而躁甚，舌色金黄，痰涎壅甚，不可单行承气者，承气合小陷胸汤主之。

三焦俱急，谓上焦未清，已入中焦阳明，大热大渴，脉躁苔焦，阳土燥烈，煎熬肾水，不下则阴液立见消亡，下则引上焦余邪陷入，恐成结胸之证；故以小陷胸合承气汤，涤三焦之邪，一齐俱出，此因病急，故方亦急也，然非审定是证，不可用是方也。

承气合小陷胸汤方（苦辛寒法）

生大黄五钱　厚朴二钱　枳实二钱　半夏三钱　栝蒌三钱　黄连二钱

水八杯，煮取三杯，先服一杯，不下，再服一杯，得快利，止后服，不便再服。

十、患温病导致三焦皆里热急盛，出现大热大渴，舌苔干燥，脉象不浮而躁急，舌苔色黄，痰涎壅盛等症状。此时不可单独使用承气汤来攻下，应当采用承气汤合小陷胸汤来治疗。

所谓"三焦俱急"，是指上焦的邪热未清，已传入中焦阳明，出现高热、口大渴、脉躁急、舌苔焦躁等症状。胃热炽盛，煎熬肾水，如果不用攻下法则阴液会很快消亡，但是使用攻下法后又会导致上焦的余邪内陷而形成结胸证，所以用小陷胸汤配合承气汤来荡涤三焦的邪气，同时清热化痰与攻下腑实，使三焦邪气一齐外出。由于病势很急，因此本方的作用也十分峻猛，如果没有确定是本证，就不能使用本方。

以八杯水，煎煮取三杯，先服用一杯，如果不泻下时，可以再服用一杯，如果出现腹泻时，则停止服用，如果依然不腹泻者必须再次服用。

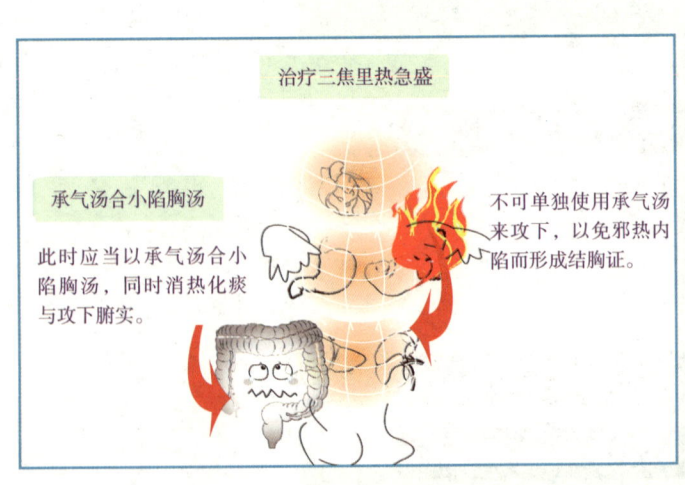

治疗三焦里热急盛

承气汤合小陷胸汤

此时应当以承气汤合小陷胸汤，同时消热化痰与攻下腑实。

不可单独使用承气汤来攻下，以免邪热内陷而形成结胸证。

十一、阳明温病，无上焦证，数日不大便，当下之，若其人阴素虚，不可行承气者，增液汤主之。服增液汤已，周十二时观之，若大便不下者，合调胃承气汤微和之。

此方所以代吴又可承气养荣汤法也。妙在寓泻于补，以补药之体，作泻药之用，既可攻实，又可防虚。余治体虚之温病，与前医误伤津液、不大便、半虚半实之证，专以此法救之，无不应手而效。

增液汤方（咸寒苦甘法）

元参一两　麦冬(连心)八钱　细生地八钱

水八杯，煮取三杯，口干则与饮，令尽，不便，再作服。

〖方论〗温病之不大便，不出热结液干二者之外。其偏于阳邪炽甚，热结之实证，则从承气法矣；其偏于阴亏液涸之半虚半实证，则不可混施承气，故以此法代之。独取元参为君者，元参味苦咸微寒，壮水制火，通二便，启肾水上潮于天，其能治液干，固不待言，本经称其主治腹中寒热积聚，其并能解热结可知。麦冬主治心腹结气，伤中伤饱，胃络脉绝，羸瘦短气，亦系能补能润能通之品，故以为之佐。生地亦主寒热积聚，逐血痹，用细者，取其补而不腻，兼能走络也。

三者合用，作增水行舟之计，故汤名增液，但非重用不为功。

十一、患阳明温病，没有出现上焦症状，几天不大便，应当用攻下法治疗，如果病人平素阴液亏虚，就不能使用承气汤，应当使用增液汤治疗。

服用增液汤后，必须观察24小时，如果仍然不解大便的，则应当配合调胃承气汤缓下以调和胃气。

本方可以代替吴又可的承气养荣汤。特点在于寓泻法于补法之中，将滋补的药物作为祛除病邪的功效，既可以攻逐实邪，又可以保护阴液。我治疗平素阴虚的温病患者，或是治疗经过前医误治而损伤津液，形成半虚半实的不大便病证，专门采用这个方法来救治，没有不立即见效的。

〖方论〗患温病出现不大便的症状，病因主要是实热内结与阴液干涸两种。如果偏重于阳热炽盛、实热内结的实证，应当使用承气汤之类的治法；如果偏重于阴液耗损的虚实相杂证，就不能随意使用承气汤攻下，而要使用增液汤来代替，本方单独以元参为君药，是因为元参性味苦咸而微寒，能滋阴制火、通调二便，可以输布肾水上潮，能治疗阴液枯干，当然不必多说。《神农本草经》中说元参主治腹中寒热积聚，还可以散解肠中热结。麦冬主治心腹气机郁结，中气受损，饮食不节，胃的络脉断绝，身体消瘦而气短等症。麦冬能补助正气，润燥生津，通畅气机，因此可以作为佐药。生地能治疗寒热结聚，攻逐血脉的痹阻，至于用细生地，是因其补而不腻，并且能疏通络脉。

三味药配合运用，具有增水行舟的功效，所以汤名称为增液，但必须重用才会具有效果。

本论于阳明下证，峙立三法：热结液干之大实证，则用大承气；偏于热结而液不干者，旁流是也，则用调胃承气；偏于液干多而热结少者，则用增液，所以回护其虚，务存津液之心法也。

以上对于使用攻下法来治疗阳明温病的症候，设立了三种治法：对于热结肠腑、阴液耗损的大实证，应当用大承气汤治疗；对于偏重于热结肠腑但阴液损伤不严重，属于热结旁流的，应当用调胃承气汤治疗；对于偏重于阴液亏耗而热结不甚的，则应当用增液汤治疗。这是防护虚损，保存津液的治疗心法。

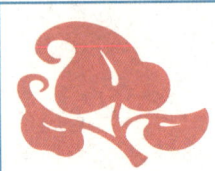

大承气汤：
治疗热结肠腑、阴液耗损的大实证

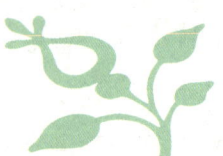

调胃承气汤：
治疗偏重于热结肠腑，但阴液损伤不严重的实证。

增液汤：
治疗偏重于阴液亏耗而热结不甚的虚证。

治疗温病的三种治法

按吴又可纯持承气以为攻病之具，用之得当则效，用之不当，其弊有三：一则邪在心包、阳明两处，不先开心包，徒攻阳明，下后仍然昏惑谵语，亦将如之何哉？

吾知其必不救矣。二则体亏液涸之人，下后作战汗，或随战汗而脱，或不蒸汗徒战而脱。三者下后虽能战汗，以阴气大伤，转成上嗽下泄，夜热早凉之怯证，补阳不可，救阴不可，有延至数月而死者，有延至岁余而死者，其死均也。

按：吴又可设立承气汤来治疗温病，如果使用正确自然可以得到良效，但如果使用不当则会导致三种弊病：其一，是温邪入于阳明与心包，如果不先清心开窍，徒然攻下阳明热结，即使大便已经通畅，仍然会出现神志昏迷，胡言乱语，此时应该怎么办呢？我认为此时的病情已经很难救治了。其二，平素体阴液亏之人，误用攻下法后有的会出现战汗，有的会随着战汗而正气外脱；有的只出现战栗而不出汗但却兼有正气外脱。其三，运用攻下法后虽能出现战汗，但由于阴液和阳气大伤，致使病情转变为上见咳嗽、下见泄泻、夜晚发热而早晨热退的虚损病证，此时既不能温补阳气，又不能滋养阴液，有的拖延几个月后死亡，有的拖延一年多后死亡，无论时间长短，最后通常会死亡。

在又可当日，温疫盛行之际，非寻常温病可比，又初创温病治法，自有矫枉过正不暇详审之处，断不可概施于今日也。本论分别可与不可与、可补不可补之处，以候明眼裁定，而又为此按语于后，奉商天下之欲救是证者。至若张氏、喻氏，有以甘温辛热立法者，湿温有可用之处，然须兼以苦泄淡渗，盖治外邪。宜通不宜守也，若风温、温热、温疫、温毒，断不可从。

十二、阳明温病，下后汗出，当复其阴，益胃汤主之。

温热本伤阴之病，下后邪解汗出，汗亦津液之化，阴液受伤，不待言矣，故云当复其阴。此阴指胃阴而言，盖十二经皆禀气于胃，胃阴复而气降得食，则十二经之阴皆可复矣。欲复其阴，非甘凉不可。汤名益胃者，胃体阳而用阴，取益胃用之义也。下后急议复阴者，恐将来液亏燥起，而成干咳身热之怯证也。

益胃汤方 （甘凉法）

沙参三钱　麦冬五钱　冰糖一钱　细生地五钱　玉竹(炒香)一钱五分

水五杯，煮取二杯，分二次服，渣再煮一杯服。

在吴又可的年代，正当温疫大流行的时候，因为温疫与寻常的温病不同，而且温病的治法也刚刚设立，难免会有矫枉过正、考虑不周的地方，因此在治疗温病时，千万不可以食古不化的照搬使用。在本书中，对于方药的可服或不可服，对于补法的可用或不可用都详细区分，以便让良医审断使用。因此，又在本例之后加上按语，与救治该病证的医生共同商讨。至于像张景岳、喻嘉言等医家，认为应当使用甘温、辛热之品的，虽然可以用来治疗湿温病，但还必须配伍苦泄、淡渗之品。凡是治疗外邪引起的疾病，首先应当疏通邪气而不可以滞守，以祛除邪气外出。然而如果治疗像是风温、温热、温疫、温毒等温病，则绝对不能使用甘温、辛热的方剂。

十二、患阳明温病，使用攻下法后导致汗出的，应当滋养阴液，用益胃汤治疗。

温热病原本就容易耗伤阴液，在攻下后将邪气祛外而出汗，汗液也是津液所化生的，大量出汗则会损伤阴液，这是不用多说的，所以应当滋养阴液。此处的阴是指胃阴，由于人体十二经的脉气都来源于胃，如果胃阴恢复则胃气得以和降而能正常饮食，因此十二经脉的阴液也就可以恢复。想要补益阴液，必须用甘凉柔润之品，本方称为益胃，是因为胃的本质虽然属于阳腑，主要功效却是化生阴液，益胃就是补益胃阴，化生津气的意义。使用攻下法后立即补益阴液，是为了避免以后因为阴液不足而出现干咳、低热不退等虚损病证。

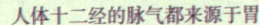
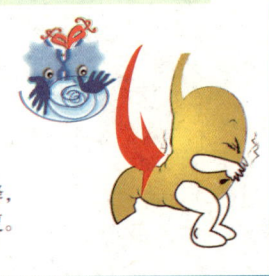

人体十二经的脉气都来源于胃

如果胃阴恢复则胃气得以和降，十二经脉的阴液也就可以恢复。

十三、下后无汗脉浮者，银翘汤主之；脉浮洪者，白虎汤主之；脉洪而芤者，白虎加人参汤主之。

此下后邪气还表之证也。温病之邪，上行极而下，下行极而上，下后里气得通，欲作汗而未能，以脉浮验之，知不在里而在表，逐邪者随其性而宣泄之，就其近而引导之，故主以银翘汤，增液为作汗之具，仍以银花、连翘解毒而轻宣表气，盖亦辛凉合甘寒轻剂法也。若浮而且洪，热气炽盛，津液立见消亡，则非白虎不可。若洪而且芤，金受火克，元气不支，则非加人参不可矣。

银翘汤方（辛凉合甘寒法）

银花五钱　连翘三钱　竹叶二钱　生甘草一钱　麦冬四钱　细生地四钱

白虎汤、白虎加人参汤（方论并见前）

十三、本条属于温病攻下后余邪郁积于肌表的证候。温病的传变，通常是向上部传变到了极点后就会往下部发展，向下部传变到了极点后又会向上部发展。使用攻下法后，体内的气机得以畅通，因而出现想要出汗却又不能出汗的症状，从脉象来验证，就可以得知余邪不在体内而在肌表。在祛逐病邪时必须根据病邪的性质而采用宣泄法，使病邪从最近的部位排出体外，因此主要用银翘汤治疗。

方中又配合用麦冬、生地滋阴增液来补充汗液以利出汗，用银花、连翘清热解毒，轻宣肌表邪气，因而该方被称为辛凉甘寒的轻剂。如果脉象浮而洪，表示邪热炽盛，很容易消耗津液，必须用白虎汤治疗。如果脉象洪大而且芤，则表示肺的气阴被火热邪气所损伤，元气损伤极大，因此必须加入人参，即白虎加人参汤法。

十四、下后无汗，脉不浮而数，清燥汤主之。

无汗而脉数，邪之未解可知，但不浮，无领邪外出之路，既下之后，又无连下之理，故以清燥法，增水敌火。使不致为灾，一半日后相机易法，即吴又可下后间服缓剂之法也。但又可清燥汤中用陈皮之燥，柴胡之升，当归之辛窜，津液何堪：以燥清燥，有是理乎?此条乃用其法而不用其方。

清燥汤方 （甘凉法）

麦冬五钱　知母二钱　人中黄一钱　细生地五钱　元参三钱

水八杯，煮取三杯。分三次服。

〖加减法〗咳嗽胶痰，加沙参三钱，桑叶一钱五分，梨汁半酒杯，牡蛎三钱，牛蒡子三钱。

按吴又可咳嗽胶痰之证，而用苏子、橘红、当归，病因于燥而用燥药，非也，在湿温门中不禁。

十五、下后数日，热不退，或退不尽，口燥咽干，舌苔干黑，或金黄色，脉沉而有力者，护胃承气汤微和之；脉沉而弱者，增液汤主之。

十四、使用攻下法后身体不出汗，脉不浮而出现数脉的，应当用清燥汤治疗。

不出汗而脉象数，表示病邪尚未完全祛除，但是脉不浮，又表示病邪不在肌表，因此不能使用发汗法来祛邪外出。本证既然已经使用攻下法，就不能继续再用攻下法，而应当用清燥养阴法来滋养津液以平抑火热，才不会使病情恶化，一天或半天后可以根据病情的变化改用其他方法来治疗，这就是吴又可在攻下后间隔使用缓剂的治法。

但是吴又可的清燥汤中有辛燥的陈皮，升散的柴胡，辛香走窜的当归，怎么会不损伤津液呢？

使用燥性药来治疗燥证，有这样的道理吗？

因此，本例只采用了吴又可的治法原则，而不使用他的方剂。

分析吴又可治疗咳嗽胶痰的病证，竟然使用苏子、橘红、当归，在治疗燥证时却使用燥药，这是不对的，只有使用燥药来治疗湿温才可以勉强被接受。

十五、使用攻下法后经过了几天，发热仍不减退，或是热势虽然减退但未退尽，兼有口燥咽干、舌苔色黑干燥或老黄色，如果脉象沉而有力，应当用护胃承气汤缓下以调和胃气；如果脉象沉而弱的，应当用增液汤治疗。

如果脉象沉而有力的，表示里热比较严重，应当用护胃承气汤缓下以调和胃气；如果脉象沉弱无力，表示以阴津亏损为主，里热并不严重，因此应当用增液汤治疗。如果此时滥用攻下法，反而会损伤阴液而加重病情。

温病下后，邪气已净，必然脉静身凉，邪气不净，有延至数日邪气复聚于胃，须再通其里，甚至屡下而后净者，诚有如吴又可所云。但正气日虚一日，阴津日耗一日，须加意防护其阴，可稍有鲁莽，是在任其责者临时斟酌尽善耳。吴又可于邪气复聚之证，但主以小承气，本论于此处分别立法。

护胃承气汤方（苦甘法）

生大黄三钱　元参三钱　细生地三钱　丹皮二钱　知母二钱麦冬（连心）三钱

水五杯，煮取二杯，先服一杯，得结粪，止后服，不便，再服。

增液汤（方法见前）

十六、阳明温病，下后二三日，下证复现，脉不甚沉，或沉而无力，止可与增液，不可与承气。

此恐犯数下之禁也。

十七、阳明温病，下之不通，其证有五：应下失下，正虚不能运药，不运药者死，新加黄龙汤主之。喘促不宁，痰涎壅滞，右寸实大，肺气不降者，宣白承气汤主之。左尺牢坚，小便赤痛，时烦渴甚，导赤承气汤主之。邪闭心包，神昏舌短，内窍不通，饮不解渴者，牛黄承气汤主之。津液不足，无水舟停者，间服增液，再不下者，增液承气汤主之。

温病用攻下法后，如果病邪已尽除，必然脉平和而没有发热，如果邪气未净，有的经过几天后邪气又壅滞于胃肠，必须再用攻下法来畅通胃肠，甚至必须连续攻下才能完全祛除病邪，正如吴又可所说的那样。但是，正气一天比一天虚弱，阴液一天一天消耗，此时必须要注意防护体内的阴液，绝不能鲁莽行事，医生在临证时应当仔细斟酌并采取完善的治法。吴又可在治疗经过攻下后邪气重新壅滞的热结证，仅仅是以小承气汤为主，而本条文则是对这些差异而分别立法以制方。

生大黄三钱　元参三钱　细生地三钱　丹皮二钱　知母二钱麦冬（连心）三钱

以五杯水，煎煮取二杯，先服用一杯，如果泻下干结的粪便，则停止服用，如果不泻下者，则必须再次服用。

十六、患阳明温病，在泻下后二三日，如果又再次出现腹泻者，兼有脉象不甚沉，或沉而无力时，只能服用增液汤，不能服用承气汤，以避免出现频繁的腹泻。

十七、患阳明温病，攻下后仍然大便不通的，主要病证可以分为以下五种：

一是应当攻下而没有及时攻下，导致正气虚损，不能运化药力，导致攻下药不能发挥功效而死亡，应当用新加黄龙汤治疗。

二是出现喘促不安，痰涎塞阻于内，脉象右寸实大，肺气不能肃降的，应当用宣白承气汤治疗。

三是脉象左尺坚牢，兼有小便色赤而涩痛，时常感到心烦口渴，应当用导赤承气汤治疗。

四是热邪内闭于心包，出现神志昏迷，舌体短缩，体内的清窍不通，口渴而饮水不能解渴，应当用牛黄承气汤治疗。

五是肠道津液不足，大便干燥不通，就好像船舶无水而不能行驶一样，应当先服增液汤，服后如果仍不解大便的，再用增液承气汤治疗。

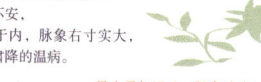

宣白承气汤（脏腑合治法）： 治疗喘促不安，痰涎塞阻于内，脉象右寸实大，肺气不能肃降的温病。

牛黄承气汤（两少阴合治法） 治疗热邪内闭于心包，出现神志昏迷，舌体短缩，体内的清窍不通，口渴而饮水不能解渴的温病。

新加黄龙汤（邪正合治法）： 治疗没有及时攻下，导致正气虚损的温病。

导赤承气汤（二肠合治法） 治疗脉象左尺坚牢，兼有小便色赤而涩痛，时常感到心烦口渴的温病。

增液承气汤（一腑中气血合治法） 治疗肠道津液不足，大便干燥不通，并且服用增液汤后仍不解大便的温病。

经谓下不通者死，盖下而至于不通，其为危险可知，不忍因其危险难治而遂弃之。兹按温病中下之不通共有五因：其因正虚不运药者，正气既虚，邪气复实，勉拟黄龙法，以人参补正，以大黄逐邪，以冬、地增液，邪退正存一线，即可以大队补阴而生，此邪正合治法也。

其因肺气不降，而里证又实者，必喘促寸实，则以杏仁、石膏宣肺气之痹，以大黄逐肠胃之结，此脏腑合治法也。其因火腑不通，左尺必现牢坚之脉（左尺，小肠脉也，俗候于左寸者非，细考《内经》自知），小肠热盛，下注膀胱，小便必涓滴赤且痛也，则以导赤去淡通之阳药，加连、柏之苦通火腑，大黄、芒硝承胃气而通大肠，此二肠同治法也。

《内经》认为，攻下后大便仍然不通的会死亡。使用攻下法后大便通常都能通利，如果仍然不解大便，其危险是明显易见的。但是也不能因为病证危险难治就放弃治疗。各类温病中使用攻下法而大便不通的情况，可以分为以下原因：

其一是因为正气亏虚不能运化药力所致，一方面正气虚弱，另一方面邪气又实盛，因此仿照黄龙汤法，用人参补益正气，大黄攻逐热结实邪，并用麦冬、生地滋养阴液，只要能祛除病邪而正气尚存一线，就可以用大剂量的滋养阴液药来救治，这种治法称为"邪正合治法"。

其二是因为肺气不得肃降．肠腑又因热结而不通，必然出现喘急气促，右寸脉实大，应当用杏仁、石膏宣泄肺气的痹阻，用大黄攻逐肠胃的热结，这属于脏腑合治法。由于小肠

101

其因邪闭心包，内窍不通，前第五条已有先与牛黄丸，再与承气之法，此条系已下而不通，舌短神昏，闭已甚矣，饮不解渴，消亦甚矣，较前条仅仅谵语，则更急而又急，立刻有闭脱之虞，阳明大实不通，有消亡肾液之虞，其势不可少缓须臾，则以牛黄丸开手少阴之闭，以承气急泻阳明，救足少阴之消，此两少阴合治法也。在此条亦系三焦俱急，当与前第九条用承气、陷胸合法者参看。

其因阳明太热，津液枯燥，水不足以行舟，而结粪不下者，非增液不可。服增液两剂，法当自下，其或脏燥太甚之人，竟有不下者，则以增液合调胃承气汤，缓缓与服，约二时服半杯沃之，此一腑中气血合治法也。

腑不通，左尺部必然出现牢坚的脉象（左尺部脉可以候小肠，而一般人以左寸部脉候小肠，这是错误的，只要仔细考证一下《内经》就会明白）。

小肠热邪亢盛，邪热下注于膀胱，导致小便短少色赤，排尿时涩滞疼痛，应当用导赤散去掉淡渗通利的药物来治疗，加入黄连、黄柏等苦寒药通利小肠的火热，再加入大黄、芒硝通畅胃肠而承和胃气，这种治法称为"二肠合治法"。

其三是因为邪热内闭心包，导致清窍壅阻不通所引起的病证。之前第五例中已有先服用牛黄丸，再用承气汤的治法。而此例则是已经使用攻下法而大便仍然不通，兼有舌体短缩，神志昏迷，心窍闭阻十分严重，饮水不能解渴，表明津液十分亏虚，与第五例仅仅只有谵语相比，病情更加危急，随时有内闭外脱的可能。阳明热结而腑实不通，会耗竭消亡肾中的阴液，由于病势危急，不能有丝毫的拖延迟缓，应当立即用牛黄丸开通手少阴心包的壅闭，用承气汤迅速攻下阳明的热结，以挽救足少阴肾水的耗竭，这种治法称为"两少阴合治法"。

另外，本例也属于上中下三焦俱急的症候，应当与第九例使用承气汤、陷胸汤合治的方法相互参照。

其四是因阳明邪热炽盛，导致津液严重消耗，肠中津液枯燥而大便干结不能排出，此时非用增液汤滋养阴液不可。服增液汤两剂后，通常大便可以排出，但也有因脏腑阴液枯竭太过严重，大便仍然不能排出的，可以用增液汤配合调胃承气汤来治疗，让病人缓缓服下汤药，大约每4小时服下半杯以润滑肠道，这种治法称为"一腑中气血合治法"。

新加黄龙汤（苦甘咸法）

细生地五钱　生甘草二钱　人参一钱五分(另煎)　生大黄三钱　芒硝一钱　元参五钱　麦冬(连心)五钱　当归一钱五分　海参(洗)二条　姜汁六匙

水八杯，煮取三杯。先用一杯，冲参汁五分、姜汁二匙，顿服之，如腹中有响声，或转矢气者，为欲便也；候一二时不便，再如前法服一杯；候二十四刻，不便，再服第三杯；如服一杯，即得便。

〖方论〗此处方于无可处之地，勉尽人力，不肯稍有遗憾之法也。旧方用大承气加参、地、当归，须知正气久耗，而大便不下者，阴阳俱急，尤重阴液消亡，不得再用枳、朴伤气而耗液，故改用调胃承气，取甘草之缓急，合人参补正，微点姜汁，宣通胃气，代枳、朴之用，合人参最宣胃气，加麦、地、元参，保津液之难保，而又去血结之积聚，姜汁为宣气分之用，当归为宣血中气分之用，再加海参者，海参咸能化坚，甘能补正，按海参之液，数倍于其身，其能补液可知，且蠕动之物，能走络中血分，病久者必入络，故以之为使也。

宣白承气汤方（苦辛淡法）

生石膏五钱　生大黄三钱　杏仁粉二钱　栝蒌皮一钱五分

水五杯，煮取二杯，先服一杯，不知再服。

细生地五钱　生甘草二钱　人参一钱五分(另煎)　生大黄三钱　芒硝一钱　元参五钱　麦冬(连心)五钱　当归一钱五分　海参(洗)二条　姜汁六匙

以八杯水，煎煮取三杯。先服用一杯，冲参汁五分、姜汁二匙，立即服用，如果腹中出现响声，或是出现矢气者，表示想要解便；如果等候一二时而不解便时，可以再按照前法服用一杯；如果等候二十四刻而不解便者，可以再服用第三杯；如果服用一杯，随即解便者，则停止服用。

〖方论〗此处方在已经不能救治时，勉强尽人力，以免有所遗憾。旧方使用大承气加参、地、当归，这是因为患者的正气久耗，而大便依然不下时，表示阴阳严重损伤，特别是阴液几乎完全消亡，积实就不能再使用，枳、朴伤气而耗液，故改用调胃承气，取甘草之缓急，合人参补正，微点姜汁，宣通胃气，以取代枳、朴之功效，并且配伍人参最能去宣通胃气，加麦、地、元参，以保护津液，同时又能去血结之积聚，姜汁可以宣泄气分，当归可以宣泄血中气分，再加海参，是因为海参咸能化坚，甘能补正，海参所具有的液体，数倍于其身，自然可以补充阴液，并且蠕动之物，能走经络中的血分，凡是病久者邪气必入络脉，故以海参作为使药。

生石膏五钱　生大黄三钱　杏仁粉二钱　栝蒌皮一钱五分

以五杯水，煎煮取二杯，先服用一杯，如果没有效果，可以再次服用。

导赤承气汤

赤芍三钱　细生地五钱　生大黄三钱　黄连二钱　黄柏二钱　芒硝一钱

水五杯，煮取二杯，先服一杯，不下再服。

牛黄承气汤

即用前安宫牛黄丸二丸，化开，调生大黄末三钱，先服一半，不知再服。

增液承气汤

即于增液汤内，加大黄三钱，芒硝一钱五分。

赤芍三钱　细生地五钱　生大黄三钱　黄连二钱　黄柏二钱　芒硝一钱

以五杯水，煎煮取二杯，先服用一杯，如果没有出现泻下者，可以再次服用。

即使用之前的安宫牛黄丸二丸，将药丸化开，调生大黄末三钱，先服用一半，如果没有效果，可以再次服用。

即于增液汤之内，加入大黄三钱，芒硝一钱五分。

治疗温病，使用攻下法而大便仍然不通的，有以下五种原因：

一、因为正气亏虚，邪气实盛，因此用人参补益正气，大黄攻逐热结实邪，并用麦冬、生地大剂量的滋养阴液药来救治，称为邪正合治法。

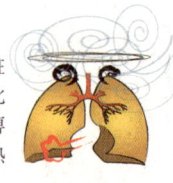

二、因为肺气不得肃降，脏腑又因热结而不通，因此用杏仁、石膏宣泄肺气的痹阻，用大黄攻逐肠胃的热结，称为脏腑合治法。

三、因为小肠热邪亢盛，邪热下注于膀胱，因此用导赤散去淡渗药，加入黄连、黄柏通利小肠的火热，再加入大黄、芒硝通畅胃肠，称为二肠合治法。

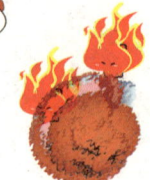

四、因为邪热内闭心包，导致清窍壅阻不通，由于病势危急，随时有内闭外脱的可能，应当立即用牛黄丸开通壅闭，用承气汤攻下热结，以挽救肾阴，称为两少阴合治法。

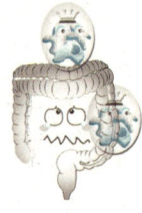

五、因为阳明邪热炽盛，肠中津液枯燥而大便干结不能排出，此时应用增液汤滋养阴液。

服增液汤后，如果因为阴液太过枯竭，大便仍然不通的，应当用增液汤配合调胃承气汤，称为一腑中气血合治法。

十八、下后虚烦不眠，心中懊恼，甚至反复颠倒，栀子豉汤主之；若少气者，加甘草；若呕者，加姜汁。

邪气半至阳明，半犹在膈，下法能除阳明之邪，不能除膈间之邪，故证现懊恼虚烦，栀子豉汤，涌越其在上之邪也。少气加甘草者，误下固能伤阴，此则以误下而伤胸中阳气，甘能益气，故加之。呕加姜汁者，胃中未至甚热燥结，误下伤胃中阳气，木来乘之，故呕，加姜汁，和肝而降胃气也，胃气降，则不呕矣。

栀子豉加甘草汤

即于栀子豉汤内，加甘草二钱，煎法如前。

栀子豉加姜汁方

即于栀子豉汤内，加姜汁五匙。

十九、阳明温病，干呕口苦而渴，尚未可下者，黄连黄芩汤主之。不渴而舌滑者属湿温。

温热，燥病也，其呕由于邪热挟秽，扰乱中宫而然，故以黄连、黄芩彻其热，以芳香蒸变化其浊也。

黄连黄芩汤方（苦寒微辛法）

黄连二钱　黄芩二钱　郁金一钱五分　香豆豉二钱

水五杯，煮取二杯，分二次服。

十八、使用攻下法后，出现心烦不能安眠，心中懊恼不舒，甚至郁闷烦乱，坐卧不宁的，应当用栀子豉汤治疗；如果兼有少气的加甘草；如果兼有呕吐的加生姜汁。

有一部分病邪已经传至阳明胃腑，但尚有一部分仍停滞在胸膈，此时若用下法，只能祛除阳明胃腑的病邪，而不能祛除胸膈间的病邪，因此出现心中懊恼不舒、虚烦不眠，栀子豉汤能宣泄胸膈间的病邪。少气加甘草，是由于误下固然会损伤阴液，而本证是由于误下损伤胸中的阳气，因此加入甘草以补益正气；呕吐加生姜汁，则是由于胃中邪热燥结还不十分壅盛，经过误下后损伤胃中阳气，肝气（木）乘虚而侵犯于胃（土），导致胃气上逆而呕吐，加入姜汁能够和肝而降胃气，胃气得降，呕吐就会停止。

即于栀子豉汤之内，加入姜汁五匙。

十九、患阳明温病，出现干呕口苦而口渴，但病证尚未发展到可以攻下的程度，应当用黄连黄芩汤治疗。口不渴而舌苔滑的，属于湿温病。

温热病主要表现为津液干燥。本证出现的干呕是由于邪热夹杂着秽浊之气，侵扰了中焦脾胃所致，因此用黄连、黄芩来祛除邪热，用芳香宣散的药物来宣秽化浊。

二十、阳明温病，舌黄燥，肉色绛，不渴者，邪在血分，清营汤主之。若滑者，不可与也，当于湿温中求之。

温病传里，理当渴甚，今反不渴者，以邪气深入血分，格阴于外，上潮于口，故反不渴也。曾过气分，故苔黄而燥。邪居血分，故舌之肉色绛也。若舌苔白滑、灰滑、淡黄而滑，不渴者，乃湿气蒸腾之象，不得用清营柔以济柔也。

清营汤方（见上焦篇）

二十、患阳明温病，舌苔黄而干燥，舌质深红而绛，口不渴的，表示邪气已经侵犯血分，应当用清营汤治疗。如果舌苔滑的，就不可以用清营汤，而应当根据湿温病来治疗。

温病邪气传入体内，由于里热炽盛而损伤津液，原本应当口渴十分严重，现在反而口不渴，表示邪气已经侵犯血分，逼迫阴液外出，向上湿润于口的缘故，因此反而不觉得口渴。由于本证通常是由气分病发展而来，因此舌苔色黄干燥。当病邪深入于血分后，由于里热炽盛，因此舌质变为绛色。如果舌苔白滑、灰滑、淡黄而滑，口不渴的，表示为湿气蒸腾于内的现象，此时就不可以再服用清营汤等阴柔滋腻之品，以免助长湿浊。

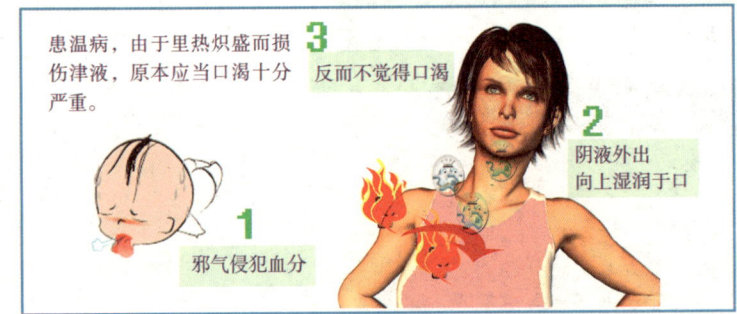

患温病，由于里热炽盛而损伤津液，原本应当口渴十分严重。

3 反而不觉得口渴

2 阴液外出 向上湿润于口

1 邪气侵犯血分

二十一、阳明斑者，化斑汤主之。

方义并见上焦篇。

二十二、阳明温病，下后疹续出者，银翘散去豆豉，加细生地大青叶元参丹皮汤主之。

方义并见上焦篇。

二十一、患阳明温病而发斑的，应当用化斑汤治疗。

化斑汤的组成和方义可以参见上焦篇。

二十二、患阳明温病，使用攻下法后肌表透出红色疹子的，应当用银翘散去豆豉，加细生地、大青叶、元参、丹皮汤治疗。

本方组成和组方意义可以参见上焦篇。

二十三、斑疹，用升提，则衄，或厥，或呛咳，或昏痉，用壅补则营乱。

此治斑疹之禁也。斑疹之邪在血络，只喜轻宣凉解。

若用柴胡、升麻辛温之品，直升少阳，使热血上循清道则衄；过升则下竭，下竭者必上厥。

肺为华盖，受热毒之熏蒸则呛咳；心位正阳，受升提之摧迫则昏痉。至若壅补，使邪无出路，络道比经道最细，诸疮痛痒，皆属于心，既不得外出，其势必返而归之于心，不瞀乱得乎？

二十三、患温病而出现斑疹，如果误用升提药来治疗，就会引起衄血，或是身体逆冷，或是呛咳，有的甚至会造成神昏痉厥。如果用壅滞滋补药来治疗，就会导致神志昏乱。

以上所说的是治疗斑疹的禁忌。患温病而出现斑疹，表示病邪已经侵犯于血络，只能采用轻宣凉解法来治疗。

如果用柴胡、升麻等辛温药，将会升举少阳之气，使邪热随着气血上逆而从清窍溢出，因而出现衄血；如果过于升举阳气，就会导致下元亏竭，下元亏竭就会使得阳气不能温熙肢体而出现逆冷。

肺为脏腑华盖，当热毒之气熏蒸于肺时就会发生呛咳。心位于上焦阳位，如果被升提的火热之气摧迫，就会导致神昏痉厥。如果误用壅滞滋补的方药，阻塞病邪外出的道路，由于络脉比心经脉更细，并且与心紧密相关，各种疮疡痛痒等症都属于心的病变，当热邪不能外出时，就必定会返回于心，因此怎么能不发生神志昏乱呢？

此例说明使用升提药的禁忌，极为重要！

如果过用柴胡、升麻等升提药，将会使得邪热随着气血上逆而从清窍溢出，因而出现衄血。

如果阳气过于升举，就会导致下元亏竭，使得阳气不能温熙肢体而出现逆冷。

二十四、斑疹阳明证悉具，外出不快，内壅特甚者，调胃承气汤微和之，得通则已，不可令大泄，大泄则内陷。

此斑疹下法，微有不同也。斑疹虽宜宣泄，但不可太过，令其内陷。斑疹虽忌升提，亦畏内陷。方用调胃承气者，避枳、朴之温燥，取芒硝之入阴，甘草败毒缓中也。

调胃承气汤（方见前）

二十四、患温病而出现斑疹，同时具备阳明证的症候，但斑疹的透发却不畅快，热结体内偏重的，应当用调胃承气汤缓下来调和胃气，如果大便通畅就不可再攻下，否则泻下太过就会使得病邪乘虚内陷。

本例说明使用攻下法来治疗斑疹时的治法，与一般的攻下法略有不同。温病出现斑疹虽然应当使用宣泄法，但却不能过分宣泄，以免导致病邪内陷。治疗斑疹虽然忌讳使用升提药，但也应当防止邪气内陷，因此应当用调胃承气汤，避免温燥的枳实、厚朴，而应加芒硝入阴软坚，甘草解毒缓中。

此段说明使用升提药的禁忌，极为重要！

使用调胃承气汤缓下时，如果大便通畅后就不可以再继续攻下，否则下泻太过而损伤正气，就会使得病邪趁虚内陷。

二十五、阳明温毒发痘者，如斑疹法，随其所在而攻之。

温毒发痘，如小儿痘疮，或多或少，紫黑色，皆秽浊太甚，疗治失宜而然也。

虽不多见，间亦有之。随其所在而攻，谓脉浮则用银翘散加生地、元参，渴加花粉，毒重加金针、人中黄，小便短加芩、连之类；脉沉内壅者，酌轻重下之。

二十五、患温毒病，由于病邪传入阳明而发生痘疮的，可以采用治疗斑疹的原则，根据病邪所在的部位，采取各种不同的治法。

温毒出现痘疮，与小儿痘疮类似，有的出现较多，有的较少。颜色紫黑的，大多是热毒挟着严重的秽浊之气，加上误治所引起的。

本症虽然并不常见，但有时也会发生。应当根据病邪的所在部位而采取不同的治法，脉象浮的可以用银翘散加生地、元参；口渴的加天花粉；热毒较重的加金针、人中黄；小便短赤的加黄芩、黄连之类。脉象沉且邪气壅滞的，则应当根据病情的轻重来使用攻下法。

二十六、阳明温毒，杨梅疮者，以上法随其所偏而调之，重加败毒，兼与利湿。

此条当入湿温，因上条温痘连类而及，故编于此，可以互证也。

杨梅疮者，形似杨梅，轻则红紫，重则紫黑，多现于背部、面部，亦因感受秽浊而然。如上法者，如上条治温痘之法。

毒甚故重加败毒，此证毒附湿而为灾，故兼与利湿，如萆薢、土茯苓之类。

二十六、患温毒病，病邪传入阳明而形成杨梅疮的，可以采用上述的治法，根据病邪的轻重来施治。治疗时要注意加重败毒与利湿的药物。

本例原本应当归入湿温病的范畴，由于上例论及温毒发痘，因此将其编在一起，以便于相互参照。

杨梅疮，是指疮的形状与杨梅相似，病情轻的为红紫色，病情重的为紫黑色，大多出现在身体的背部和面部，这是因为热毒挟着秽浊之气所引起的。可以参照上例治疗温毒发痘的方法。

由于本证热毒比较严重，所以要加重败毒药的剂量；又由于本证热毒挟着湿浊而致病，所以要兼用利湿药，可配合使用萆薢、土茯苓之类的药物。

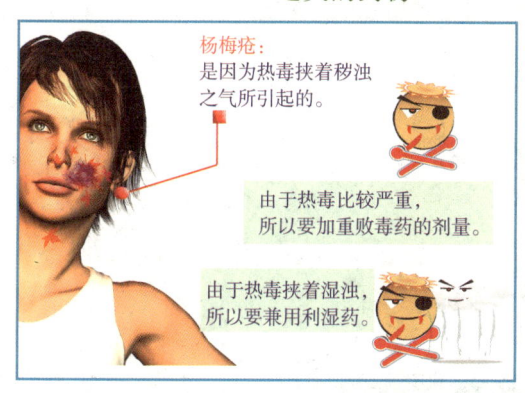

杨梅疮：
是因为热毒挟着秽浊之气所引起的。

由于热毒比较严重，所以要加重败毒药的剂量。

由于热毒挟着湿浊，所以要兼用利湿药。

二十七、阳明温病，不甚渴，腹不满，无汗，小便不利，心中懊憹者，必发黄，黄者栀子柏皮汤主之。

受邪太重，邪热与胃阳相搏，不得发越，无汗不能自通，热必发黄矣。

二十七、患阳明温病，如果出现口渴不严重，腹部不胀满，不出汗，小便不利，心中懊憹者，必定会出现身体发黄，可以服用黄者栀子柏皮汤治疗。

由于感受病邪过重，邪热与胃中阳气相互搏结，邪热不得发越，又因身体没有出汗，导致邪气无路可出，邪热久郁而导致黄疸。

栀子柏皮汤方

栀子五钱　生甘草二钱　黄柏五钱

水五杯，煮取二杯，分二次服。

〖方论〗此湿淫于内，以苦燥之，热淫于内，佐以甘苦法也。栀子清肌表，解五黄，又治内烦。黄柏泻膀胱，疗肌肤间热。甘草协利内外。三者其色皆黄，以黄退黄，同气相求也。按又可但有茵陈大黄汤，而无栀子柏皮汤，温热发黄，岂皆可下者哉！

二十八、阳明温病，无汗，或但头汗出，身无汗，渴欲饮水，腹满舌燥黄，小便不利者，必发黄，茵陈蒿汤主之。

此与上条异者，在口渴腹满耳。上条口不甚渴，腹不满，胃不甚实，故不可下；此则胃家已实而黄不得退，热不得越，无出表之理，故从事于下趋大小便也。

茵陈蒿汤

茵陈蒿六钱　栀子三钱　生大黄三钱

水八杯，先煮茵陈减水之半，再入二味，煮成三杯，分三次服，以小便利为度。

栀子五钱　生甘草二钱　黄柏五钱

水五杯，煮取二杯，分二次服。

〖方论〗这就是《内经》所说的：湿邪充盛于内，用苦味药来燥湿；热邪充盛于内，配伍甘味、苦味药来清热的治法。栀子可以清泄肌表的邪热，缓解五种黄疸，又能治疗心中烦闷。黄柏能泻膀胱的热邪，治疗肌肤间的邪热。甘草可以调和诸药与表里之气。这三味药的颜色都是黄的，用黄色的药来退黄疸，是依据同气相求的原理。吴又可在《温疫论》中只有茵陈大黄汤，而没有栀子柏皮汤。但是，治疗温热发黄证，难道都可以全部以攻下法来治疗吗？

二十八、本例与上例的差异，在于有口渴和腹满的症状，上例口不太渴，腹部不胀满，胃肠热结还不甚严重，因此不能用攻下法；本例的症状为胃肠热结燥实已经形成，黄疸不得消退，邪热不能发越，很难从肌表而解，因此采取攻下的方法，使邪气从大小便而解。

茵陈蒿六钱　栀子三钱　生大黄三钱

以水八杯，先煎煮茵陈使药液减少一半，再加入栀子、生大黄二味，煎煮成三杯，分三次服用，如果小便通畅时，则停止服用。

〖方论〗此纯苦急趋之方也。发黄外闭也，腹满内闭也，内外皆闭，其势不可缓，苦性最急，故以纯苦急趋下焦也。黄因热结，泻热者必泻小肠，小肠丙火，非苦不通。胜火者莫如水，茵陈得水之精；开郁莫如发陈，茵陈生发最速，高出众草，主治热结黄疸，故以之为君。栀子通水源而利三焦，大黄除实热而减腹满，故以之为佐也。

〖方论〗本方的药性纯苦而直趋于下。发生黄疸是由于肌表被邪气郁闭，腹部胀满是因为胃肠被邪气壅阻，内外的气机都闭阻不通，由于病势较急，治疗时不能稍有迟缓，因此用纯苦而直趋下焦的药物治疗。发生黄疸的病因为邪热壅结，泻除热结必须清泄小肠。小肠属于丙火，一定要用苦味药才能通畅火腑。能胜过火的莫过于水，而茵陈禀受水的精华之气；宣通郁结莫过于升发，而茵陈升发最快，超过其他草药，主治热结引起的黄疸，因此本方以茵陈为君药。栀子能疏通水源而畅利三焦，大黄能祛除实热内结而减轻腹部的胀满，因此用作为佐药。

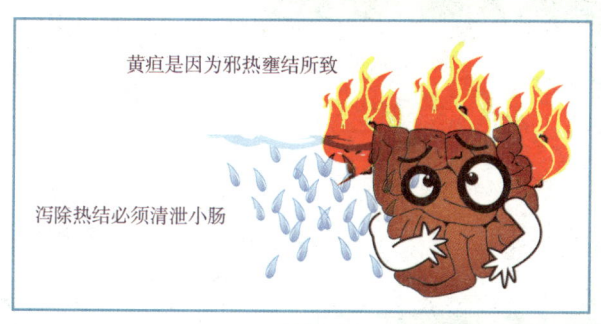

黄疸是因为邪热壅结所致

泻除热结必须清泄小肠

二十九、阳明温病，无汗，实证未剧，不可下，小便不利者，甘苦合化，冬地三黄汤主之。

大凡小便不通，有责之膀胱不开者，有责之上游结热者，有责之肺气不化者。温热之小便不通，无膀胱不开证，皆上游(指小肠而言)热结，与肺气不化而然也。小肠火腑，故以三黄苦药通之；热结则液干，故以甘寒润之；金受火刑，化气维艰，故倍用麦冬以化之。

二十九、患阳明温病，身体不出汗，里实证仍不严重的，不可以用攻下法治疗。小便不利的，则应当用苦甘合化法，以冬地三黄汤治疗。

大凡小便不通，有的是因为膀胱气化失司，有的是因为上游小肠邪热壅聚而不能分清别浊，有的是因为肺气不能宣降。但温热病出现的小便不通，没有膀胱气化失司的症候，通常都是上游小肠热结和肺气不化所致。小肠属于火腑，所以用黄连、黄芩、黄柏三味苦寒药来

麦冬八钱　黄连一钱　苇根汁半酒杯(冲)　元参四钱　黄柏一钱　银花露半酒杯(冲)　细生地四钱　黄芩一钱　生甘草三钱

水八杯，煮取三杯，分三次服，以小便得利为度。

通利火腑；邪热内结则津液干燥，因此用甘寒养阴药来滋润阴液；肺金由于受到火热邪气的熏蒸，化生津气更为艰难，因此必须加倍使用麦冬以滋养肺的气阴。

以八杯水，煎煮取三杯，分三次服用，如果小便通畅时，则停止服用。

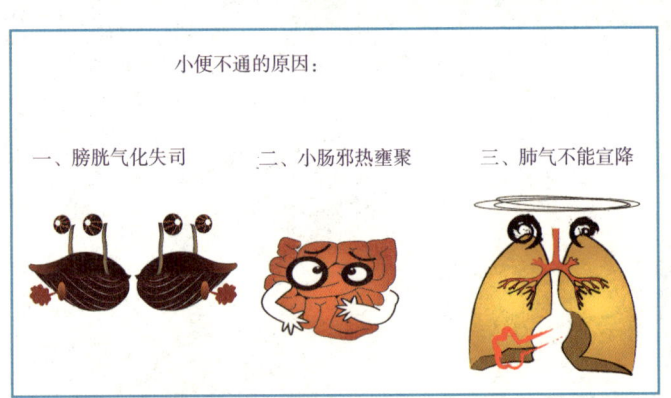

小便不通的原因：

一、膀胱气化失司　　二、小肠邪热壅聚　　三、肺气不能宣降

三十、温病小便不利者，淡渗不可与也，忌五苓、八正辈。

此用淡渗之禁也。热病有余于火，不足于水，惟以滋水泻火为急务，岂可再以淡渗动阳而燥津乎？奈何吴又可于小便条下，特立猪苓汤，乃去仲景原方之阿胶，反加木通、车前，渗而又渗乎！其治小便血分之桃仁汤中，仍用滑石，不识何解！

三十、患温病而出现小便不利的，不可以使用淡渗利尿药，并且忌用五苓散、八正散之类的方剂。

这是使用淡渗药的禁忌。患温热病出现火热有余，阴液不足的症候，首先必须滋补阴液、清热泻火，怎么可以再用淡渗利尿的药物来耗损扰动阳气、损伤津液呢？可是吴又可在《温疫论》中的小便条下却设立猪苓汤，该方是采用张仲景《伤寒论》中的猪苓汤去阿胶，反而添加木通、车前等药，不断地加重淡渗利尿的作用！在治疗小便血分病的桃仁汤中，吴又可仍然使用滑石，真不知应如何解释。

三十一、温病燥热，欲解燥者，先滋其干，不可纯用苦寒也，服之反燥甚。

此用苦寒之禁也。温病有余于火，不用淡渗犹易明，并苦寒亦设禁条，则未易明也。举世皆以苦能降火，寒能泻热，坦然用之而无疑，不知苦先入心，其化以燥，服之不应，愈化愈燥。

三十一、温病出现燥热，要想缓解燥热，必须先滋润即将干涸的津液，但不可只用苦寒药，如果单纯服用苦寒药，反而会使燥热的症状更加严重。

本例论述治疗温病时不能使用苦寒药的禁忌。温病火热有余，不能使用淡渗药的道理很容易明白，但是把苦寒药也列为禁忌，则不容易让人理解。一般医生都知道苦能降火，寒能泻热，因而毫无顾虑地妄用苦寒药来治疗温病。却不明白苦味先入于心，容易化燥而耗损阴液，如果服用后不对证，反而会越用越容易化燥伤阴。

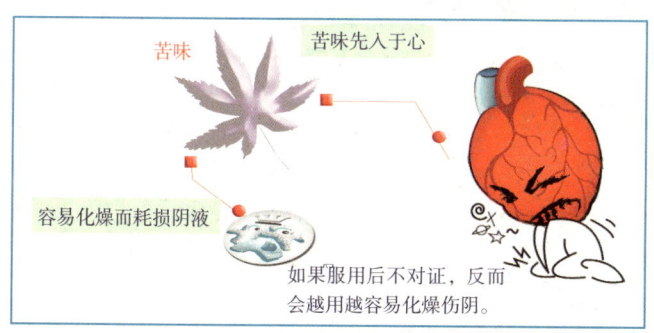

苦味

苦味先入于心

容易化燥而耗损阴液

如果服用后不对证，反而会越用越容易化燥伤阴。

宋人以目为火户，设立三黄汤，久服竟至于瞎，非化燥之明证乎？

吾见温病而恣用苦寒，津液干涸不救者甚多，盖化气比本气更烈。故前条冬地三黄汤，甘寒十之八九，苦寒仅十之一二耳。至茵陈蒿汤之纯苦，只有一用，或者再用，亦无屡用之理。吴又可屡说用黄连之非，而又恣用大黄，借乎其未通甘寒一法也。

宋朝有人认为眼睛为火的门户，因而设立三黄汤来治疗眼病，但服用日久却导致眼睛失明，这岂不是苦寒化燥的明证吗？

我见过有许多人患温病却因滥用苦寒药，导致津液干涸，以至于无法救治而死亡，这是由于妄用药物所产生的毒性比病邪本身更加严重的缘故。因此上例的冬地三黄汤中，甘寒药占了十分之八九，苦寒药仅有十分之一二，至于茵陈蒿汤的药性也十分纯苦，通常只能用一次，或者用二次，而不能屡次使用。吴又可屡次批评妄用黄连可导致化燥伤阴的错误，然而自己却又妄用大黄，这是因为他还没有掌握甘寒养阴法。

三十二、阳明温病，下后热退，不可即食，食者必复；周十二时后，缓缓与食，先取清者，勿令饱，饱则必复，复必重也。

三十二、患阳明温病，经由攻下后热势已经减退，此时不可以立即大量进食，如果大量进食，必然会引起病情复发。应在热退24小时后再缓缓给予食物，并先进清淡容易消化的食物，不要吃得过饱，过饱也会导致病情复发。否则病情复发后，将会更为严重。

此下后暴食之禁也。下后虽然热退，余焰尚存，盖无形质之邪，每借有形质者以为依附，必须坚壁清野，勿令即食。一日后，稍可食清而又清之物。若稍重浊，犹必复也。勿者，禁止之词也；必者，断然之词也。

本例论述攻下后不能暴食的禁忌。攻下后热势虽然减退，但余热往往未尽，邪热属于没有形质的病邪，必须要借助于具有形质的物质作为依附，因此在温病攻下后，必须采取坚壁清野的方法，不能让病人立即进食。等一天过后，才可以稍微吃点清淡容易消化的食物，如果食物太过于厚浊，或吃得太多，就会导致病情复发。文中提到"勿"，是禁止的意思；"必"则是十分肯定的意思。

三十三、阳明温病，下后脉静，身不热，舌上津回，十数日不大便，可与益胃、增液辈，断不可再与承气也。下后舌苔未尽退，口微渴，面微赤，脉微数，身微热，日浅者亦与增液辈，日深舌微干者，属下焦复脉法也(方见下焦)。勿轻与承气，轻与者肺燥而咳，脾滑而泄，热反不除，渴反甚也，百日死。

三十三、患阳明温病，攻下后脉象平和，身热已经消退，干燥的舌体转为滋润生津，但是十多天不解大便，可以服用益胃汤、增液汤之类的方药，但千万不可再投用承气汤。

攻下后舌苔尚未完全消退，轻微口渴，面部稍红，脉象微数，身体低热，如果病情一天比一天减轻的，也可以服用增液汤；如果病情逐渐加重，并且舌体干燥的，属于下焦病证，应当用复脉汤治疗。不可妄用承气汤，假如误用承气汤，将会导致肺阴干燥而呛咳，脾气亏虚而滑泄，身热不仅不能消退，口渴反而更重，通常迁延到一百天就会死亡。

此数下亡阴之大戒也。

下后不大便十数日，甚至二十日，乃肠胃津液受伤之故，不可强责其便，但与复阴，自能便也。

此条脉静身凉，人犹易解，至脉虽不燥而未静，身虽不壮热而未凉，俗医必谓邪气不尽，必当再下，在又可法中亦必再下。

不知大毒治病，十衰其六，但与存阴退热，断不误事(下后邪气复聚，大热大渴，面正赤，脉燥甚，不在此例)。

本例论述的是多次使用攻下后导致阴液严重耗竭的禁忌。

攻下以后不大便十多天，甚至二十天左右，这是胃肠津液受损的缘故，此时不可强行通便，只能给予养阴药，自然能排出大便。

本例提到脉象转为平和，身热已退时就不能再用攻下法的道理，一般人还容易理解。但如果攻下后脉象虽然不燥急却未平和，身热虽然不炽盛却仍有低热的原因，一般的医生必定会认为是病邪尚未完全祛除所致，必定会再次使用攻下法，在吴又可的治法中也认为应当再次使用攻下法来治疗。

这是由于不明白使用药性峻猛的药物来治病时，当祛除到十分之六的病邪时就应当停用的道理。因此治疗这类病证，只能用滋养阴液以退余热的方法，才不会导致不良后果(如果攻下后病邪又再度壅聚，出现大热、大渴、满面赤红、脉象燥急的，则不在本例的范畴)。

使用药性峻猛的药物来治病时，当祛除到十分之六的病邪时就应当停用，以免损伤正气。

若轻与苦燥，频伤胃阴，肺之母气受伤，阳明化燥，肺无秉气，反为燥逼，焉得不咳。燥咳久者，必身热而渴也。若脾气为快利所伤，必致滑泄，滑泄则阴伤而热渴愈加矣，迁延三月，天道小变之期，其势不能再延，故曰百日死也。

如果妄用苦味药，不断地损伤胃阴，也会耗竭肺的气阴。因为阳明胃土为太阴肺金之母，如阳明胃阴受损，就不能生养肺金，必然会引起肺阴大伤而形成肺燥证，因而出现咳嗽。如果咳嗽日久不愈，必定会出现身热、口渴。如果因攻下而损伤脾气，必然会引起大便滑泄失禁，滑泄又会加速阴液的耗损，使得发热、口渴更加严重。如果病情迁延三个月左右，就不能再拖延下去，因此说在一百天左右就会死亡。

三十四、阳明温病，渴甚者，雪梨浆沃之。

雪梨浆（方法见前）

三十五、阳明温病，下后微热，舌苔不退者，薄荷末拭之。

以新布蘸新汲凉水，再蘸薄荷细末，频擦舌上。

三十六、阳明温病，斑疹温痘、温疮、温毒、发黄、神昏谵语者，安宫牛黄丸主之。

心居膈上，胃居膈下，虽有膜隔，其浊气太甚，则亦可上干包络，且病自上焦而来，故必以芳香逐秽开窍为要也。

安宫牛黄丸（方见上焦篇）

三十七、风温、温热、温疫、温毒、冬温之在中焦，阳明病居多；湿温之在中焦，太阴病居多；暑温则各半也。

此诸温不同之大关键也。温热等皆因于火，以火从火，阳明阳土，以阳从阳，故阳明病居多。湿温则以湿从湿，太阴阴土，以阴从阴，则太阴病居多。暑兼湿热，故各半也。

三十四、患阳明温病，口渴严重的，应当用雪梨浆来滋养阴液。

三十五、患阳明温病，如果在泻下后出现身体微热，舌苔不退者，可以用薄荷末来擦拭。

应当用干净的布蘸新汲凉水，再蘸一些薄荷细末，频频擦拭舌上。

三十六、患阳明温病，出现斑疹温痘，温疮，温毒，发黄，神昏谵语者，可以服用安宫牛黄丸治疗。

三十七、风温、春温（温热）、温疫、温毒、冬温等属于中焦的病证，通常以阳明胃腑的病变为主；湿温病的中焦病证，通常以太阴脾的病变为主；暑温病的中焦病证，通常为脾胃同病。

本例论述了各类温病的主要区别。风温、温热、温疫、温毒、冬温等病证的病因都是由于感受火热邪气所致，火热邪气属火，而中焦阳明胃为阳土，与温热邪气"同气相求"，因此温热病邪容易侵犯于胃，导致阳明胃热炽盛的病证偏多。湿温病的病因都是由于感受湿热邪气所致，湿热邪气属湿，而中焦太阴脾为阴土，与湿热邪气"同气相求"，因而以脾的病证偏多。暑温病的病因则为暑热兼有湿热各半，因此脾与胃的病证并重。

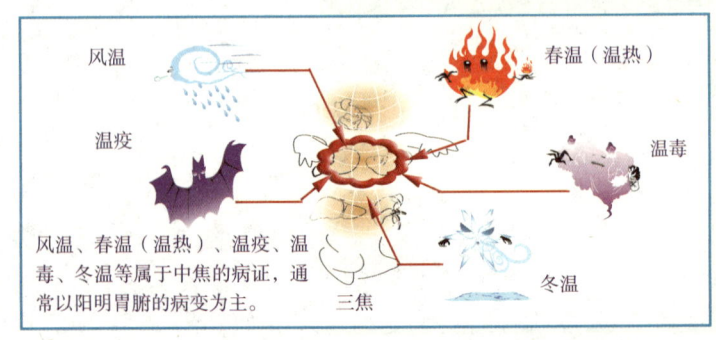

风温　春温（温热）

温疫　温毒

三焦　冬温

风温、春温（温热）、温疫、温毒、冬温等属于中焦的病证，通常以阳明胃腑的病变为主。

三十八、脉洪滑，面赤身热头晕，不恶寒，但恶热，舌上黄滑苔，渴欲凉饮，饮不解渴，得水则呕，按之胸下痛，小便短，大便闭者，阳明暑温，水结在胸也，小陷胸汤加枳实主之。

脉洪面赤，不恶寒，病已不在上焦矣。暑兼湿热，热甚则渴，引水求救。湿郁中焦，水不下行，反来上逆，则呕。胃气不降，则大便闭。故以黄连、栝蒌清在里之热痰，半夏除水痰而强胃，加枳实者，取其苦辛通降，开幽门而引水下行也。

小陷胸加枳实汤方（辛苦寒法）

黄连二钱　栝蒌三钱　枳实二钱　半夏五钱

急流水五杯，煮取二杯，分二次服。

三十八、患温病出现洪滑脉，面部赤红，身体发热，头晕，不恶寒，只感觉恶热，舌苔色黄而滑润，口渴喜欢喝凉水，但不能解渴，水入口后立即吐出，按压胸口下方时感觉疼痛，小便短少，大便秘结，这是阳明暑温证，主要是由于水湿与暑热邪气互结于胸脘所致，应当服用小陷胸汤加枳实。

出现脉洪面赤，不恶寒等症状，表示病邪不在上焦。这是由于阳明暑热炽盛，暑邪致病大多兼有湿热，由于暑热炽盛耗伤阴液因而口渴，引水自救。由于湿邪壅滞于中焦，喝入的水不能下行，反而上逆而呕吐。胃气不能通降，因而大便闭结不通。所以用黄连、栝蒌清化体内的热邪和痰湿，半夏祛除水痰而降逆和胃，再加入苦辛通降的枳实，开通幽门以引水下行。

黄连二钱　栝蒌三钱　枳实二钱　半夏五钱

取急流水五杯，煎煮取二杯，分二次服用。

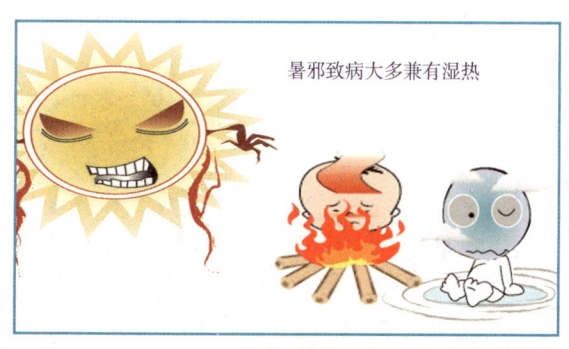

暑邪致病大多兼有湿热

三十九、阳明暑温，脉滑数，不食不饥不便，浊痰凝聚，心下痞者，半夏泻心汤去人参、干姜、大枣、甘草加枳实、杏仁主之。

不饥不便，而有浊痰，心下痞满，湿热互结而阻中焦气分。故以半夏、枳实开气分之湿结；黄连、黄芩开气分之热结；杏仁开肺与大肠之气痹；暑中热甚，故去干姜；非伤寒误下之虚痞，故去人参、甘草、大枣，且畏其助湿作满也。

半夏泻心汤去干姜甘草加枳实杏仁方（苦辛寒法）

半夏一两　黄连二钱　黄芩三钱　枳实二钱　杏仁三钱

水八杯，煮取三杯，分三次服。虚者复纳人参二钱，大枣三枚。

三十九、患阳明暑温，出现滑数的脉象，无食欲，无饥饿感，不解大便，这是因浊痰与湿热相互凝聚所致。胃脘部痞阻胀满的，应当用半夏泻心汤去人参、干姜、大枣、甘草加枳实、杏仁方治疗。

没有饥饿感，大便不通，这是由于浊痰阻滞于胃肠，如果又出现胃脘部痞阻胀满的，表示为湿热相互搏结壅阻于中焦气分。

半夏一两　黄连二钱　黄芩三钱　枳实二钱　杏仁三钱

以八杯水，煎煮取三杯，分三次服用。虚者必须再加入人参二钱，大枣三枚。

有些人三餐用饭时不会感到饥饿，通常是由于浊痰阻滞于胃肠的缘故。

四十、阳明暑温，湿气已化，热结独存，口燥咽干，渴欲饮水，面目俱赤，舌燥黄，脉沉实者，小承气汤各等分下之。

暑兼湿热，其有体瘦质燥之人，感受热重湿轻之证，湿先从热化尽，只余热结中焦，具诸证，方可下之。

小承气汤(方义并见前。此处不必以大黄为君，三物各等分可也)

四十、患阳明暑温病，如果湿气已经消退，只剩下邪热停滞于体内，并且出现口燥咽干，渴欲饮水，面目俱赤，舌苔燥黄，脉沉实者，可以服用各等分的小承气汤（药物比例相同）来泻下积滞。

平素身体消瘦而阴虚燥热的人，感受暑温之后，通常表现为热重而湿轻的证候，在传变过程中，湿邪大多随从热邪而化尽，因而只剩余热壅结于中焦胃肠，如果具备了这些必须攻下的证候，才可以使用攻下法。

小承气汤（方剂和组成意义都见前，但此处使用本方不必以大黄为君药，方中三味药的用量相等即可）

四十一、暑温蔓延三焦，舌滑微黄，邪在气分者，三石汤主之；邪气久留，舌绛苔少，热搏血分者，加味清宫汤主之；神识不清，热闭内窍者，先与紫雪丹，再与清宫汤。

四十一、患暑温病，暑温邪气蔓延到上、中、下三焦，如果舌苔滑润淡黄的，表示病邪在三焦气分，应当服用三石汤；如果病邪在三焦存留日久，舌质红绛而少苔的，表示热邪与血分搏结，应当服用加味清宫汤；如果神志不清，表示邪热内闭心窍，应当先服用紫雪丹，之后再服用清宫汤。

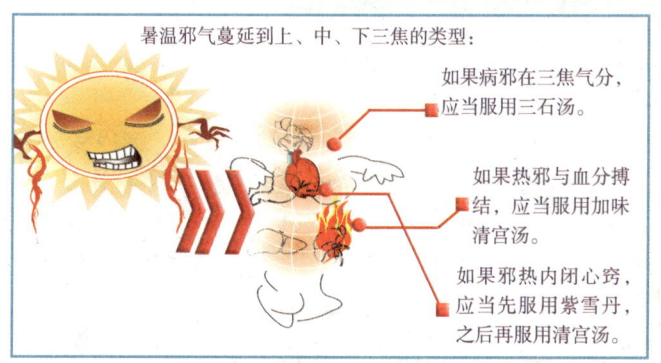

暑温邪气蔓延到上、中、下三焦的类型：

如果病邪在三焦气分，应当服用三石汤。

如果热邪与血分搏结，应当服用加味清宫汤。

如果邪热内闭心窍，应当先服用紫雪丹，之后再服用清宫汤。

蔓延三焦，则邪不在一经一脏矣，故以急清三焦为主。然虽云三焦，以手太阴一经为要领。

盖肺主一身之气，气化则暑湿俱化，且肺脏受生于阳明，肺之脏象属金色白，阳明之气运亦属金色白，故肺经之药多兼走阳明，阳明之药多兼走肺也。再肺经通调水道，下达膀胱，肺痹开则膀胱亦开，是虽以肺为要领，而胃与膀胱皆在治中，则三焦俱备矣，是邪在气分而主以三石汤之奥义也。

暑温邪气蔓延到上、中、下三焦，表示病邪已经不只是侵犯一经一脏，应当立即清泄三焦邪气。此证虽然属于病邪蔓延三焦，实际上却仍旧以手太阴肺的病变为主。

这是因为肺主全身气机的运行，气机顺畅，则暑热与湿邪都容易于祛除。肺金是由阳明胃土所化生，肺根据五行属性为属金而主白色，阳明的气运也属金而主白色。因此，治疗肺病的药物，大多也能兼治阳明胃病，同时，治疗阳明胃病的药物，也大多能治肺病。此外，肺能通调水液的运行，使水湿下输于膀胱，如果能疏通肺气的郁闭，则膀胱的功能也就可以恢复正常，所以本证虽然以肺的病变为主，实际上还要兼治胃和膀胱的病变，因而说上、中、下三焦都包括在其中，这就是暑温邪气侵犯三焦气分之所以服用三石汤的道理。

119

若邪气久羁，必归血络，心主血脉，故以加味清宫汤主之。内窍欲闭，则热邪盛矣，紫雪丹开内窍而清热最速者也。

三石汤方

飞滑石三钱　生石膏五钱　寒水石三钱　杏仁三钱　竹茹(炒)二钱　银花三钱(花露更妙)　金汁一酒杯(冲)　白通草二钱

水五杯，煮成二杯，分二次温服。

〖方论〗此微苦辛寒兼芳香法也。盖肺病治法，微苦则降，过苦反过病所，辛凉所以清热，芳香所以败毒而化浊也。按三石，紫雪丹中之君药，取其得庚金之气，清热退暑利窍，兼走肺胃者也；杏仁、通草为宣气分之用，且通草直达膀胱，杏仁直达大肠；竹茹以竹之脉络，而通人之脉络；金汁、银花，败暑中之热毒。

加味清宫汤方

即于前清宫汤内加知母三钱、银花二钱，竹沥五茶匙冲入。

〖方论〗此苦辛寒法也。清宫汤前已论之矣，加此三味者：知母泻阳明独胜之热，而保肺清金；银花败毒而清络；竹沥除胸中大热，止烦闷消渴，合清宫汤为暑延三焦血分之治也。

如果病邪在三焦久留不去，最终必然深入血分，由于心主血脉，因此用加味清宫汤治疗。如果暑温邪气闭阻心包内窍，这主要是由于热邪太过于炽盛所致，紫雪丹不仅能清心开窍，而且退热十分迅速。

飞滑石三钱　生石膏五钱　寒水石三钱　杏仁三钱　竹茹(炒)二钱　银花三钱(花露更妙)　金汁一酒杯(冲)　白通草二钱

以五杯水，煎煮成二杯，分二次温服。

〖方论〗这种治法属于微苦辛寒兼芳香法。因为治疗肺病的方法，如果药性微苦则降，如果药性过苦则反而超过病所，药性辛凉可以清热，药性芳香则可以解毒化浊。按三石，紫雪丹中之君药，取其得庚金（肺脏）之气，具有清热退暑利窍的功效，并且能入于肺胃；杏仁、通草可以宣泄气分，并且通草还能直入于膀胱，杏仁直入于大肠；竹茹为竹子的脉络，可以通畅人体的脉络；金汁、银花，则能清解暑热中的热毒。

即于之前的清宫汤内再加入知母三钱、银花二钱，竹沥五茶匙冲入。

〖方论〗这种治法属于苦辛寒法。清宫汤在之前已经讨论过，加此三味者：知母能泻阳明独胜之热，而保护肺的阴液；银花只能解毒而清络；竹沥能除胸中大热，止烦闷消渴，配伍清宫汤则能治疗暑热侵入于三焦血分的病证。

四十二、暑温伏暑，三焦均受，舌灰白，胸痞闷，潮热呕恶，烦渴自利，汗出溺短者，杏仁滑石汤主之。

舌白胸痞，自利呕恶，湿为之也。潮热烦渴，汗出溺短，热为之也。热处湿中，湿蕴生热，湿热交混，非偏寒偏热可治，故以杏仁、滑石、通草，先宣肺气，由肺而达膀胱以利湿，厚朴苦温而泻湿满，芩、连清里而止湿热之利，郁金芳香走窍而开闭结，梅、半强胃而宣湿化痰以止呕恶，俾三焦混处之邪，各得分解矣。

杏仁滑石汤方 （苦辛寒法）

杏仁三钱　滑石三钱　黄芩二钱　橘红一钱五分　黄连一钱　郁金一钱　通草一钱　厚朴二钱　半夏三钱

水八杯，煮取三杯，分三次服。

四十二、凡是患暑温伏暑，人体的三焦都会受到侵害，因而出现舌灰白，胸痞闷，潮热呕恶，烦渴自利，汗出溺短者，可以服用杏仁滑石汤治疗。

患暑温伏暑，出现舌苔白、胸膈痞闷、腹泻、恶心呕吐，这是由于湿邪内阻所致。午后出现潮热、烦躁口渴、出汗、小便短少，则是由于热邪亢盛所致。由于热邪与湿邪相互混合，湿邪久蕴又会产生热邪，于是湿邪又与热邪再次交混，此时不能单纯使用偏寒或偏热的药物来治疗。

杏仁三钱　滑石三钱　黄芩二钱　橘红一钱五分　黄连一钱　郁金一钱　通草一钱　厚朴二钱　半夏三钱

以八杯水，煎煮取三杯，分三次服用。

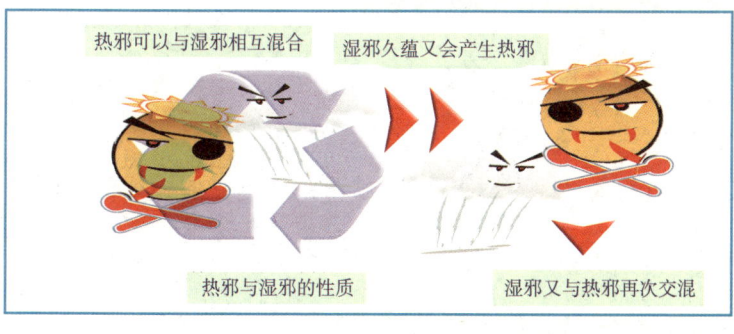

热邪可以与湿邪相互混合　　湿邪久蕴又会产生热邪

热邪与湿邪的性质　　　　湿邪又与热邪再次交混

【三】 寒 湿

四十三、湿之入中焦，有寒湿，有热湿，有自表传来，有水谷内蕴，有内外相合。其中伤也，有伤脾阳，有伤脾阴，有伤胃阳，有伤胃阴，有两伤脾胃，伤脾胃之阳者十常八九，伤脾胃之阴者十居一二。彼此混淆，治不中窍，遗患无穷，临证细推，不可泛论。

此统言中焦湿证之总纲也。寒湿者，湿与寒水之气相搏也，盖湿水同类，其在天之阳时为雨露，阴时为霜雪，在江河为水，在土中为湿，体本一源，易于相合，最损人之阳气。

热湿者，在天时长夏之际，盛热蒸动湿气流行也，在人身湿郁，本身阳气久而生热也，兼损人之阴液。自表传来，一由经络而脏腑，一由肺而脾胃。水谷内蕴，肺虚不能化气，脾虚不能散津，或形寒饮冷，或酒客中虚。内外相合，客邪既从表入，而伏邪又从内发也。伤脾阳，在中则不运痞满，传下则洞泄腹痛。伤胃阳，则呕逆不食，膈胀胸痛。两伤脾胃，既有脾证，又有胃证也。

四十三、本例是论述湿邪侵犯中焦病证的总纲。所谓寒湿，是指湿邪与寒气相互搏结。湿与水的性质相类似，在温暖时表现为雨露，在寒冷时表现为霜雪，在江河中表现为水的形态，在泥土中表现为湿的形态。因此，水和湿为同一种来源，二者很容易混合，最能损伤人体的阳气。

所谓热湿，是指在夏末秋初时，气候炎热，湿气较重，如果人体内的湿气久郁不化，则会导致体内的阳气久郁而化热，不仅能损伤人体的阳气，还会消耗体内的阴液。湿邪从肌表侵入，可以由经络传入脏腑，也可以由肺传入脾胃。水谷之气的输布，必须依靠肺的转输与脾的运化，如果肺虚不能转输水谷之气，脾虚不能运化津液，或是因感受寒邪，嗜食冷饮，或是嗜酒的人因饮酒过多而损伤脾胃之气，都会导致水湿内生。内湿与外湿相互结合，这就是说外湿从肌表侵入，而内湿又从中焦为患。湿邪损伤脾阳，在中焦会导致脾虚不能运化而出现痞闷胀满，湿邪传变到肠，又会引起腹泻不止或腹痛；如果湿邪损伤胃阳，则出现呕吐，不思饮食，胸膈胀痛。如果湿邪同时损伤脾与胃，则会出现脾病与胃病的症候。

外湿（湿邪）主要是从肌表侵入人体，经由经络传入脏腑，或是由肺传入脾胃。

而内湿（湿邪）主要是由于脾胃运化失司，导致水湿停聚而形成为内湿。

不论外湿或内湿，最终都会损伤脾阳，因而出现痞闷胀满、腹泻不止或腹痛、呕吐，不思饮食、胸膈胀痛等症状。

其伤胃之阴若何？

湿久生热，热必伤阴，古称湿火者是也。伤胃阴，则口渴不饥。伤脾阴，则舌先灰滑，后反黄燥，大便坚结。湿为阴邪，其伤人之阳也，得理之正，故多而常见。其伤人之阴也，乃势之变，故罕而少见。治湿者必须审在何经何脏，兼寒兼热，气分血分，而出辛凉、辛温、甘温、苦温、淡渗、苦渗之治，庶所投必效。若脾病治胃，胃病治脾，兼下焦者，单治中焦，或笼统混治，脾胃不分，阴阳寒热不辨，将见肿胀、黄疸、洞泄、衄血、便血、诸证蜂起矣。

惟在临证者细心推求，下手有准的耳。盖土为杂气，兼证甚多，最难分析，岂可泛论湿气而已哉！

湿邪又是怎样损伤胃阴呢？湿邪久蕴则会化热，邪热必然会损伤体内的阴液，这就是古人所说的湿火。

如果湿火损伤胃阴，则口渴而无饥饿感；如果湿火损伤脾阴，则舌苔由灰滑变为黄燥，大便坚硬难解。湿的性质属于阴邪，主要损伤人体的阳气，这个道理很容易明白，临床上十分常见。湿邪损伤人体的阴液，是病情的特殊变化，因此比较少见。治疗湿证时，必须仔细审察病在哪一经哪一脏，是否兼有寒邪或热邪，病位是在气分还是血分？

从而制定出辛凉、辛温、甘温、苦温、淡渗、苦渗等治法，只有这样才能取得较好疗效。如果属于脾病而治胃，属于胃病而治脾，或是兼有下焦病变的却只治中焦，或是笼统治疗，不区分脾病和胃病，不辨别寒热属性，就会导致肿胀、黄疸、滑泄不止、衄血、便血等许多变证的产生。

只有在诊病时细心推求辨证，才能施治准确。土为万物之所归，脾胃属土，脾胃引起的病证很多，因而最难以分析判断，怎么可以笼统地只知道湿气就行了呢？

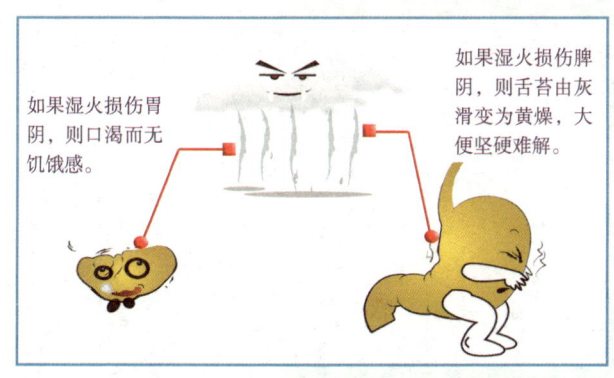

如果湿火损伤胃阴，则口渴而无饥饿感。

如果湿火损伤脾阴，则舌苔由灰滑变为黄燥，大便坚硬难解。

四十四、足太阴寒湿，痞结胸满，不饥不食，半苓汤主之。

此书以温病名，并列寒湿者，以湿温紧与寒湿相对，言寒湿而湿温更易明晰。痞结胸满，仲景列于太阴篇中，乃湿郁脾阳，足太阴之气，不为鼓动运行。脏病而累及腑痞结于中，故亦不能食也。故以半夏、茯苓培阳土以吸阴土之湿，厚朴苦温以泻湿满，黄连苦以渗湿，重用通草以利水道，使邪有出路也。

半苓汤方（此苦辛淡渗法也）

半夏五钱 茯苓块五钱 川连一钱 厚朴三钱 通草八钱(煎汤煮前药)

水十二杯，煮通草成八杯，再入余药煮成三杯，分三次服。

四十五、足太阴寒湿，腹胀，小便不利，大便溏而不爽，若欲滞下者，四苓加厚朴秦皮汤主之，五苓散亦主之。

经谓太阴所至，发为膜胀，又谓厥阴所至为腹胀，盖木克土也。太阴之气不运，以致膀胱之气不化，故小便不利。四苓辛淡渗湿，使膀胱开而出邪，以厚朴泻胀，以秦皮洗肝也。其或肝气不热，则不用秦皮，仍用五苓中之桂枝以和肝，通利三焦而行太阳之阳气，故五苓散亦主之。

四十四、足太阴脾被寒湿所侵犯，出现胸脘痞满，无饥饿感，不想饮食，应当服用半苓汤。

本书以《温病条辨》作为书名，将寒湿病证列入文中，这是因为湿温病与寒湿病相对应，经由对寒湿讨论，则更容易明白湿温病。

胸脘痞塞胀满，张仲景将其列入《伤寒论》的太阴病篇中，这是由于湿邪阻遏脾阳，导致足太阴脾的气机不能运行。脾病影响到胃腑，导致胃的气机郁滞不通而不想饮食。

半夏五钱 茯苓块五钱 川连一钱 厚朴三钱 通草八钱(煎汤煮前药)

以十二杯水，煎煮通草成八杯，再加入其余的药物煎煮成三杯，分三次服用。

四十五、足太阴脾被寒湿所侵犯，出现腹部胀满，小便不通，大便稀薄而泻下不爽利，如同痢疾那样感觉里急后重的，应当服用四苓加厚朴秦皮汤，也可用五苓散治疗。

《内经》说：足太阴脾发生病变，会出现腹部胀满。还说：足厥阴发生病变也会导致腹部胀满，这是由于肝木能克制脾土的缘故。太阴脾的气机不能运行，会导致膀胱气化不利，因此出现小便不通畅。

茅术三钱　厚朴三钱　茯草块五钱　猪苓四钱　秦皮二钱　泽泻四钱

水八杯，煮成八分三杯，分三次服。

五苓散（甘温淡法）

猪苓一两　赤术一两　茯苓一两　泽泻一两六钱　桂枝五钱

共为细末，百沸汤和服三钱，日三服。

茅术三钱　厚朴三钱　茯草块五钱　猪苓四钱　秦皮二钱　泽泻四钱

以八杯水，煎煮成八分三杯，分三次服用。

猪苓一两　赤术一两　茯苓一两　泽泻一两六钱　桂枝五钱

将以上的药物共同研为细末，取百沸汤调和，每次服用三钱，每日服用三次。

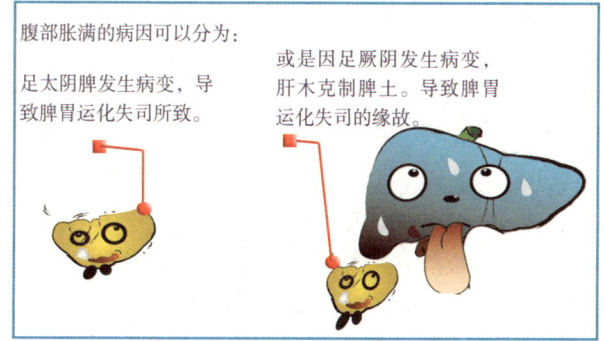

腹部胀满的病因可以分为：

足太阴脾发生病变，导致脾胃运化失司所致。

或是因足厥阴发生病变，肝木克制脾土。导致脾胃运化失司的缘故。

四十六、足太阴寒湿，四肢乍冷，自利，目黄，舌白滑，甚则灰，神倦不语，邪阻脾窍，舌蹇语重，四苓加木瓜草果厚朴汤主之。

四十六、患足太阴寒湿，出现四肢突然发冷，小便自利，双目发黄，舌苔白滑，严重者甚至出现灰色，神倦不语，这是因为邪气阻塞脾窍，因此兼有舌头笨拙与说话重浊的现象，可以服用四苓加木瓜草果厚朴汤治疗。

125

脾主四肢，脾阳郁故四肢乍冷。湿渍脾而脾气下溜，故自利。目白精属肺，足太阴寒则手太阴不能独治，两太阴同气也。

且脾主地气，肺主天气，地气上蒸，天气不化，故目睛黄也。白滑与灰，寒湿苔也。湿困中焦，则中气虚寒，中气虚寒，则阳光不治，主正阳者心也，心藏神，故神昏。

心主言，心阳虚故不语。脾窍在舌，湿邪阻窍，则舌蹇而语声迟重。

湿以下行为顺，故以四苓散驱湿下行，加木瓜以平木，治其所不胜也。厚朴以温中行滞，草果温太阴独胜之寒，芳香而达窍，补火以生土，驱浊以生清也。

四苓加木瓜厚朴草果汤方（苦热兼酸淡法）

生白术三钱　猪苓一钱五分　泽泻一钱五分　赤苓块五钱　木瓜一钱　厚朴一钱　草果八分　半夏三钱

水八杯，煮取八分三杯，分三次服。阳素虚者，加附子二钱。

脾主四肢，脾阳被寒湿阻遏而不能温熙四肢，因此四肢有时发冷。湿邪侵犯于脾，导致脾的运化失常，水湿下趋而出，因此大便泻泄稀薄。眼白在眼部五轮中属肺金，因此足太阴脾与手太阴肺不能分开来单独治疗，因为两者同气，关系十分密切。

脾土主地之气，肺金主天之气，如果地气向上蒸腾而天气不化，脾土的颜色现于肺金，因此眼白会发黄。舌苔呈现白滑或灰色，这是寒湿侵袭人体的表现。如果湿邪因阻中焦，导致脾胃虚寒，中焦阳气受损，则会造成阳气衰竭而难治，而人体的正阳由心所统管，心能藏神，因此会出现神志昏蒙。

心主语言，如果心阳虚弱则不想说话。脾的外窍为舌，如果湿邪阻滞于脾窍，则会出现舌转动不灵活而声音重浊。

湿邪以下行为顺，故以四苓散驱湿下行，加入木瓜以平肝木，这是因为肝木可以剋脾土的缘故。厚朴能温中行滞，草果能温侵入于太阴脾经的寒邪，芳香而达窍，可以补阳气之火以生脾土，因此能祛除脾胃中的浊气而生清气。

生白术三钱　猪苓一钱五分　泽泻一钱五分　赤苓块五钱　木瓜一钱　厚朴一钱　草果八分　半夏三钱

以八杯水，煎煮取八分三杯，分三次服用。如果平素阳气亏虚者，可以加入附子二钱。

足太阴脾属土而能生化气血；手太阴肺属金而主气，脾土能生肺金，因此说脾与肺两者同气，关系十分密切。

四十七、足太阴寒湿，舌灰滑，中焦滞痞，草果茵陈汤主之；面目俱黄，四肢常厥者，茵陈四逆汤主之。

湿滞痞结，非温通而兼开窍不可，故以草果为君。茵陈因陈生新，生发阳气之机最速，故以之为佐。广皮、大腹、厚朴，共成泻痞之功。猪苓、泽泻，以导湿外出也。若再加面黄肢逆，则非前汤所能济，故以四逆回原，茵陈宣湿退黄也。

草果茵陈汤方 （苦辛温法）

草果一钱　茵陈三钱　茯苓片三钱　厚朴二钱　广皮一钱五分　猪苓二钱　大腹皮二钱　泽泻一钱五分

水五杯，煮取二杯，分二次服。

茵陈四逆汤方（苦辛甘热复微寒法）

附子三钱(炮)　干姜五钱　炙甘草二钱　茵陈六钱

水五杯，煮取二杯。温服一杯，厥回止后服；仍厥，再服；尽剂，厥不回，再作服。

四十八、足太阴寒湿，舌白滑，甚则灰，脉迟，不食，不寐，大便窒塞，浊阴凝聚，阳伤腹痛，痛甚则肢逆，椒附白通汤主之。

四十七、湿邪阻滞中焦而导致的胸脘痞胀不舒的，必须要温通阳气、同时开通脾窍，所以方中用草果为君药。

凡是湿滞痞结，如果不使用温通而兼开窍的方法则不能取效，因此以草果为君。茵陈具有因陈生新的特性，生发阳气之功效最为快速，故作为佐药。广皮、大腹、厚朴，共成泻痞之功。猪苓、泽泻，能导湿邪外出。如果患者出现面色发黄，肢体逆冷，则不属于前汤所能治疗的病证，必须以四逆汤收摄元气，同时以茵陈宣湿退黄。

草果一钱　茵陈三钱　茯苓片三钱　厚朴二钱　广皮一钱五分　猪苓二钱　大腹皮二钱　泽泻一钱五分

以五杯水，煎煮取二杯，分二次服用。

附子三钱(炮)　干姜五钱　炙甘草二钱　茵陈六钱

以五杯水，煎煮取二杯。温服一杯，如果肢体逆冷的症状改善则停止服用；否则，则应当继续服用；如果药液喝完之后，肢体仍然逆冷者，则必须再次服用。

四十八、患足太阴寒湿证，出现舌苔白滑，严重时甚至出现灰白，脉象迟，不能食，不能睡，大便闭塞不通，这是因为浊阴凝聚，阳气亏损而导致腹痛，疼痛严重时甚至会出现肢体逆冷，可以服用椒附白通汤治疗。

此足太阴寒湿，兼足少阴、厥阴证也。白滑灰滑，皆寒湿苔也。脉迟者，阳为寒湿所困，来去俱迟也。不食，胃阳痹也。不寐，中焦湿聚，阻遏阳气不得下交于阴也。

大便窒塞，脾与大肠之阳，不能下达也。阳为湿困，返逊位于浊阴，故浊阴得以蟠踞中焦而为痛也。

凡痛皆邪正相争之象，虽曰阳困，究竟阳未绝灭，两不相下，故相争而痛也(后凡言痛者仿此)。椒附白通汤，齐通三焦之阳，而急驱浊阴也。

本证属于寒湿侵犯足太阴脾，兼犯足少阴肾和足厥阴肝。出现白滑苔和灰滑苔，都属于寒湿的证候。脉象迟缓，表示阳气被寒湿阻遏，表现为脉象的来去都比较缓慢。不想饮食，表示寒湿阻遏胃阳。夜不安眠，表示寒湿凝聚于中焦，导致阳气被阻遏而不能下交于阴液。

大便闭塞不通，表示脾与大肠的阳气不能下达。当阳气被湿邪阻遏后，则浊阴邪气必然更为充盛，因此浊阴壅滞于中焦而引起腹痛。

凡是疼痛都是由于邪正相争的证候，此时虽然寒湿阻遏了阳气，但阳气仍然没有衰亡，阳气因而与寒湿相互抗争而出现疼痛(本书以后提到痛证，其病因大多与此相类似)。椒附白通汤，可以同时温通三焦的阳气，而迅速祛除湿浊邪气。

 本证属于寒湿同时侵犯于脾、肾和肝，因此病证比较复杂。

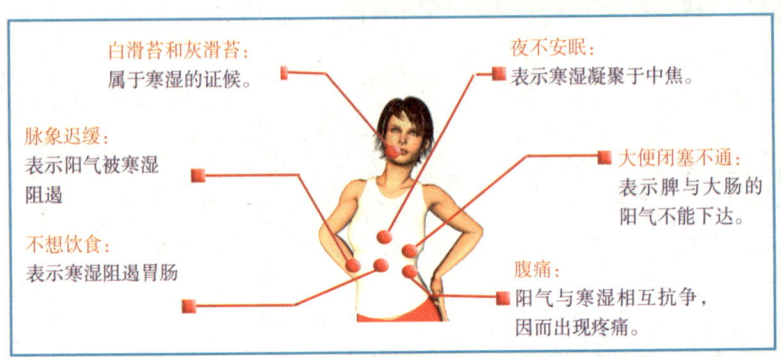

白滑苔和灰滑苔：
属于寒湿的证候。

夜不安眠：
表示寒湿凝聚于中焦。

脉象迟缓：
表示阳气被寒湿阻遏

大便闭塞不通：
表示脾与大肠的阳气不能下达。

不想饮食：
表示寒湿阻遏胃肠

腹痛：
阳气与寒湿相互抗争，因而出现疼痛。

〖方论〗此苦辛热法复方也。苦与辛合，能降能通，非热不足以胜重寒而回阳。附子益太阳之标阳，补命门之真火，助少阳之火热。盖人之命火，与太阳之阳、少阳之阳旺，行水自速。三焦通利，湿不得停，焉能聚而为痛，故用附子以为君，火旺则土强。干姜温中逐湿痹，太阴经之本药，川椒燥湿除胀消食，治心腹冷痛，故以二物为臣。葱白由内而达外，中空通阳最速，亦主腹痛，故以为之使。浊阴凝聚不散，有格阳之势，故反佐以猪胆汁，猪水畜，属肾，以阴求阴也；胆乃甲木，从少阳，少阳主开泄，生发之机最速。此用仲景白通汤，与许学士椒附汤，合而裁制者也。

椒附白通汤方

生附子(炒黑)三钱　川椒(炒黑)　二钱　淡干姜二钱　葱白三茎　猪胆汁半烧酒杯(去渣后调入)

水五杯，煮成二杯，分二次凉服。

四十九、阳明寒湿，舌白腐，肛坠痛，便不爽，不喜食，附子理中汤去甘草加广皮厚朴汤主之。

九窍不和，皆属胃病。胃受寒湿所伤，故肛门坠痛而便不爽；阳明失困，故不喜食。理中之人参补阳明之正，苍术补太阴而渗湿，姜、附运坤阳以劫寒，盖脾阳转而后湿行，湿行而后胃阳复。去甘草，畏其满中也。加厚朴、广皮，取其行气。合而言之，辛甘为阳，辛苦能通之义也。

〖方论〗本方为苦辛热法的复方。苦味药配合辛味药，既能降气又能通气，况且如果不用热药则不能祛除阴寒邪气而回复阳气。附子不仅能补益太阳经的阳气，还能补益命门的真火，助长少阳的火热。如果人体的命门之火、太阳的阳气、少阳的阳气都十分旺盛，水湿的运行自然迅速。如果三焦通畅无阻，湿邪不得停滞于体内，阴寒邪气怎么可能聚集而引起疼痛呢?因此以附子为君药，阳气之火旺则脾胃之土强。干姜能温中逐湿痹，属于太阴经的本药，川椒能燥湿除胀消食，可以治心腹冷痛，故以二物为臣药。葱白可以从体内而达体外，由于本身中空因此通畅阳气的功效最快，亦主腹痛，故作为使药。由于浊阴凝聚不散，已经出现阴盛格阳的趋势，故以猪胆汁作为反佐，猪为水畜，在五行上属肾，因此能以阴求阴；胆属于甲木（木在五行属肝），从少阳，少阳能开泄气机，因此生发的功效最速。此方乃是综合仲景的白通汤，与许学士的椒附汤所成。

生附子（炒黑）三钱　川椒（炒黑）　二钱　淡干姜二钱　葱白三茎　猪胆汁半烧酒杯（去渣后调入）

以五杯水，煎煮成二杯，分二次凉服。

四十九、患阳明寒湿证，出现舌苔白腐，肛门坠痛，大便不爽，不喜欢进食，可以服用附子理中汤去甘草加广皮厚朴汤治疗。

人体九窍不和畅，都与胃病有关。如果胃的阳气被寒湿所阻遏，则会出现肛门下坠疼痛，大便不爽快；如果阳明胃腑受损，则不想饮食。

附子理中汤去甘草加厚朴广皮汤方（辛甘兼苦法）

生茅术三钱　人参一钱五分　炮干姜一钱五分　厚朴二钱　广皮一钱五分　生附子一钱五分(炮黑)

水五杯，煮取八分二杯，分二次服。

五十、寒湿伤脾胃两阳，寒热，不饥，吞酸，形寒，或脘中痞闷，或酒客湿聚，苓姜术桂汤主之。

此兼运脾胃，宣通阳气之轻剂也。

苓姜术桂汤方（苦辛温法）

茯苓块五钱　生姜三钱　炒白术三钱　桂枝三钱

水五杯，煮取八分二杯，分温再服。

生茅术三钱　人参一钱五分　炮干姜一钱五分　厚朴二钱　广皮一钱五分　生附子一钱五分(炮黑)

以五杯水，煎煮取八分二杯，分二次服用。

五十、如果寒湿损伤脾和胃的阳气，出现恶寒发热，无饥饿感，胃中有酸水上泛，身体冰冷，或是脘腹部痞塞满闷，或是平素因嗜好饮酒而导致湿邪内聚，应当服用苓姜术桂汤。

此方兼能运化脾胃，属于宣通阳气的轻缓方剂。

茯苓块五钱　生姜三钱　炒白术三钱　桂枝三钱

以五杯水，煎煮取八分二杯，分开几次来温服。

五十一、湿伤脾胃两阳，既吐且利，寒热身痛，或不寒热，但腹中痛，名曰霍乱。寒多，不欲饮水者，理中汤主之。热多，欲饮水者，五苓散主之。吐利汗出，发热恶寒，四肢拘急，手足厥逆，四逆汤主之。吐利止而身痛不休者，宜桂枝汤小和之。

按霍乱一证，长夏最多，本于阳虚寒湿凝聚，关系非轻，伤人于顷刻之间。奈时医不读《金匮要略》，不识病源，不问轻重，一概主以藿香正气散，轻者原有可愈之理，重者死不旋踵；更可笑者，正气散中加黄连、麦冬，大用西瓜治渴欲饮水之霍乱，病者岂堪命乎！

瑭见之屡矣，故将来《金匮要略》原文，备录于此。胃阳不伤不吐，脾阳不伤不泻，邪正不争不痛，营卫不乖不寒热。

以不饮水之故，知其为寒多；主以理中汤(原文系理中丸，方后自注云：然丸不及汤，盖丸缓而汤速也；恐丸药不精，故直改从汤)，温中散寒。

五十一、如果湿邪损伤脾胃的阳气，出现又吐又泻，恶寒发热，身体疼痛，或是不恶寒发热，只有腹中疼痛，称为霍乱。寒象比较明显，不想喝水的，用理中汤治疗；发热比较明显，口渴想喝水的，用五苓散治疗。出现呕吐、腹泻交作，身体出汗，发热恶寒，四肢拘急难以伸展，手足发冷的，用四逆汤治疗。如果呕吐、腹泻已停止，但身体疼痛尚未好转的，应当服用桂枝汤调和营卫。

按：霍乱这种病证，以夏末秋初最常见，主要是由于阳气虚弱导致寒湿凝集，通常病势较重，在很短的时间内就会危及生命。无奈现在的医生不读《金匮要略》，不知道病源，也不问病情轻重，全部用藿香正气散来治疗，如果是病较轻的还能够治愈，如果病较重的则会很快死亡。更可笑的是，有人在藿香正气散中加黄连、麦冬，并使用大量的西瓜来治疗口渴想要饮水的霍乱病人，病人岂有不死亡的吗？

我对这些情况见得很多，所以把《金匮要略》中的原文摘录下来作为参考。胃阳不受损伤就不会呕吐，脾阳不受损伤就不会腹泻，邪气和正气不相互抗争就不会引起疼痛，营卫之气不失于调和就不会出现恶寒发热。

患者不想喝水的症候，表示病证偏于寒性，应当服用理中汤(原文是理中丸，本方的自注说：丸不如汤，这是由于丸剂的功效比较缓和而汤剂的功效比较快速，由于担心丸药的制作不精良，因此直接改为汤剂)，以温补中焦阳气，驱散寒邪。

人参甘草，胃之守药；白
术甘草，脾之守药；干姜能通能
守，下上两泄者，故脾胃两守
之；且守中有通，通中有守，
以守药作通用，以通药作守用。

若热欲饮水之证，饮不解
渴，而吐泻不止，则主以五苓。
邪热须从小便去，膀胱为小肠之
下游，小肠，火腑也，五苓通前
阴，所以守后阴也。

太阳不开，则阳明不阖，开
太阳正所以守阳明也。此二汤皆
有一举两得之妙。吐利则脾胃之
阳虚，汗出则太阳之阳亦虚；发
热者，浮阳在外也；恶寒者，实
寒在中也；四肢拘急，脾阳不荣
四末；手足厥冷，中土湿而厥阴
肝木来乘病者。

人参和甘草，属于胃的守药；
白术和甘草，属于脾的守药；干姜
既能通又能守。霍乱病，表现为上
吐下泻、上下两泄的症候，因此既
要守脾又要守胃，而且要守中有
通，通中有守，以守药作为通药来
用，以通药作为守药来用。

如果出现口渴想要喝水，但喝
水后仍不解渴，并且呕吐和腹泻不
止的，表示病证偏于热性，应当服
用五苓散。使体内的邪热从小便中
排出，膀胱属于小肠的下游，而小
肠为火腑，又可移热于膀胱，因此
通利膀胱则能泄小肠之火。所以用
五苓散通前阴利小便，如果小便能
通则能守后阴而实大便。

太阳膀胱不开则阳明胃腑不
能合，开太阳膀胱则可使阳明胃腑
合而能守，理中汤、五苓散二方都
具有一举两得的功效。呕吐、腹泻
会导致脾胃阳气虚弱；出汗会导致
足太阳经的阳气不足；发热，表示
阳气浮现于外；恶寒，表示实寒阻
滞于中焦；四肢拘急伸展不利，表
示脾阳虚弱不能荣养四肢；手足发
冷，则是因为脾胃阳虚，肝木乘虚
侵犯于脾胃所引起的。

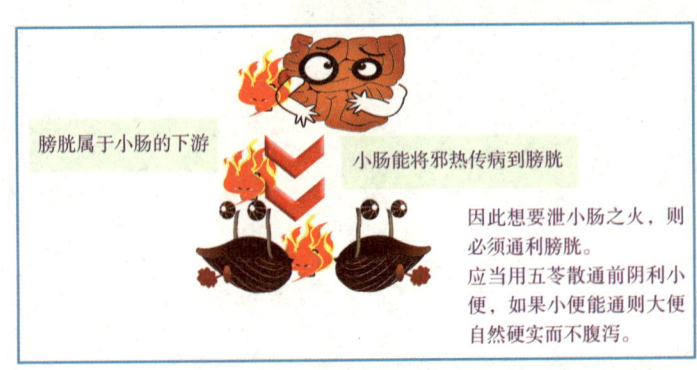

膀胱属于小肠的下游

小肠能将邪热传病到膀胱

因此想要泄小肠之火，则
必须通利膀胱。
应当用五苓散通前阴利小
便，如果小便能通则大便
自然硬实而不腹泻。

四逆汤善救逆，故名四逆汤。人参甘草守中阳，干姜附子通中阳，人参附子护外阳，干姜甘草护中阳，中外之阳复回，则群阴退避，而厥回矣。吐利止而身痛不休者，中阳复而表阳不和也，故以桂枝汤温经而微和之。

理中汤方

(甘热微苦法，此方分量以及后加减法，悉照《金匮要略》原文，用者临时斟酌)

人参 甘草 白术 干姜各三两

水八杯，煮取三杯，温服一杯，日三服。

〖加减法〗若脐上筑者，肾气动也，去术加桂四两。吐多者，去术加生姜三两。下多者还用术。悸者加茯苓二两。渴欲饮水者，加术足前成四两半。腹中痛者，加人参足前成四两半。寒者，加干姜足前成四两半。腹满者，去术加附子一枚。服汤后，如食顷，饮热粥一升许，微自汗，勿发揭衣服。

五苓散方（见前）

〖加减法〗腹满者，加厚朴、广皮各一两。渴甚面赤，脉大紧而急，搧扇知凉，饮冰不知冷，腹痛甚，时时躁烦者，格阳也，加干姜一两五钱（此条非仲景原文，余治验创）。

四逆汤最善于治疗四肢逆冷的病证，因此称为四逆。人参、甘草能补守中焦的阳气，干姜、附子能温通中焦的阳气，如果体表和内脏的阳气都能恢复，阴寒邪气自然很难停滞，逆冷的四肢就会转温。如果呕吐、腹泻停止，身体仍然疼痛的，表示中焦阳气已恢复正常，而体表阳气尚未完全调和所致，因此可以服用桂枝汤温通经络，稍微调和营卫。

（这种治法属于甘热微苦法，此方在剂量大小与药物的加减法，完全根据《金匮要略》原文，在使用时必须随时临证斟酌）

人参 甘草 白术 干姜各三两

以八杯水，煎煮取三杯，温服一杯，每日服用三次。

〖加减法〗如果脐上出现蠕动者，表示肾气逆动，应当去掉白术加入肉桂四两。呕吐严重者，应当去掉白术加入生姜三两。如果泻下严重者必须还用白术。心悸者加茯苓二两。口渴欲饮水者，加白术足前成四两半。腹中疼痛者，加人参足前成四两半。身体发寒者，加干姜足前成四两半。腹部胀满者，去白术加附子一枚。服汤后，如果感觉饥饿，可以饮热粥一升许，让身体微微发汗，此时不要脱掉衣服。

〖加减法〗腹部胀满者，加厚朴、广皮各一两。口渴严重而面色赤红，并且脉象大紧而急者，如果用扇搧时知道寒凉，但是饮冰时却不知寒冷，并有腹部疼痛严重，时时感觉烦躁者，表示体内的阴气太盛而格拒阳气，此时应当加干姜一两五钱（此条非仲景原文，余治验创。）

百沸汤和，每服五钱，日三服。

炙甘草二两　干姜一两　半生附子一枚(去皮)加人参一两

水五茶碗，煮取二碗，分二次服。

按：原方无人参，此独加人参者，前条寒多不饮水，较烦逆尚轻，仲景已用人参；此条诸阳欲脱，中虚更急，不用人参，何以固内。柯韵伯伤寒注云：仲景凡治虚证，以里为重，胁热下利，脉微弱者，使用人参；汗后身痛，脉沉迟者，便加人参。此脉迟而利清谷，且不烦不咳，中气大虚，元气已脱，但温不补，何以救逆乎！

观茯苓四逆之烦躁，且以人参；况通脉四逆，岂得无参。是必有脱落耳，备录于此存参。

以百沸汤调和，每次服用五钱，每日服用三次。

炙甘草二两　干姜一两　半生附子一枚(去皮)加人参一两

以五茶碗水，煎煮取二碗，分二次服用。

按：原方中没有人参，此方惟独加入人参，这是因为上条属于寒象较重而不想喝水的病证，虽然比四肢逆冷的病证还轻，但张仲景已经使用了人参；本条病证为内外阳气都即将外脱，中焦阳气更加虚弱危急，如果不用人参，怎能固守阳气呢？

柯韵伯在《伤寒注》中说：张仲景在治疗虚证时，都以里证为主，只要有发热而下利，脉微弱的，才加入人参；如出汗后身体疼痛，脉沉迟的，也要加人参。本病证的脉象迟而下利完谷不化，并且没有烦躁、咳嗽，表示中气已经严重损伤，元气已经外脱，如果仅用温药而不用补药，怎么能够挽救这类逆证呢？

《伤寒论》茯苓四逆汤适用的烦躁症，都必须要用人参，何况使出通脉四逆汤时，怎么会反而不用人参吗？因此《伤寒论》的原文中一定有些字句脱落，特地记载于此以供参考。

五十二、霍乱兼转筋者，五苓散加防己桂枝薏仁主之；寒甚脉紧者，再加附子。

肝藏血，主筋，筋为寒湿搏急而转，故于五苓和霍乱之中，加桂枝温筋，防己急驱下焦血分之寒湿，薏仁主湿痹脚气，扶土抑木，治筋急拘挛。甚寒脉紧，则非纯阳之附子不可。

五苓散加防己桂枝薏仁方

即于前五苓散内，加防己一两，桂枝一两半，足前成二两，薏仁二两。寒甚者，加附子大者一枚。杵为细末，每服五钱，百沸汤和，日三，剧者日三夜一，得卧则勿令服。

五十二、患霍乱病兼有四肢筋肉拘急挛缩的，用五苓散加防己桂枝薏仁方治疗。如果寒象较重而脉紧的，再加入附子。

肝藏血，主筋，如果寒湿邪气侵袭于筋脉，就会出现四肢筋肉拘急挛缩的症候，因此用五苓散治疗霍乱时，加桂枝以温通筋脉，并用防己迅速驱除下焦血分的寒湿，再加入薏仁来祛除湿痹和脚气，主要功效为扶助脾胃而平抑肝木，以达到治疗筋脉拘急挛缩的目的。如果寒象比较严重而脉紧的，则非用辛热温阳的附子不可。

此处应当注意的是肝藏血，主筋，四肢筋肉拘急挛缩的病因，可以分为虚证与实证两类。当寒湿邪气侵袭于筋脉所引起的拘急挛缩，属于实证；如果是因肝血虚或肝阴虚所引起的拘急挛缩，则属于虚证。

五十三、卒中寒湿，内挟秽浊，眩冒欲绝，腹中绞痛，脉沉紧而迟，甚则伏，欲吐不得吐，欲利不得利，甚则转筋，四肢欲厥，俗名发痧，又名干霍乱，转筋者，俗名转筋火，古方书不载(不载者，不载上三条之俗名耳；若是证，当于《金匮要略》腹满、腹痛、心痛、寒疝、诸条参看自得)，蜀椒救中汤主之，九痛丸亦可服；语乱者，行服至宝丹，再与汤药。

五十三、寒湿邪气突然侵袭中焦，并且夹杂着秽浊之气，出现头晕目眩似乎将要昏厥，腹中疼痛如绞，脉象沉紧而迟，甚至脉伏，想吐却吐不出来，想泻也泻不出来，甚至筋肉拘急抽搐，四肢发冷，称为发痧，又称为干霍乱。而筋肉拘急抽搐，俗称为"转筋火"，在古代的医书中并没有记载(没有记载的意思，是指古医书中没有记载以上三个俗名，关于这种病证的诊治，应当参照《金匮要略》腹满、腹痛、心痛、寒疝各条，自然就能理解)，可以服用蜀椒救中汤，也可以服用九痛丸；如果出现语言错乱的，可先服至宝丹，再服用前面所说的汤药。

按此证夏日湿蒸之时最多，故因霍乱而类记于此。中阳本虚，内停寒湿，又为蒸腾秽浊之气所干，由口鼻而直行中道，以致腹中阳气受逼，所以相争而为绞痛；胃阳不转，虽欲吐而不得；脾阳困闭，虽欲利而不能；其或经络亦受寒湿，则筋如转索，而后者向前矣；中阳虚而肝木来乘，则厥。欲名发痧者何？

盖以此证病来迅速，或不及延医，或医亦不识，相传以钱或用磁碗口，蘸姜汤或麻油，刮其关节，刮则其血皆分，住则复合，数数分合，动则生阳，关节通而气得转，往往有随手而愈者，刮处必现血点，红紫如沙，故名痧也。但刮后须十二时不饮水，方不再发。不然则因邪在络，稍受寒发怒，则举发矣。以其欲吐不吐，欲利不利而腹痛，故又名干霍乱。其转筋名转筋火者，以常发于夏月，夏月火令，又病迅速如火也，其实乃伏阴与湿相搏之故。

以大建中之蜀椒，急驱阴浊下行，干姜温中，去人参、胶饴者，畏其满而守也，加厚朴以泻湿中浊气，槟榔以散结气，直达下焦，广皮通行十二经之气，改名救中汤，急驱浊阴，所以救中焦之真阳也。

九痛九一面扶正，一面驱邪，其驱邪之功最迅，故亦可服。再按前吐泻之霍乱，有阴阳二证，于霍乱则纯有阴而无阳，所谓天地不通，闭塞而成冬，有若否卦之义。若语言乱者，邪干心包，故先以至宝丹，驱包络之邪也。

按：本证在夏季湿气上蒸时最常见，由于此证与霍乱相类似，因此附记于此。本证的发生，主要是由于中焦阳气虚弱，内有寒湿停滞，又被蒸腾的秽浊所侵犯，病邪从口鼻进入而直接侵犯于脾胃，以至于腹中的阳气被遏阻，邪正相互抗争而出现腹痛如绞；脾胃阳气的升降失常，因而想吐又吐不出来，想泻也泻不出来，如果经络也受到寒湿的侵犯，则会出现筋肉拘急抽搐；由于脾阳虚衰则肝木乘机克伐脾土，因而出现四肢发冷。为什么称为发痧呢？

这是因为本病证来势急骤，有的来不及延医诊治，有的连医生也不明白是什么病，只能按相传的方法，用铜钱或瓷碗的碗口，蘸姜汤或麻油，刮动关节部位的肌肤，当通利时则血液分散，不通利时则血液又汇聚，经过几次这样的刮动，就能疏通气血，关节得以疏通则气机能够运转，往往有人在刮完后就能痊愈。由于刮过的地方会出现细密的出血点，颜色红紫如沙一般，因此称为发痧。但刮后24小时之内不能喝水，病情才不会复发。否则，病邪会留滞于经络，稍微不慎感受寒邪，或是因情志恼怒波动，也会导致病情复发。

由于本证兼有想吐又吐不出来，想泻也泻不出，并有剧烈腹痛，因此又称为"干霍乱"。此外，本证兼有的"转筋"之所以称为"转筋火"，是因为本证大多发生在夏季，夏季属于火热当令的节气，加上病势急遽如同火势那般迅速，而本病证却不是因火热所致，实际上是由内伏的阴寒邪气与湿邪相互搏结所引起的。

救中汤方 （苦辛通法）

蜀椒(炒出汗)三钱　淡干姜四钱　厚朴三钱　槟榔二钱　广皮二钱

水五杯，煮取二杯，分二次服。兼转筋者，加桂枝三钱，防己五钱，薏仁三钱。厥者加附子二钱。

九痛丸方 （治九种心痛，苦辛甘热法）

附子三两　生狼牙一两　人参一两　干姜一两　吴茱萸一两　巴豆(去皮心熬碾如膏)一两

蜜丸梧子大，酒下，强人初服三丸，日三服，弱者二丸。

兼治卒中恶，腹胀痛，口不能言；又治连年积冷，流注心胸痛，并冷冲上气、落马、坠车、血病等证皆主之。忌口如常法。

【方论】《内经》有五脏胃腑心痛，并痰虫食积，即为九痛也。心痛之因，非风即寒，故以干姜、附子驱寒壮阳，吴茱萸能降肝脏浊阴下行，生狼牙善驱浮风，以巴豆驱逐痰虫陈滞之积，人参养正驱邪，因其药品气血皆入，补泻攻伐皆备，故治中恶腹胀痛等证。

附录《外台》走马汤，治中恶、心痛、腹胀、大便不通，苦辛热法。沈目南注云：中恶之证，俗谓绞肠乌痧，即秽臭恶毒之气，直从口鼻，入于心胸肠胃脏腑，壅塞正气不行，故心痛腹胀，大便不通，是为实证。非似六淫侵入而有表里清浊之分。故用巴豆极热大毒峻猛之剂，急攻其邪，佐杏仁以利肺与大肠之气，使邪从后阴，一扫尽除，则病得愈。若缓须臾，正气不通，营卫阴阳机息则死，是取通则不痛之义也。

巴豆(去心皮熬)二枚　杏仁二枚

上二味，以绵缠槌令碎，热汤二合，捻取白汁饮之，当下。老小强弱量之。通治飞尸鬼击病。

按《医方集解》中，治霍乱用阴阳水一法，有协和阴阳，使不相争之义。又治干霍乱用盐汤探吐一法，盖闭塞至极之证，除针灸之外，莫如吐法通阳最速。夫呕，厥阴气也，寒痛，太阳寒水气也，否，冬象也，冬令太阳寒水，得肠阴气至，风能上升，则一阳开泄，万象皆有生机矣。至针法，治病最速，取祸亦不缓，当于《甲乙经》中求之，非善针者，不可令针也。

【四】 湿温（附：疟、痢、疸、痹）

五十四、湿热上焦未清，里虚内陷，神识如蒙，舌滑脉缓，人参泻心汤加白芍主之。

湿在上焦，若中阳不虚者，必始终在上焦，断不内陷；或因中阳本虚，或因误伤于药，其势必致内陷。湿之中人也，首如裹，目如蒙，热能令人昏，故神识如蒙，此与热邪直入包络谵语神昏有间。

里虚故用人参以护里阳，白芍以护真阴；湿陷于里，故用干姜、枳实之辛通；湿中兼热，故用黄芩、黄连之苦降。此邪已内陷，其势不能还表，法用通降，从里治也。

五十四、患湿热病，病邪侵犯于上焦而未能清解，由于正气亏虚，湿热趁虚内陷于里，因而出现神志昏蒙、舌滑、脉缓，应当服用人参泻心汤加白芍来治疗。

湿热邪气侵犯于上焦时，如果中焦阳气不虚，则病邪将会只停滞在上焦而不会内陷于里。如果中阳亏虚，或是因用药失误而损伤了中焦阳气，必然会导致病邪内传。湿邪伤人的症状表现为头重如裹、视物如蒙，热邪则能令人神志昏迷，这种神志异常与热邪直接侵犯心包所产生的神昏谵语并不相同。

由于正气亏虚，因此必须用人参补益中阳，白芍滋养阴液。又因湿邪内陷，因此用干姜、枳实以温通化湿；由于湿邪兼有热邪，因此用黄芩、黄连苦寒清热。本证属于湿热内陷所致，治疗时不能从肌表而解，而必须以辛苦通降法，祛除在里的湿热。

本证是因湿热邪气侵犯于上焦时，兼有中焦阳气亏虚，因而导致病邪内传所致。治疗方剂为人参泻心汤加白芍，此方的组成极为重要，读者务必要明白此方的方旨；方中不但以黄连、黄芩清热，以干姜、枳实温通化湿，又以人参补气，白芍滋阴；清热、温通、补气、滋阴同时并用，应当注意的是所用药物剂量的比例，千万不可偏重于某类药性。

人参二钱　　　　2

生白芍二钱　　　2

干姜二钱　枳实一钱　2+1=3

黄连一钱五分　黄芩一钱五分　1.5+1.5=3

五十五、湿热受自口鼻，由募原直走中道，不饥不食，机窍不灵，三香汤主之。

此邪从上焦来，还使上焦去法也。

三香汤方（微苦微辛微寒兼芳香法）

栝蒌皮三钱 桔梗三钱 黑山栀二钱 枳壳二钱 郁金二钱 香豉二钱 降香末三钱

水五杯，煮取二杯，分二次温服。

〖方论〗按：此证由上焦而来，其机尚浅，故用蒌皮、桔梗、枳壳微苦微辛开上，山栀轻浮微苦清热，香豉、郁金、降香化中上之秽浊而开郁。上条以下焦为邪之出路，故用重；此条以上焦为邪之出路，故用轻；以下三焦均受者，则用分消。彼此互参，可以知叶氏之因证制方，心灵手巧处矣!惜散见于案中而人多

五十五、湿热邪气通常由口鼻侵入，由募原直接传入中焦脾胃，症状表现为无饥饿感，不想饮食，神志失灵等症状，应当服用三香汤来治疗。

本例主要论述病邪从上焦侵入，因而再驱使其从上焦而出的治法。

〖方论〗本证由上焦传变而来，由于病证比较轻浅，所以用栝蒌皮、桔梗、枳壳微苦微辛的药物来开泄上焦，用轻浮微苦的山栀来清热，以香豉、郁金、降香芳香宣化的药物来开通上、中焦秽浊邪气所引起的郁闭。

上例的治疗是使邪从下焦而出，因此用药着重于沉降的药物；本例是使邪气从上焦宣透，因此用药着重于轻清的药物；下例病证是三焦均受病邪，因此使用分消法。从这三例相互参照，可以得知叶氏能根据病证的变化，巧妙地制方用药。可惜的是，这些内容散见于叶氏的医案中而未被人们所注意，因此特别选出，其他相关的内容也是如此。

五十四例（湿热上焦未清，里虚内陷，神识如蒙，舌滑脉缓）是使邪从下焦而出，因此必须使用药性偏于沉降的药物。

本例（湿热受自口鼻，由募原直走中道，不饥不食，机窍不灵）是使邪从上焦宣透，必须使用药性偏于轻清的药物。

五十六例（吸受秽湿，三焦分布，热蒸头胀，身痛呕逆，小便不通，神识昏迷，舌白，渴不多饮）是三焦均受病邪，因此使用分消法。

治疗秽湿邪气遍布于三焦的病证，必须要先用安宫牛黄丸开窍清热，再用茯苓皮汤淡渗利湿。

五十六、吸受秽湿，三焦分布，热蒸头胀，身痛呕逆，小便不通，神识昏迷，舌白，渴不多饮，先宜芳香通神利窍，安宫牛黄丸；继用淡渗分消浊湿，茯苓皮汤。

按此证表里经络脏腑三焦，俱为湿热所困，最畏内闭外脱，故急以牛黄丸宣窍清热而护神明；但牛黄丸不能利湿分消，故继以茯苓皮汤。

安宫牛黄丸（方法见前）

茯苓皮汤（淡渗兼微辛微凉法）

茯苓皮五钱　生薏仁五钱　猪苓三钱　大腹皮三钱　白通草三钱　淡竹叶二钱

水八杯，煮取三杯，分三次服。

五十六、秽湿邪气从口鼻而入后，遍布于三焦，由于热势蒸腾，症状表现为头部闷胀，身体疼痛，呕吐，小便不通，神识昏迷，舌苔白，口渴而不想多喝水，应当先用安宫牛黄丸开窍清热；等神志清醒后，再用茯苓皮汤淡渗利湿，以分消湿浊邪气。

按：本证是表里、经络、脏腑、三焦都被湿热邪气所阻遏。这时最怕出现湿热内闭而阳气外脱之证，因此必须立即服用安宫牛黄丸来开窍清热以保护神明，但由于安宫牛黄丸并不具有利湿的作用，因此必须再服用茯苓皮汤以淡渗利湿。

茯苓皮五钱　生薏仁五钱　猪苓三钱　大腹皮三钱　白通草三钱　淡竹叶二钱

以八杯水，煎煮取三杯，分三次服用。

本例是由于湿热邪气阻遏三焦，因此不仅出现邪热的症状，也出现湿邪的症状。

邪热的症状为：头部闷胀，身体疼痛，神识昏迷。

湿邪的症状为：呕吐，小便不通，舌苔白，口渴而不想多喝水。

应当用安宫牛黄丸来开窍清热，之后再用茯苓皮汤以淡渗利湿。

五十七、阳明湿温，气壅为哕者，新制梅皮竹茹汤主之。

按《金匮要略》橘皮竹茹汤，乃胃虚受邪之治，今治湿热壅遏胃气致哕，不宜用参甘峻补，故改用柿蒂。按柿成于秋，得阳明燥金之主气，且其形多方，他果未之有也，故治肺胃之病有独胜(肺之藏象属金，胃之气运属金)。柿蒂乃柿之归束处，凡花皆散，凡子皆降，凡降先收，从生而散而收而降，皆一蒂为之也，治逆哕之能事毕矣(再按：草木一身，芦与蒂为升降之门户，载生气上升者芦也，受阴精归藏者蒂也，格物者不可不于此会心焉)。

新制橘皮竹茹汤 （苦辛通降法）

橘皮三钱　竹茹三钱　柿蒂七枚　姜汁三条匙(冲)

水五杯，煮取二杯，分二次温服；不知，再作服。有痰火者，加竹沥、栝蒌霜。有淤血者，加桃仁。

五十七、患湿温病，病邪侵犯阳明胃腑后，会导致胃气壅滞，气机上逆而出现呃逆，应当服用新制梅皮竹茹汤来治疗。

按：《金匮要略》中的梅皮竹茹汤，是用来治疗胃气虚损而又同时感受病邪的方剂，现在用来治疗因湿热壅遏胃气所引起的呃逆，则不能使用人参、甘草等峻补的药物，而改用柿蒂。柿子成熟于秋季，禀受阳明燥金的主气，而且柿子的形状为方形，这是其他果物所没有的，因此具有独特的功效来治疗肺胃疾病(肺脏的五行属性为金，胃的气运也属金)。柿蒂为柿的起源处。凡是花的性质都能升散，凡是子的性质都能沉降，而在沉降之前必须先收聚，从生、散、收、降都与柿蒂有关，因而擅于治疗呃逆(根据草木的性质分析，芦和蒂为升降的门户，能运载生发之气上升的为芦，能接受阴精之气归藏的为蒂，研究时不可不在这些方面钻研)。

以五杯水，煎煮取二杯，分二次温服；如果没有功效，应适当再次服用。如果有痰火者，可以加入竹沥、栝蒌霜。如果有瘀血者，可以加入桃仁。

治疗因湿热阻遏胃气所引起的呃逆，如果误用人参、甘草等峻补的药物来补气，将会导致胃气更为壅滞不通。

五十八、三焦湿郁，升降失司，脘连腹胀，大便不爽，一加减正气散主之。

再按此条与上第五十六条同为三焦受邪，彼以分消开窍为急务，此以升降中焦为定法，各因见证之不同也。

五十八、由于湿邪阻遏三焦，导致气机升降失常，因而出现脘腹胀满，大便不爽等症状，应当服用一加减正气散来治疗。

再按：本例与第五十六例的病证，都是因为病邪侵犯三焦所致，但五十六例是以开窍醒神、分利湿邪来治疗，而本例的治疗则是以升降中焦气机为主。

加减正气散方

藿香梗二钱　厚朴二钱　杏仁二钱　茯苓皮二钱　广皮一钱　神曲一钱五分　麦芽一钱五分　绵茵陈二钱　大腹皮一钱

水五杯，煮二杯，再服。

〖方论〗正气散本苦辛温兼甘法，今加减之，乃苦辛微寒法也。去原方之紫苏、白芷，无须发表也。去甘桔，此证以中焦为扼要，不必提上焦也。只以藿香化浊，厚朴、广皮、茯苓、大腹泻湿满，加杏仁利肺与大肠之气，神曲、麦芽升降脾胃之气，茵陈宣湿郁而动生发之气，藿香但用梗，取其走中不走外也。茯苓但用皮，以诸皮皆凉，泻湿热独胜也。

藿香梗二钱　厚朴二钱　杏仁二钱　茯苓皮二钱　广皮一钱　神曲一钱五分　麦芽一钱五分　绵茵陈二钱　大腹皮一钱

以五杯水，煎煮成二杯后服用。

〖方论〗正气散原本属于苦辛温兼甘法，现今加减药物，便属于苦辛微寒法。去原方之紫苏、白芷，因为本例不需要解表发汗。去甘橘，是因为此证以治疗中焦为主，不必升提上焦之气。因此只以藿香化浊，厚朴、广皮、茯苓、大腹泻湿满，并且加杏仁利肺与大肠之气，配伍神曲、麦芽升降脾胃之气，同时又以茵陈宣湿郁而动生发之气，其中藿香只用梗，这是取其走中不走外的缘故。茯苓之所以只用皮，是因为诸皮的药性皆凉，能专注于清泻湿热的缘故。

五十六例的病证（吸受秽湿，三焦分布，热蒸头胀，身痛呕逆，小便不通，神识昏迷，舌白，渴不多饮），以开窍醒神、分利湿邪来治疗。

五十九、湿郁三焦，脘闷，便溏，身痛，舌白，脉象模糊，二加减正气散主之。

上条中焦病重，故以升降中焦为要。此条脘闷便溏，中焦证也，身痛舌白，脉象模糊，则经络证矣，故加防己急走经络中湿郁；以便溏不比大便不爽，故加通草、薏仁，利小便所以实大便也；大豆黄卷从湿热蒸变而成，能化蕴酿之湿热，而蒸变脾胃之气也。

五十九、由于湿邪阻遏三焦，症状表现为脘腹痞闷，大便稀溏，身体疼痛，舌苔白，脉象模糊不清，应当服用二加减正气散来治疗。

上例的病证是以中焦的病变为主，因此以升降中焦脾胃的气机来治疗。本例的病证既有胸脘闷、大便溏等中焦脾胃证，又有身体疼痛、舌苔白、脉象模糊等经络证，因此必须用防己迅速祛除经络中的湿邪。由于本证出现大便溏稀而不是大便不爽，因此加用通草、薏仁，经由通利小便来实大便。大豆黄卷是经由湿热蒸熏后所形成的，因此能清化体内蕴积之湿热，因而能升降脾胃之气。

二加减正气散（苦辛淡法）

藿香梗三钱　广皮二钱　厚朴二钱　茯苓皮三钱　木防己三钱　大豆黄卷二钱　川通草一钱五分　薏苡仁三钱

水八杯，煮三杯，三次服。

藿香梗三钱　广皮二钱　厚朴二钱　茯苓皮三钱　木防己三钱　大豆黄卷二钱　川通草一钱五分　薏苡仁三钱

以八杯水，煎煮成三杯，分三次服用。

五十七例的病证（三焦湿郁，升降失司，脘连腹胀，大便不爽），是以升降中焦脾胃的气机为主。

六十、秽湿着里，舌黄脘闷，气机不宣，久则酿热，三加减正气散主之。

前两法，一以升降为主，一以急宣经隧为主；此则以舌黄之故，预知其内已伏热，久必化热，而身亦热矣，故加杏仁利肺气，气化则湿热俱化，滑石辛淡而凉，清湿中之热，合藿香所以宣气机之不宣也。

三加减正气散方（苦辛寒法）

藿香(连梗叶)三钱　茯苓皮三钱　厚朴二钱　广皮一钱五分　杏仁三钱　滑石五钱

水五杯，煮二杯，再服。

六十、由于秽湿邪气停滞于体内，出现舌苔发黄，脘部闷，这是由于气机不畅，郁而化热所致，应当服用三加减正气散来治疗。

前述的两种治法，一是以升降脾胃的气机为主，一是以迅速宣通经络的湿邪为主。本例的病证由于出现舌黄，表示体内仍有热邪内伏，湿邪久郁则会化热，导致身体也因而发热，因此加杏仁宣利肺气，肺气宣畅则湿热邪气容易消退；方中滑石辛淡而凉，能清利湿中之邪热，配伍藿香既能化湿又能宣通气机。

藿香(连梗叶)三钱　茯苓皮三钱　厚朴二钱　广皮一钱五分　杏仁三钱　滑石五钱

以五杯水，煎煮成二杯后服用。

五十七例的病证（三焦湿郁，升降失司，脘连腹胀，大便不爽），是以升降中焦脾胃的气机为主，作用在脾胃。

五十九例的病证（既有胸脘闷、大便溏等中焦脾胃证，又有身体疼痛、舌苔白、脉象模糊等经络证），必须用防己迅速祛除经络中的湿邪，作用在经络。

本例的病证（秽湿着里，舌黄脘闷，气机不宣，久则酿热），必须用杏仁宣利肺气使热邪气容易消退；用滑石清利水湿中所混结的邪热。

五十七条的病证：是以升降脾胃的气机为主，作用在脾胃。

本条的病证：用杏仁宣利肺气，用滑石清利湿热，作用在肺。

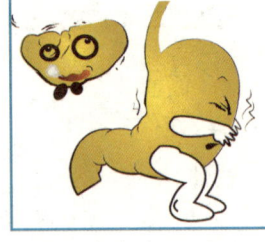
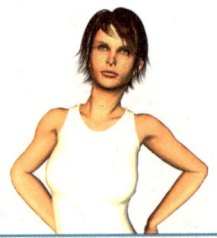
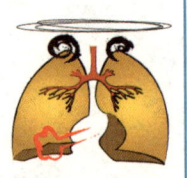

六十一、秽湿着里，邪阻气分，舌白滑，脉右缓，四加减正气散主之。

以右脉见缓之故，知气分之湿阻，故加草果、楂肉、神曲，急运坤阳，使足太阴之地气不上蒸手太阴之天气也。

四加减正气散方（苦辛温法）

藿香梗三钱　厚朴二钱　茯苓三钱　广皮一钱五分　草果一钱　楂肉(炒)五钱　神曲二钱

水五杯，煮二杯，渣再煮一杯，三次服。

六十一、秽湿邪气停滞于内，阻滞中焦气分，症状表现为舌苔白滑，右脉缓，应当服用四加减正气散。

本证因出现右手脉缓，表示为湿邪阻遏气分，因此加入草果、山楂肉、神曲立即祛除中焦湿邪，运化脾胃气机，使足太阴脾的湿邪不至于向上蒸灼而损害手太阴肺的宣降。

藿香梗三钱　厚朴二钱　茯苓三钱　广皮一钱五分　草果一钱　楂肉(炒)五钱　神曲二钱

以五杯水，煎煮成二杯，药渣可以再煮成一杯，分三次服用。

六十二、秽湿着里，脘闷便泄，五加减正气散主之。

秽湿而致脘闷，故用正气散之香开；便泄而知脾胃俱伤，故加大腹运脾气，谷芽升胃气也。

以上二条，应入前寒湿类中，以同为加减正气散法，欲观者知化裁古方之妙，故列于此。

五加减正气散方（苦辛温法）

藿香梗二钱　广皮一钱五分　茯苓块三钱　厚朴二钱　大腹皮一钱五分　谷芽一钱　苍术二钱

水五杯，煮二杯，日再服。

按今人以藿香正气散统治四时感冒，试问四时止一气行令乎，抑各司一气，且有兼气乎？

况受病之身躯脏腑，又各有不等乎？

历观前五法，均用正气散，而加法各有不同，亦可知用药非丝丝入扣，不能中病，彼泛论四时不正之气，与统治一切诸病之方，皆未望见轩岐之堂室者也，乌可云医乎！

六十二、秽湿邪气停滞于内，出现脘部作闷，大便泄泻，应当服用五加减正气散来治疗。

由于秽湿邪气阻遏中焦而导致脘部作闷，因此用藿香正气散之芳香来宣通气机。大便泄泻的症状，表示脾胃受损，因此加大腹皮来运化脾气，并用谷芽来升发胃气。

以上两例的病证都属于寒湿证，都适用于正气散的加减法，为了使读者能理解古代方剂的灵活之处，因而同时列举于此。

按：现在的医生都使用藿香正气散来治疗一年四季的感冒，请问，四季只有一气行令吗？或是应当每个节气都各司一气，并且还有兼气？

何况病人的体质、脏腑都不相同，怎么能用藿香正气散来治疗一切感冒呢？

综观以上的5种治法，虽然都用正气散，但药物的加减各有不同，由此可知，如果用药不能做到丝丝入扣，就不能切中病机而取得疗效。那些总是泛泛空谈四时不正之气，只想用几张方剂来治疗所有病证的人，都是不能掌握高深的医理，怎能称为医生呢？

治疗秽湿邪气停滞所引起的大便泄泻，可以用大腹皮来运化脾气，并用谷芽来升发胃气。

六十三、脉缓身痛，舌淡黄而滑，渴不多饮，或竟不渴，汗出热解，继而复热，内不能运水谷之湿，外复感时令之湿，发表攻里，两不可施，误认伤寒，必转坏证，徒清热则湿不退，徒祛湿则热愈炽，黄芩滑石汤主之。

六十三、患湿温病而出现缓脉，身体疼痛，舌苔淡黄而滑，口渴而饮水不多，或是不觉口渴，出汗后发热减退，但不久又再度发热的，这是由于脾胃不能运化水谷而形成内湿，同时又感受了时令的外湿，内外湿邪相合所致。此时不能用解表法或攻下法，如果误认为是伤寒病来治疗，必然会转成坏证。如果单用清热法，则湿邪不能祛除，如果单用祛湿法，则热势必然更加炽盛，应当服用黄芩滑石汤来治疗。

在汗出后热势虽减，但不久之后又发热的，表示是因湿热相争所致，因而热退不久后又会再度发热。

如果是因内外湿邪相合所引起的发热，则不能用解表法或攻下法，而必须用黄芩滑石汤湿热同治，一方面清热，一方面利湿。

本例的病证（既有胸脘闷、大便溏等中焦脾胃证，又有身体疼痛、舌苔白、脉象模糊等经络证），必须用防己迅速祛除经络中的湿邪。

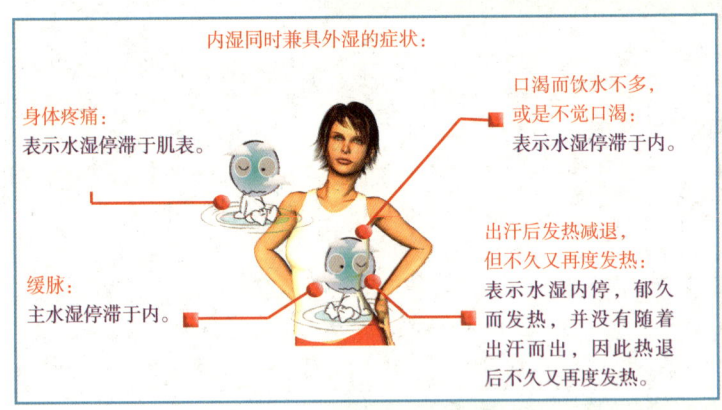

内湿同时兼具外湿的症状：

身体疼痛：
表示水湿停滞于肌表。

口渴而饮水不多，或是不觉口渴：
表示水湿停滞于内。

出汗后发热减退，但不久又再度发热：
表示水湿内停，郁久而发热，并没有随着出汗而出，因此热退后不久又再度发热。

缓脉：
主水湿停滞于内。

脉缓身痛，有似中风，但不浮，舌滑不渴饮，则非中风矣。若系中风，汗出则身痛解而热不作矣。

今继而复热者，乃湿热相蒸之汗，湿属阴邪，其气留连，不能因汗而退，故继而复热。内不能运水谷之湿，脾胃困于湿也；外复受时令之湿，经络亦困于湿矣。

倘以伤寒发表攻里之法施之，发表则诛伐无过之表，阳伤而成痉；攻里则脾胃之阳伤，而成洞泄寒中，故必转坏证也。

湿热两伤，不可偏治，故以黄芩、滑石、茯苓皮清湿中之热，蔻仁、猪苓宣湿邪之正，再加大腹皮、通草，共成宣气利小便之功，气化则湿化，小便利则火腑通而热自清矣。

黄芩滑石汤方（苦辛寒法）

黄芩三钱　滑石三钱　茯苓皮三钱　大腹皮二钱　白蔻仁一钱　通草一钱　猪苓三钱

水六杯，煮取二杯，渣再煮一杯，分温三服。

患湿温病而出现脉缓，身体疼痛，类似于伤寒病的中风证，但是脉不浮，舌苔滑腻而不想多饮水，表示并不是中风证。如果真是中风证，在出汗后邪气必然随汗而解，则身痛应当消退，也不会再发热。

但现在的病证为在汗出后热势虽减，但不久又发热，这是由于湿热相争而引起出汗，湿邪属于阴邪，它的特性为留连而难去，很难通过出汗而完全祛除，因而热退不久后又会再度发热。在内，由于脾胃被湿邪阻遏而不能运化水湿；在外，又因感受了时令湿邪而经络受阻。

此时如果误用治疗伤寒病的解表攻下法来施治，必定会转成坏证；这是由于如果解表就会攻伐正常的肌表而损伤阳气，甚至导致发痉；如果攻下则会更加损伤脾胃阳气，因而出现虚寒内盛，泄泻不止。

由于本病证既伤于湿邪又伤于热邪，因此不能只治湿或只治热，必须湿热同治。

黄芩三钱　滑石三钱　茯苓皮三钱　大腹皮二钱　白蔻仁一钱　通草一钱　猪苓三钱

以六杯水，煎煮取二杯，药渣可以再煮成一杯，分三次温服。

六十四、阳明湿温，呕而不渴者，小半夏加茯苓汤主之；呕甚而痞者，半夏泻心汤去人参、干姜、大枣、甘草加枳实、生姜主之。

呕而不渴者，饮多热少也，故主以小半夏加茯苓，逐其饮而呕自止。呕而兼痞，热邪内陷，与饮相搏，有固结不通之患，故以半夏泻心，去参、姜、甘、枣之补中，加枳实、生姜之宣胃也。

小半夏加茯苓汤

半夏六钱　茯苓六钱　生姜四钱

水五杯，煮取二杯，分二次服。

半夏泻心汤去人参干姜甘草大枣，加枳实生姜方

半夏六钱　黄连二钱　黄芩三钱　枳实三钱　生姜三钱

水八杯，煮取三杯，分三次服，虚者复纳人参、大枣。

六十四、患湿温病，出现呕吐而口不渴的，表示水饮较盛而热邪不重，应当服用小半夏加茯苓，祛除水饮则呕吐自然停止。

如果呕吐严重又兼有胃脘痞胀的，表示邪热内陷而与饮邪互相搏结，以致于形成上下不通的病势，应当服用半夏泻心汤去人参、干姜、甘草、大枣等温补中阳的药物，加枳实、生姜以宣通胃气。

半夏六钱　茯苓六钱　生姜四钱

以五杯水，煎煮取二杯，分二次服用。

半夏六钱　黄连二钱　黄芩三钱　枳实三钱　生姜三钱

以八杯水，煎煮取三杯，分三次服用，体质虚弱者可以再加入人参、大枣。

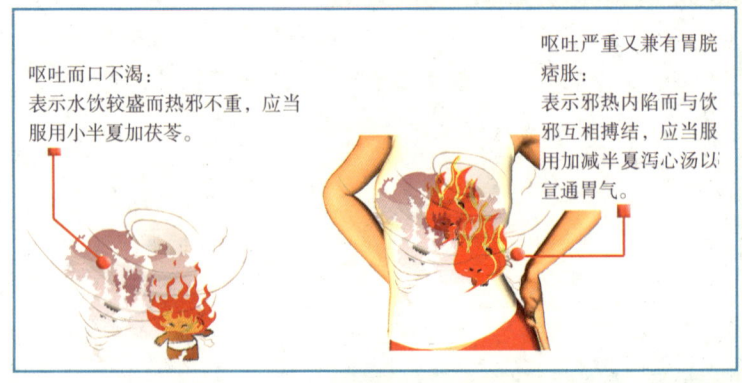

呕吐而口不渴：
表示水饮较盛而热邪不重，应当服用小半夏加茯苓。

呕吐严重又兼有胃脘痞胀：
表示邪热内陷而与饮邪互相搏结，应当服用加减半夏泻心汤以宣通胃气。

六十五、湿聚热蒸，蕴于经络，寒战热炽，骨骱烦疼，舌色灰滞，面目痿黄，病名湿痹，宣痹汤主之。

经谓：风寒湿三者合而为痹，《金匮要略》谓：经热则痹，盖《金匮要略》诚补《内经》之不足。痹之因于寒者固多，痹之兼乎热者，亦复不少，合参二经原文，细验于临证之时，自有权衡。

本论因载湿温而类及热痹，见湿温门中，原有痹证，不及备载痹证之全，学者欲求全貌，当于《内经》、《金匮要略》、喻氏、叶氏以及宋元诸名家，合而参之自得。大抵不越寒热两条，虚实异治。

寒痹势重而治反易，热痹势缓而治反难，实者单病躯壳易治，虚者兼病脏腑挟痰饮腹满等证，则难治矣，犹之伤寒两感也。此条以舌灰目黄，知其为湿中生热；寒战热炽，知其在经络；骨销疼痛，知其为痹证。若泛用治湿之药，而不知循经入络，则罔效矣。

六十五、湿热邪气蕴积蒸灼于经络之中，出现身体炽热或是寒战，骨节剧烈疼痛，心中烦躁，舌苔灰滞，面目痿黄，称为湿痹，应当服用宣痹汤来治疗。

《内经》说：风寒湿三种病邪相合而侵犯人体就会形成痹证，《金匮要略》又补充《内经》的不足，认为痹证虽然大多是由寒邪所引起，但兼有热邪的也不少，参照二书的原文，再仔细于临床中体验，自然就能明瞭了。

本书中因论述湿温病而谈到热痹，在湿温门中原来就包括了痹证，但并没有全面地论述痹证的证治，学医者如果想要全面了解痹证，应当研究《内经》、《金匮要略》、喻嘉言、叶天士和宋元名家的论述，综合参照则自然能有收获。大凡痹证不外分为寒热二条，治法不外虚实两类。

寒痹的病势较重但反而容易治疗，热痹的病势较缓但反而比较难治疗。患实证者如果只病及肢体则容易治疗．患虚证者如果已有脏腑病变并且兼有痰饮腹满等症，则比较难治，就如同伤寒中的两感证一样。本例的病证为舌苔灰滞，眼睛发黄，表示湿邪已经化热；寒战而热势炽烈，表示病变在经络；全身骨节疼痛则表示为痹证。如果只是随意使用治疗湿邪的药物，而不知道要宣通经络以祛邪外出，则很难取效。

　　用于治疗寒痹的药物，主要是以利湿与通络为主，这些药物的药性大多偏于温燥，正好切合寒痹的寒势；因此即使寒痹的病势虽然较重但反而容易治疗。

　　至于治疗热痹的药物，由于药性同样偏于温燥，如果用来治疗温热性质的热痹，等同于火上加油；因此病势虽然较缓但反而比较难治疗。

故以防己急走经络之湿，杏仁开肺气之先，连翘清气分之湿热，赤豆清血分之湿热，滑石利窍而清热中湿，山栀肃肺而泻湿中之热，薏苡淡渗而主挛痹，半夏辛平而主寒热，蚕沙化浊道中清气，痛甚加片子姜黄、海桐皮者，所以宣络而止痛也。

宣痹汤方（苦辛通法）

防己五钱　杏仁五钱　滑石五钱　连翘三钱　山栀三钱　薏苡五钱　半夏(醋炒)三钱　晚蚕沙三钱　赤小豆皮三钱(赤小豆乃五谷中之赤小豆，味酸肉赤，凉水浸取皮用。非药肆中之赤小豆，药肆中之赤豆乃广中野豆，赤皮蒂黑肉黄，不入药者也)

水八杯，煮取三杯，分温三服。痛甚加片子姜黄二钱、海桐皮三钱。

六十六、湿郁经脉，身热身痛，汗多自利，胸腹白疹，内外合邪，纯辛走表，纯苦清热，皆在所忌，辛凉淡法，薏苡竹叶散主之。

上条但痹在经脉，此则脏腑亦有邪矣，故又立一法。汗多则表阳开，身痛则表邪郁，表阳开而不解表邪，其为风湿无疑，盖汗之解者寒邪也，风为阳邪，尚不能以汗解，况湿为重浊之阴邪，故虽有汗不解也。

因此以防己来祛除经络中的湿邪，以杏仁开通肺气，连翘能清气分之湿热，赤豆能清血分之湿热，滑石能清邪热中的湿气，山栀能肃肺而泻湿邪中的邪热，薏苡能淡渗而治疗挛痹，半夏性味辛平而主寒热，蚕沙能化浊道中清气，如果疼痛严重者可以加入片子姜黄、海桐皮，以起到宣络而止痛的功效。

防己五钱　杏仁五钱　滑石五钱　连翘三钱　山栀三钱　薏苡五钱　半夏(醋炒)三钱　晚蚕沙三钱　赤小豆皮三钱(赤小豆乃五谷中之赤小豆，味酸肉赤，凉水浸取皮用。非药肆中之赤小豆，药肆中之赤豆乃广中野豆，赤皮蒂黑肉黄，不入药者也)

以八杯水，煎煮取三杯，分三次温服。疼痛严重者可以加入片子姜黄二钱、海桐皮三钱。

六十六、由于湿邪阻滞经脉，出现发热，身体疼痛，出汗多，大便泄泻，胸腹部透出白疹，这是由于体内的湿邪与外感的湿邪相互结合所致，此时千万不能单用辛散发表法或单用苦寒清热法，必须使用辛凉甘淡的薏苡竹叶散来治疗。

上例的病证属于湿热阻滞经脉的湿痹，本例的病证则属于湿热留滞于脏腑，因此另外立法。出汗较多表示肌表的腠理大开，身体疼痛表示为邪气郁积于肌表，腠理大开而表邪不得解，表示为风湿。这是因为能随汗出而解的邪气只有寒邪，而风邪属于阳邪，尚且不能随汗而解，何况湿邪属于重浊的阴邪，因此虽然出汗较多但病邪仍不能解。

学者于有汗不解之证，当识其非风则湿，或为风湿相搏也。自利而小便必短，白疹者，风湿郁于孙络毛窍。

此湿停热郁之证，故主以辛凉解肌表之热，辛淡渗在里之湿，俾表邪从气化而散，里邪从小便而驱，双解表里之妙法也，与下条互勘自明。

薏苡五钱　竹叶三钱　飞滑石五钱　白蔻仁一钱五分　连翘三钱　茯苓块五钱　白通草一钱五分

共为细末，每服五钱，日三服。

学医者对于出汗后而病不能解的病证，应当明白其不是属风就是属湿，或是风湿相合所致。由于大便泄泻，水湿因而从肠道下泄，因此小便必然会短少。胸腹部透出白疹，则是因风湿邪气阻遏了肌表的孙络毛窍所致。

本证属于湿邪内停而热邪郁阻证，因此以辛凉透解肌表的邪热，以辛淡渗利在里的湿邪，主要的目的是将表邪而从肌表透散，将在里的湿邪从小便祛除，属于表里双解的妙法，如果与下例的病证相互参照，就能更加明确。

六十五例的病证（湿聚热蒸，蕴于经络，寒战热炽，骨骱烦疼，舌色灰滞，面目萎黄），属于湿热阻滞经脉的湿痹。

六十六例的病证，属于湿热留滞于脏腑，治疗时必须使用表里双解法，将表邪而从肌表透散而出，使停滞于体内的水湿从小便祛除。

六十七、风暑寒湿，杂感混淆，气不主宣，咳嗽头胀，不饥舌白，肢体若废，杏仁薏苡汤主之。

杂感混淆，病非一端，乃以气不主宣四字为扼要。故以宣气之药为君。既兼雨湿中寒邪，自当变辛凉为辛温。此条应入寒湿类中，列于此者，以其为上条之对待也。

六十七、风暑寒湿四种邪气相互混杂而侵犯人体，导致肺气不能宣降，因而出现咳嗽，头胀，无饥饿感，舌苔白，肢体活动像是痿废一般，应当服用杏仁薏苡汤来治疗。

各种邪气混杂而致病，病情必然极为复杂，然而仍然以肺气不宣为主要病机，因此使用宣化气机的药物为君药。由于本证兼有雨湿寒邪，因此必须将辛凉法改为辛温法。本例原本应当列入寒湿病证之中，之所以放在湿温中来讨论，是为了与上例相互参照。

杏仁薏苡汤 （苦辛温法）

杏仁三钱　薏苡三钱　桂枝五分　生姜七分　厚朴一钱　半夏一钱五分　防己一钱五分　白蒺藜二钱

水五杯，煮三杯，渣再煮一杯，分温三服。

六十八、暑湿痹者，加减木防己汤主之。

此治痹之祖方也。风胜则引，引者(吊痛掣痛之类，或上或下，四肢游走作痛，经谓行痹是也)加桂枝、桑叶。湿胜则肿，肿者(土曰敦阜)加滑石、萆薢、苍朮。寒胜则痛，痛者加防己、桂枝、姜黄、海桐皮。

面赤口涎自出者(《灵枢》谓：胃热则廉泉开)，重加石膏、知母。绝无汗者，加羌活、苍朮，汗多者加黄芪、炙甘草。兼痰饮者，加半夏、厚朴、广皮。因不能备载全文，故以祖方加减如此，聊示门径而已。

加减木防己汤 （辛温辛凉复法）

防己六钱　桂枝三钱　石膏六钱　杏仁四钱　滑石四钱　白通草二钱　薏苡三钱

水八杯，煮取三杯，分温三服。见小效不即退者，加重服，日三夜一。

杏仁三钱　薏苡三钱　桂枝五分生姜七分　厚朴一钱　半夏一钱五分防己一钱五分　白蒺藜二钱

以五杯水，煎煮成三杯，药渣再煎煮成一杯，分三次温服。

六十八、暑湿邪气所引起的痹证，应当服用加减木防己汤。

这是治疗痹证的基础方。风邪比较严重时会引起四肢拘急（"引"是指肢体吊痛、掣痛之类的症状，或在上部或在下部，四肢游走作痛，即《内经》所说的行痹），应当加重桂枝的用量，并加入桑叶。

湿气比较严重时会引起病处肿胀，（湿邪属土，湿胜称为敦阜），应当加重滑石的用量，并加入萆薢、苍朮。寒邪比较严重时会引起疼痛，应当加重防己、桂枝的用量，并加入姜黄、海桐皮。

面红、流涎的，表示胃热比较严重（《灵枢》中说：胃有热则廉泉开而涎出），应当加重石膏的用量，并加入知母。身体都不出汗的，可以加入羌活、苍朮。出汗较多的可以加入黄芪、炙甘草。兼有痰饮可以加入半夏、厚朴、广皮。由于不可能把治疗痹证的全部内容记载于此，所以用基本方进行加减来说明治疗痹证的基本原则。

防己六钱　桂枝三钱　石膏六钱杏仁四钱　滑石四钱　白通草二钱薏苡三钱

以八杯水，煎煮取三杯，分三次温服。如果疗效不佳而病情不能立即改善者，应当加重服用此剂量，白天服用三次，夜晚服用一次。

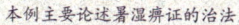
六十九、湿热不解，久酿成疸，古有成法，不及备载，聊列数则，以备规矩(下疟、痢等证仿此)。

本论之作，原补前人之未备，已有成法可循者，安能尽录。因横列四时杂感，不能不列湿温，连类而及，又不能不列黄疸、疟、痢，不过略标法则而已。

按湿温门中，其证最多，其方最伙；盖土居中位，秽浊所归，四方皆至，悉可兼证，故错综参伍，无穷极也。即为黄疸一证而言，《金匮要略》有辨证三十五条，出治一十二方，先审黄之必发不发，在于小便之利与不利；疸之易治难治，在于口之渴与不渴；再察瘀热入胃之因，或因外并，或因内发，或因食谷，或因酣酒，或因劳色，有随经蓄血，入水黄汗；上盛者一身尽热，下郁者小便为难；又有表虚里虚，热除作哕，火劫致黄。

六十九、湿热久滞而不解，蕴酿日久则会形成黄疸。古书中已有明确的治法，在此不能全面论述，只能稍列几例来作为参考(以下所论述的疟、痢等证都可与此例类似)。

本书是为了补充前人的不足，但对于前人能作为参考的治法，怎么可能全部记载。因为本书主要论述四时所感受的各种病邪，因此必须收列湿温病，至于性质相类似的黄疸、疟疾、痢疾等病证，则只能简略地说明其治疗原则。

湿温病证的种类最多，所用的方剂也最多。这是因为脾胃属土，位居中焦，各种秽浊邪气都能侵犯脾胃，其他病证也会传至脾胃，因而出现多种兼证，因此湿温病的症候极为错综复杂，很难详尽论述。以黄疸病来说，《金匮要略》中有三十五个条文、方剂十二首来辨治黄疸，认为黄疸的形成与否，取决于小便是否通利；黄疸的易治或难治，则可以观察口渴或不渴来判断；至于瘀热入胃的原因，有的是因外感，有的是因内伤，有的是因饮食宿滞，有的是因嗜酒，有的是因纵欲过度，有的是因病邪循着经络停滞下焦而形成蓄血，有的是因出汗后入水洗浴而导致汗液发黄；有的是因火热炽盛于上而导致全身发热，有的是因病邪壅阻于下焦而导致小便困难；还有的是因表虚、里虚、热退后呃逆不止，或是因误用艾灸、温针等火劫发汗后而形成黄疸。

知病有不一之因，故治有不齐之法：于是脉弦胁痛，少阳未罢，仍主以和；渴饮水浆，阳明化燥，急当泻热；湿在上，以辛散，以风胜，湿在下，以苦泄，以淡渗；如狂蓄血，势以必攻；汗后溺白，自宜投补；酒客多蕴热，先用清中，加之分利，后必顾其脾阳；女劳有秽浊，始以解毒，继以滑窍，终当峻补真阴；表虚者实卫，里虚者建中；入水火劫，以及治逆变证，各立方论，以为后学津梁。

明确了这些不同的原因，就能采用相应的治法。因此脉象弦、胁部疼痛的，表示少阳病还未缓解，治法仍然要以和解为主；口渴而饮水较多的，表示阳明热盛化燥，应当迅速清泄邪热；如果湿邪偏于上焦的，通常以辛散祛风药来治疗；如果湿邪偏于下焦的，通常以苦泄淡渗药来治疗；患蓄血证而发狂的，必须攻逐痰热；出汗以后而小便由黄色转为清白的，自然要用补法；嗜酒者大多有蕴热壅滞，应当清泄中焦邪热，配合分利湿邪，之后要保顾脾胃阳气；房劳过度的大多兼有秽浊邪气，开始时应解毒，接着再通利下窍，最后才大补真阴。

表虚的应当充实卫气，里虚的应当扶助中气；出汗后入水或误用火劫损伤阴液，以及因误治而形成变证的，都已经有了论述和处方，这些都可以作为学医者的准绳。

至寒湿在里之治，阳明篇中，惟见一则，不出方论，指人以寒湿中求之。盖脾本畏木而喜风燥，制水而恶寒湿。今阴黄一证，寒湿相搏，譬如卑监之土，须暴风日之阳，纯阴之病，疗以辛热无疑，方虽不出，法已显然。

奈丹溪云：不必分五疸，总是如岁酱相似。以为得治黄之扼要，殊不知以之治阳黄，犹嫌其混，以之治阴黄，恶乎可哉！

喻嘉言于阴黄一证，竟谓仲景方论亡失，恍若无所循从。惟罗谦甫具有卓识，力辨阴阳，遵仲景寒湿之旨，出茵陈四逆汤之治。

瑭于阴黄一证，究心有年，悉用罗氏法而化裁之，无不应手取效。间有始即寒湿，从太阳寒水之化，继因其人阳气尚未十分衰败，得燥热药数帖，阳明转燥金之化而为阳证者，即从阳黄例治之。

对于寒湿入里的治法，在阳明篇中仅有一例的记载，却没有方剂，表示人们应当在寒湿类的病证中来寻求治法。脾土惧怕肝木的克伐而喜爱风性的干燥，能运化水湿但厌恶寒湿壅阻。所谓阴黄证，是由于寒湿相互搏结，就像土中湿气过盛，必须经过风吹日晒才能干燥一样，对于寒湿壅阻的纯阴之证，必须用辛热药来治疗，虽然没有明确的处方，但治疗的原则是明确可见的。

可是朱丹溪却认为不必分为五种黄疸，误以为黄疸的形成与酝酿制酱的道理相似，认为这就是治疗黄疸的主要原则，却不知道如果按这种原则来治疗阳黄证，尚且太过于笼统含糊，如果再用此法来治疗阴黄证，就更是离谱了。

喻亮言对于阴黄病证的论治中，来源于张仲景相关的论述和处方都已经遗失，后人似乎已经无所遵循。只有罗谦甫具有高明的见识，强调要分辨阴黄、阳黄，并且根据张仲景的观点，提出用茵陈四逆汤来治疗。

我对于阴黄病证已经研究多年，全部采用罗氏的方法来加减论治，没有不立刻取得疗效的。有些人在初患病时就偏于寒湿体质，患病后大多由太阳经寒水而传变，又因为患者此时的阳气尚未衰败，服用几帖温燥药后，寒湿便从阳明燥金而传变为阳证，此时就可以根据阳黄的治法来治疗。

七十、夏秋疸病，湿热气蒸，外干时令，内蕴水谷，必以宣通气分为要，失治则为肿胀。由黄疸而肿胀者，苦辛淡法，二金汤主之。

此揭疸病之由，与治疸之法，失治之变，又因变制方之法也。

二金汤方（苦辛淡法）

鸡内金五钱　海金沙五钱　厚朴三钱　大腹皮三钱　猪苓三钱　白通草二钱

水八杯，煮取三杯，分三次温服。

七十、在夏秋季节时患黄疸病，大多是由于湿热邪气蕴蒸所引起的，一方面是因感受了时令的湿热，另一方面则是因体内的水谷不能运化而酿生为湿热；因此必须以宣通气分来治疗，如果治疗不当就会转变为肿胀证。由黄疸而转变为肿胀证的，应当采用二金汤苦辛淡法来治疗。

本例揭示了黄疸的病因、治疗原则以及治疗不当的变证，并根据这些变化来制定方剂治法。

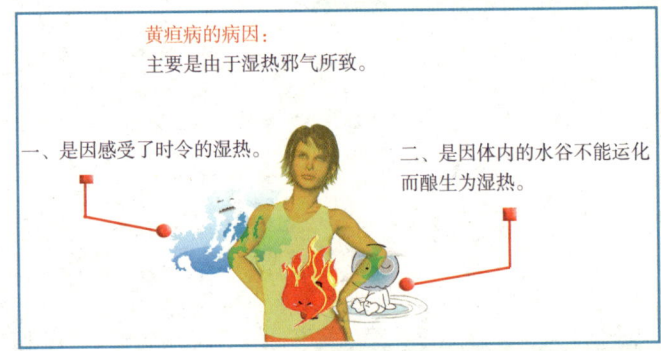

黄疸病的病因：
主要是由于湿热邪气所致。

一、是因感受了时令的湿热。

二、是因体内的水谷不能运化而酿生为湿热。

七十一、诸黄疸小便短者，茵陈五苓散主之。

沈氏目南云：此黄疸气分实证，通治之方也。胃为水谷之海，营卫之源，风入胃家气分，风湿相蒸，是为阳黄；湿热流于膀胱，气郁不化，则小便不利，当用五苓散宣通表里之邪，茵陈开郁而清湿热。

茵陈五苓散（五苓散方见前。五苓散系苦辛温法，今茵陈倍五苓，乃苦辛微寒法）

七十一、凡是患各类黄疸，出现小便短赤者，可以服用茵陈五苓散治疗。沈目南说：这是通治黄疸气分实证的方法。胃为水谷之海，乃是营气、卫气的源泉，如果风邪侵犯胃的气分，风邪与湿邪相互蒸灼，则会形成阳黄。如果湿热邪气下流膀胱，导致气机郁滞而不能正常气化，则会出现小便不利。应当以五苓散宣通表里的病邪，以茵陈来开通郁滞而清化湿热。

蒿陈末十分　五苓散五分　共为细末，和匀，每服三钱，日三服。

《金匮要略》方不及备载，当于本书研究，独采此方者，以其为实证通治之方，备外风内湿一则也。

取蒿陈末十分与五苓散五分，将以上的药物共同研为细末，调和均匀，每次服用三钱，每日服用三次。

《金匮要略》的方剂不能完全记载，应当于本书中研究，之所以采取此方的缘故，是因为本方可以通治属于外风内湿的实证。

阳黄：风邪侵犯胃的气分，风邪与湿邪相互蒸灼所致。

七十二、黄疸脉沉，中痞恶心，便结溺赤，病属三焦里证，杏仁石膏汤主之。

前条两解表里，此条统治三焦，有一纵一横之义。杏仁、石膏开上焦，姜、半开中焦，枳实则由中驱下矣，山栀通行三焦，黄柏宣清下焦。

通宣三焦之方，皆扼重上焦，以上焦为病之始入，且为气化之先，虽统宣三焦之方，而汤则名杏仁石膏也。

杏仁石膏汤方（苦辛寒法）

杏仁五钱　石膏八钱　半夏五钱　山栀三钱　黄柏三钱　枳实汁每次三匙(冲)　姜汁每次三匙(冲)

水八杯，煮取三杯，分三次服。

七十二、患黄疸病而出现脉象沉，脘腹痞满，恶心，大便秘结，小便赤黄，属于湿热充斥于三焦的里证，应当服用杏仁石膏汤。

前例属于表里两解的治法，本例则是统治上、中、下三焦，二者一是从纵的角度，一是从横的角度来加以论述。方中的杏仁、石膏可以宣散上焦的病邪，姜汁、半夏宣通中焦，枳实可把中焦的病邪驱向下焦，山栀通行三焦，黄柏清泻下焦。

通常用来宣通三焦的方剂，都是以治疗上焦为主，这是因为上焦属于病邪开始侵犯的部位，而且上焦又为气化的首要部位，因此本方虽然能宣通三焦的病邪，但汤名还是以杏仁石膏汤来命名。

七十三、素积劳倦，再感湿温，误用发表，身面俱黄，不饥溺赤，连翘赤豆饮煎送保和丸。

前第七十条，由黄而变他病，此则由他病而变黄，亦遥相对待。证系两感，故方用连翘赤豆饮以解其外，保和丸以和其中，俾湿温、劳倦、治逆、一齐解散矣。保和丸苦温而运脾阳，行在里之湿；陈皮、连翘由中达外，其行湿固然矣。兼治劳倦者何？

经云：劳者温之。盖人身之动作云为，皆赖阳气为之主张，积劳伤阳。劳倦者，因劳而倦也，倦者，四肢倦怠也，脾主四肢，脾阳伤，则四肢倦而无力也。再肺属金而主气，气者阳也；脾属土而生金，阳气虽分内外，其实特一气之转输耳。劳虽自外而来，外阳既伤，则中阳不能独运，中阳不运，是人之赖食湿以生者，反为食湿所困，脾即困于食湿，安能不失化马之贞，而上承干健乎！

七十三、如果长期过度疲劳而又感受湿热邪气，又因误用发表药，导致身体面部发黄、无饥饿感、小便短赤的，应当用连翘赤豆饮煎汤送服保和丸来治疗。

之前第七十例是论述由黄疸转变为其他病证的证治，本例则是论述由其他病证转变为黄疸的证治，二者可以相互比较。本例病证可以分为脾胃内伤和外感湿热两类，治疗外感湿热则服用连翘赤豆饮，治疗脾胃内伤则以保和丸清化里湿，使湿热、劳倦内伤、误治变证等得到解除。保和丸药性苦温而能温运脾阳，祛除里湿，陈皮、连翘可使病邪由里达外，祛除湿邪是显而易见的，但为什么也能治疗劳倦伤脾呢？

《内经》认为：劳者温之，这是因为人体的活动必须依赖阳气来推动，长期过度劳累必然会损伤阳气。所谓劳倦是指因劳累而疲倦，倦则是指四肢倦怠无力，脾主四肢，当脾阳受伤则四肢必然倦怠无力。此外，肺属金而主人一身之气，气属于阳，脾属土，土可生金，阳气虽然有里气与表气的不同，但都必须依靠气来输运。劳累虽然损伤表气，但外阳一伤，在内的阳气也就不能单独输运，中阳不能输运，就会使得原本依赖饮食和水湿的人，反而被饮食和水湿所困，脾被饮食和水湿困阻后，怎能不失去运化的功能呢？

古人善治劳者，前则有仲景，后则有东垣，均从此处得手。奈之何后世医者，但云劳病，辄用补阴，非惑于丹溪一家之说哉！

本论原为外感而设，并不及内伤，兹特因两感而略言之。

连翘赤豆饮方（苦辛微寒法）

连翘二钱　山栀一钱　通草一钱　赤豆二钱　花粉一钱　香豆豉一钱

煎送保和丸三钱。

保和丸方（苦辛温平法）

山楂　神曲　茯苓　陈皮　卜子　连翘　半夏

古代医家善于治疗因劳倦所伤的病证，前有张仲景，后有李东垣，都是从调理脾胃入手。无奈后世的医生，一提到因劳倦所伤的病证，就立即用补阴法，这不是被朱丹溪的学说所迷惑而造成的吗？

本书原本是论述外感病证，并不打算详述内伤病证，由于本证是因内伤兼有外感所致，因此才稍作讨论。

连翘二钱　山栀一钱　通草一钱　赤豆二钱　花粉一钱　香豆豉一钱

煎煮成药液后，配合三钱的保和丸一同服用。

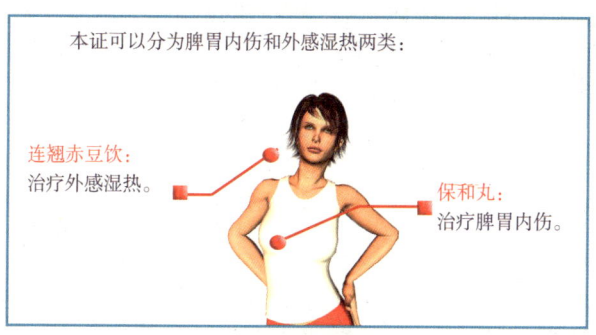

本证可以分为脾胃内伤和外感湿热两类：

连翘赤豆饮：
治疗外感湿热。

保和丸：
治疗脾胃内伤。

七十四、湿甚为热，疟邪痞结心下，舌白口渴，烦躁自利，初身痛，继则心下亦痛，泻心汤主之。

此疟邪结心下气分之方也。

泻心汤（方法见前）

七十四、由于湿邪郁久化热而形成疟疾，病邪结聚于心下而导致痞满，舌苔白，口渴，烦躁，大便泄泻，初病时身体疼痛，之后心下也疼痛的，应当服用泻心汤来治疗。

这是治疗疟邪结聚于心下的方法。

七十五、疮家湿疟，忌用发散，苍术白虎汤加草果主之。

《金匮要略》谓疮家忌汗，发汗则病痉。盖以疮者血脉间病，心主血脉，血脉必虚而热，然后成疮；既成疮以后，疮脓又系血液所化，汗为心液，由血脉而达毛窍，再发汗以伤其心液，不痉何待！

故以白虎辛凉重剂，清阳明之热湿，由肺卫而出；加苍术、草果，温散脾中重滞之寒湿，亦由肺卫而出。阳明阳土，清以石膏、知母之辛凉；太阴阴土，温以苍术、草果之苦温；适合其脏腑之宜，矫其一偏之性而已。

即前白虎汤内加苍术、草果。

七十六、背寒，胸中痞结，疟来日晏，邪渐入阴，草果知母汤主之。

患疟疾而出现背部寒冷，胸中痞满胀闷，寒热发作的时间间隔逐渐推迟，表示疟邪逐步深入于阴分所致，应当服用草果知母汤来治疗。

此素积烦劳，未病先虚，故伏邪不肯解散，正阳馁弱，邪热固结。是以草果温太阴独胜之寒，知母泻阳明独胜之热，厚朴佐草果泻中焦之湿蕴，合姜、半而开痞结，花粉佐知母而生津退热。

七十五、平素患有疮疡的病人，如果再患湿邪偏盛的疟疾，就不能使用发汗法来治疗，而应当服用苍术白虎汤加草果。

《金匮要略》认为，平素患有疮疡的病人不能使用发汗法来治疗，如果误用发汗将会导致痉病。这是因为疮疡是属于血脉异常所引起的病变，而心主血脉，如果血脉虚而邪热炽盛的，必定会形成疮疡。疮疡形成后，脓液又从血液化生而来，至于汗为心液，乃是由血脉外达于毛窍，如果再用发汗法来治疗，则会更加损伤心液，当心液受损后，怎能不发生痉病呢？

七十六、患疟疾而出现背部寒冷，胸中痞满胀闷，寒热发作的时间间隔逐渐推迟，表示疟邪逐步深入于阴分所致，应当服用草果知母汤来治疗。

本证是因患者长期劳累，在未患疟疾之前正气已虚，因此在得病后病邪深伏而不容易祛除，由于体内的阳气虚弱，邪热深结难解，因此以草果温化壅阻于太阴脾的寒湿，知母清泻阳明炽盛的邪热，厚朴配伍草果通泻蕴结于中焦的寒湿，配合姜汁、半夏开通痞结，花粉配伍知母生津养液以退热。

脾胃兼病，最畏木克，乌梅、黄芩清热而和肝；疟来日晏，邪欲入阴，其所以之使出者，全赖草果(俗以乌梅、五味等酸敛，是知其一，莫知其他也。酸味秉厥阴之气，居五味之首，与辛味合用，开发阳气最速，观小青龙汤自知)。

草果知母汤方 （苦辛寒兼酸法）

草果一钱五分　知母二钱　半夏三钱　厚朴二钱　黄芩一钱五分乌梅一钱五分　花粉一钱五分　姜汁五匙(冲)

水五杯，煮取二杯，分二次温服。

按此方即吴又可之达原饮去槟榔，加半夏、乌梅、姜汁。治中焦热结阳陷之证，最为合拍；吴氏乃以治不兼湿邪之温疫初起，其谬甚矣。

再按前贤制方，与集书者选方，不过示学者知法度，为学者立模范而已，未能预测后来之病证，其变幻若何?其兼证若何?其年岁又若何?所谓大匠诲人，能与人规矩，不能使人巧；至于奇巧绝伦之处，不能传，亦不可传，可遇而不可求，可暂而不可常者也。学者当心领神会，先务识其所以然之故，而后增减古方之药品分量，宜重宜轻，宜多宜寡，自有准的，所谓神而明之，存乎其人!

当脾胃同病时，最惧怕肝木来克伐，因此用乌梅和黄芩清热而和肝。寒热发作的时间间隔逐渐推迟，表示疟邪逐步深入于阴分，之所以能使疟邪能升提而出，必须全靠草果的功效(有人认为乌梅、五味子等酸敛的药物而不可用，这是只知其一，不知其他。酸味秉受了厥阴之气，为五味之首，如果能配伍辛味，则最容易开发阳气，此点从观察小青龙汤中五味子的功效就能明白)。

草果一钱五分　知母二钱　半夏三钱　厚朴二钱　黄芩一钱五分乌梅一钱五分　花粉一钱五分　姜汁五匙(冲)

水五杯，煮取二杯，分二次温服。

按此方即吴又可之达原饮去槟榔，加半夏、乌梅、姜汁。治中焦热结阳陷之证，最为合拍；吴氏乃以治不兼湿邪之温疫初起，其谬甚矣。

再按前贤制方，与集书者选方，不过示学者知法度，为学者立模范而已，未能预测后来之病证，其变幻若何?

其兼证若何？其年岁又若何?所谓大匠诲人，能与人规矩，不能使人巧；至于奇巧绝伦之处，不能传，亦不可传，可遇而不可求，可暂而不可常者也。学者当心领神会，先务识其所以然之故，而后增减古方之药品分量，宜重宜轻，宜多宜寡，自有准的，所谓神而明之，存乎其人!

七十七、疟伤胃阳，气逆不降，热劫胃液，不饥不饱，不食不便，渴不欲饮，味变酸浊，加减人参泻心汤主之。

此虽阳气受伤，阴汁被劫，恰偏于阳伤为多。故救阳立基之药四，存阴泻邪热之药二，喻氏所谓变胃而不受胃变之法也。

应当服用加减人参泻心汤。

七十七、疟邪损伤胃阳，导致气机上逆而不得通降，邪热损伤胃液，出现不知饥饱，不想饮食，不解大便，口渴而不想饮水，口中感觉酸腐浊腻的，应当服用加减人参泻心汤来治疗。

本例的病证是既有阳气耗损，又有阴液被劫，但又偏重于阳气受损。因此用四味药来挽救胃阳以巩固胃，用二味药来保存胃阴而清泻邪热。这就是喻嘉言所说的可以治疗胃病但不一定要完全受胃病所制约的方法。

本方属于大辛大温与大苦大寒的合方，务必了解方义！

口渴而不想饮水，口中感觉酸腐浊腻的：一般医生总喜欢单用黄连、枳实等苦寒药来清热，反而更加容易损伤胃气。事实上本证是因兼有阳气与阴液同时受损，因此必须加人参以补胃气，加牡蛎以收涩降逆。

加减人参泻心汤（苦辛温温复咸寒法）

人参二钱　黄连一钱五分　枳实一钱　干姜一钱五分　生姜二钱　牡蛎二钱

水五杯，煮取二杯，分二次温服。

按大辛大温与大苦大寒合方，乃厥阴经之定例。盖别脏之与腑，皆分而为二，或上下，或左右，不过经络贯通，膲膜相连耳；惟肝之与胆，合而为一，胆即居于肝之内，肝动则胆亦动，胆动而肝即随。肝宜温，胆宜凉，仲景乌梅丸、泻心汤，立万世法程矣；于小柴胡，先露其端。

人参二钱　黄连一钱五分　枳实一钱　干姜一钱五分　生姜二钱　牡蛎二钱

水五杯，煮取二杯，分二次温服。

按：用大辛大热与大苦大寒的药物来配伍组方，这是治疗厥阴病的原则。因为其他的脏与腑都位于二处，一上一下，一左一右，通常是经由经络或筋膜来联系，只有肝与胆是合而为一，胆位在肝之下，因此肝胆的病变更容易相互影响。肝适宜温而胆适宜凉，张仲景创立的乌梅丸、泻心汤都属于寒热药并用，成为万世不变的法则；从小柴胡汤就能明白这种法则。

此证疟邪扰胃，致令胃气上逆，而亦用此辛温寒苦合法者何？盖胃之为腑，体阳而用阴，本系下降，无上升之理；其呕吐哕痞，有时上逆，升者胃气，所以使胃气上升者，非胃气也，肝与胆也，故古人以呕为肝病，今人则以为胃病已耳。

七十八、疟伤胃阴，不饥不饱，不便，潮热，得食则烦热愈加，津液不复者，麦冬麻仁汤主之。

暑湿伤气，疟邪伤阴，故见证如是。此条与上条不饥不饱不便相同。上条以气逆呕酸不合辨阳伤，此条以潮热得食则烦热愈加定阴伤也。阴伤既定，复胃阴者莫若甘寒，复酸味者，酸甘化阴也。两条胃病，皆有不便者何？九窍不和，皆属胃病也。

麦冬麻仁汤方 （酸甘化阴法）

麦冬(连心)五钱　火麻仁四钱　生白芍四钱　何首乌三钱　乌梅肉二钱　知母二钱

水八杯，煮取三杯，分三次温服。

此证是因为疟邪侵扰胃腑，导致胃气上逆，为什么也适用此辛温寒苦法？这是因为胃属于父腑，形体的本质为阳但实质的功效为阴，胃气原本应当下降，没有上升的道理；之所以出现呕吐哕痞，这是因为胃气上逆的缘故。然而，虽然上升的是胃气，但引起胃气上升的并不是胃气而是肝胆。因此古人把呕吐的症状看成是肝病所致，而现在的人却认为是胃病的症状。

七十八、由于疟邪损伤胃阴，出现不知饥饱，不解大便，午后潮热，进食后心烦发热更加严重，这是因津液未能恢复所致，应当服用麦冬麻仁汤来治疗。

暑湿容易损伤胃气，疟邪容易损伤胃阴，因此出现以上的症候。本例所出现的不饥不饱、不解大便等症状与上一例相同，但上例从口中感觉酸腐和不想饮食的症状确认为胃阳受伤，本例从潮热，以及进食后则烦热加重的症状确认为胃阴损伤。既然确认为阴液损伤，滋补胃阴的方法莫过于使用甘寒滋阴法，之所以加上酸味药，则是因为酸味配合甘味更可以加强滋阴的功效。以上二例的病证，都会出现大便不通，这是为什么呢？这是因为九窍不和都与胃病有关的缘故。

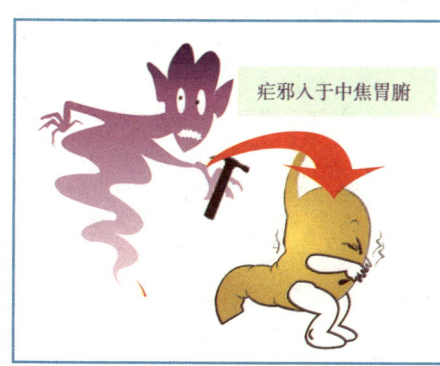

疟邪入于中焦胃腑

胃阴损伤：
由于疟邪入于中焦胃腑，损伤胃阴，因而出现不知饥饱，不解大便，午后潮热，进食后心烦发热更加严重的症状。

163

七十九、太阴脾疟，寒起四末，不渴多呕，热聚心胸，黄连白芍汤主之；烦躁甚者，可另服牛黄丸一丸。

脾主四肢，寒起四末而不渴，故知其为脾疟也。热聚心胸而多呕，中土病而肝木来乘，故方以两和肝胃为主。此偏于热甚，故清热之品重，而以芍药收脾阴也。

黄连白芍汤方（苦辛寒法）

黄连二钱　黄芩二钱　半夏三钱　枳实一钱五分　白芍三钱　姜汁五匙(冲)

水八杯，煮取三杯，分三次，温服。

七十九、患疟疾而出现足太阴脾的症状，称为"太阴脾疟"。症状表现为从四肢的末端开始感觉寒冷，口不渴，呕吐严重，这是由于热邪壅聚于心胸部所致，应当服用黄连白芍汤来治疗。如果烦躁明显的，可以另外加服牛黄丸一粒。

脾主四肢，当疟疾发作时从四肢末端开始感觉寒冷，并且口不渴的，表示为脾疟。由于热邪壅聚于心胸部，因而呕吐严重，这是由于脾病而肝木乘虚侵犯于脾所致，因此必须以调和肝胃为主来治疗。本条的病证属于热邪偏重，因此重用清热之品，并且以芍药来收敛脾阴。

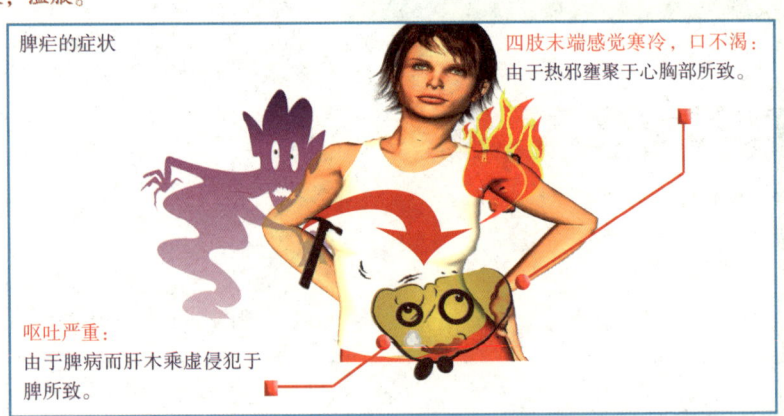

脾疟的症状

四肢末端感觉寒冷，口不渴：
由于热邪壅聚于心胸部所致。

呕吐严重：
由于脾病而肝木乘虚侵犯于脾所致。

八十、太阴脾疟，脉濡寒热，疟来日迟，腹微满，四肢不暖，露姜饮主之。

此偏于太阴虚寒，故以甘温补正。其退邪之妙，全在用露，清肃能清邪热，甘润不伤正阴，又得气化之妙谛。

八十、患太阴脾疟而出现濡脉，发热发冷，疟疾发作的间隔逐渐推迟，腹部稍微胀满，四肢不温的，应当服用露姜饮。

本例的病证偏重于太阴脾之虚寒，因此以甘温药来补助正气。本方祛邪的巧妙在于用露，既能清肃而退邪热，又能甘润滋阴而不至于损伤阴液，还能促进气化的作用。

露姜饮方（甘温复甘凉法）

人参一钱　生姜一钱

水两杯半，煮成一杯，露一宿，重汤温服。

人参一钱　生姜一钱

以两杯半水，煎煮成一杯，露一个晚上，再将药汤温热服用。

由于本证属于热邪偏重，与七十七例兼有阳气与阴液同时受损的病证并不相同，因此重用清热之品，并且以芍药来收敛脾阴。

八十一、太阴脾疟，脉弦而缓，寒颤，甚则呕吐噫气，腹鸣溏泄，苦辛寒法，不中与也；苦辛温法，加味露姜饮主之。

上条纯是太阴虚寒，此条邪气更甚，脉兼弦则土中有木矣，故加温燥泄木退邪。

加味露姜饮方（苦辛温法）

人参一钱　半夏二钱　草果一钱　生姜二钱　广皮一钱　青皮(醋炒)一钱

水二杯半，煮成一杯，滴荷叶露三匙，温服，渣再煮一杯服。

八十一、患太阴脾疟，脉象弦而缓，怕冷而全身颤抖，严重时甚至兼有呕吐，噫气，腹中肠鸣，大便溏泄。此时不能采用苦辛寒法来治疗，应当用苦辛温法，以加味露姜饮来治疗。

上例属于太阴虚寒证，本例的病证邪气更为严重，脉象兼有弦脉的，则是因太阴脾除了虚寒之外又兼有肝气偏盛的克伐，因此必须加温燥药来平泄肝气以消退病邪。

人参一钱　半夏二钱　草果一钱　生姜二钱　广皮一钱　青皮(醋炒)一钱

以二杯半水，煎煮成一杯，滴荷叶露三匙，温服，药渣可以再煎煮一杯服用。

经由脉象来辨证：

由于本例的病证的寒邪更为严重，并出现弦脉，表示除了脾病虚寒之外，又兼有肝气太偏盛的症候，因此必须配伍平泄肝气的药物（广皮、青皮）。

八十二、中焦疟，寒热久不止，气虚留邪，补中益气汤主之。

留邪以气虚之故，自以升阳益气立法。

补中益气汤方

炙黄耆一钱五分　人参一钱　炙甘草一钱　白术(炒)一钱　广皮五分　当归五分　升麻(炙)三分　柴胡(炙)三分　生姜三片　大枣(去核)二枚

八十三、脉左弦，暮热早凉，汗解渴饮，少阳疟偏于热重者，青蒿鳖甲汤主之。

少阳切近三阴，立法以一面领邪外出，一面防邪内入为要领。小柴胡汤以柴胡领邪，以人参、大枣、甘草护正；以柴胡清表热，以黄芩、甘草苦甘清里热；半夏、生姜两和肝胃，蠲内饮，宣胃阳，降胃阴，疏肝；用生姜大枣调和营卫。使表者不争，里者内安，清者清，补者补，升者升，降者降，平者平，故曰和也。青蒿鳖甲汤，用小柴胡法而小变之，却不用小柴胡之药者，小柴胡原为伤寒立方，疟缘于暑湿，其受邪之源，本自不同，故必变通其药味，以同在少阳一经，故不能离其法。

青蒿鳖甲汤以青蒿领邪，青蒿较柴胡力软，且芳香逐秽，开络之功，则较柴胡有独胜。寒邪伤阳，柴胡汤中之人参、甘草、生姜，皆护阴，鳖甲乃蠕动之物，且能入阴络搜邪。以胁痛、

八十二、患中焦疟疾，寒热发作日久不止，这是由于中气虚弱不能祛除邪气，导致病邪久留而不去的缘故，应当服用补中益气汤来治疗。

病邪久留而不去是由于中气虚弱的缘故，因此采用升阳益气的原则来治疗。

炙黄耆一钱五分　人参一钱　炙甘草一钱　白术(炒)一钱　广皮五分　当归五分　升麻(炙)三分　柴胡(炙)三分　生姜三片　大枣(去核)二枚

八十三、左手出现弦脉，傍晚身体发热而早晨发凉，出汗之后口渴想喝水，患少阳疟疾并且偏于邪热较重者，可以服用青蒿鳖甲汤治疗。由于少阳经最为接近三阴经脉，再开立处方时必须注重同时领邪外出与防邪内入。小柴胡汤是以柴胡领邪，以人参、大枣、甘草保护正气；以柴胡清表热，以黄芩、甘草苦甘清里热；半夏、生姜调和肝胃，消除体内的痰饮，宣发胃阳，肃降胃阴，疏散肝气；用生姜大枣调和营卫。使肌表与体内的气血调畅，清者清，补者补，升者升，降者降，平者平，因此称为调和。青蒿鳖甲汤，是用小柴胡法而稍微更改，但不用小柴胡药物的原因，是因为小柴胡原为治疗伤寒病，而疟病的病因为暑湿，与小柴胡汤的病因并不相同，因此必须变通其药味，但因为这两者都同时作用在少阳经，因此不能改变其治疗的原则。

青蒿鳖甲汤以青蒿领邪，青蒿比柴胡弱，且芳香逐秽，具有开通

干呕为饮邪所致，故柴胡汤以姜、半通阳降阴而清饮邪；青蒿鳖甲汤以邪热伤阴，则用知母、花粉以清热邪而止渴，丹皮清少阳血分，桑叶清少阳络中气分。宗古法而变古方者，以邪之偏寒偏热不同也，此叶氏之读古书，善用古方，岂他人之死于句下者，所可同日语哉！

经络的功效，因此比柴胡更为适合本证。寒邪容易损伤阳气，柴胡汤中之人参、甘草、生姜，皆能保护阴液，鳖甲属于蠕动之物，且能入阴络而祛除邪气。胁痛、干呕症状是因为痰饮所引起，故柴胡汤以姜、半通阳降阴而清除痰饮；青蒿鳖甲汤是因邪热损伤阴液，因此用知母、花粉清热邪而止渴，丹皮能清少阳血分，桑叶能清少阳络中气分。效法古法而变通古方者，可以根据邪气偏寒偏热的属性不同来开立处方，此叶氏之读古书，善用古方，并不是死读书的人可以相提并论的！

八十四、少阳疟如伤寒证者，小柴胡汤主之。渴甚者去半夏，加栝蒌根；脉弦迟者，小柴胡加干姜陈皮汤主之。

少阳疟如伤寒少阳证，乃偏于寒重而热轻，故仍从小柴胡法。若内燥渴甚，则去半夏之燥，加栝蒌根生津止渴。脉弦迟则寒更重矣，《金匮要略》谓脉弦迟者，当温之，故于小柴胡汤内，加干姜、陈皮温中，且能由中达外，使中阳得伸，逐邪外出也。

八十四、患少阳疟疾，症状表现与伤寒病少阳证一样的，应当服用小柴胡汤来治疗。如果口渴严重的，去半夏加栝蒌根；如果脉象弦而迟的，应当服用小柴胡加干姜陈皮汤。

少阳疟病的症状表现与伤寒病少阳证相似，这是由于少阳疟病的寒象偏重而热象较轻，因此仍然可以根据小柴胡汤的治法。如果体内燥热较甚而口渴严重的，则减去燥性的半夏，加栝蒌根以生津止渴。如果脉象弦而迟的，表示寒象更为严重。《金匮要略》认为脉象弦迟的，应当用温法，因此在小柴胡汤中加入干姜、陈皮温熙脾胃，由中焦脾胃外达于外，使中焦脾胃阳气得以伸展，从而祛邪外出。

小柴胡汤：治疗少阳疟疾，症状表现为寒象偏重而热象较轻。

如果口渴严重的，则减去燥性的半夏，加栝蒌根以生津止渴。

弦脉主肝胆病、主痰饮、主诸痛；迟脉主寒证，迟而有力主实寒证。出现弦迟的脉象，表示里有实寒，因此必须在小柴胡汤中加入干姜、陈皮温熙脾胃。

青蒿鳖甲汤方（苦辛咸寒法）

青蒿三钱　知母二钱　桑叶二钱　鳖甲五钱　丹皮二钱　花粉二钱

水五杯，煮取二杯。疟来前，分二次温服。

小柴胡汤方（苦辛甘温法）

柴胡三钱　黄芩一钱五分　半夏二钱　人参一钱　炙甘草一钱五分　生姜三片　大枣(去核)二枚

水五杯，煮取二杯，分二次温服。加减如伤寒论中法。渴甚者去半夏，加栝蒌根三钱。

小柴胡加干姜陈皮汤方（苦辛温法）

即于小柴胡汤内，加干姜二钱，陈皮二钱。

水八杯，煮取三杯，分三次，温服。

八十五、舌白脘闷，寒起四末，渴喜热饮，湿蕴之故，名曰湿疟，厚朴草果汤主之。

此热少湿多之证。舌白脘闷，皆湿为之也；寒起四末，湿郁脾阳，脾主四肢，故寒起于此；渴，热也，当喜凉饮，而反喜热饮者，湿为阴邪，弥漫于中，喜热以开之也。故方法以苦辛通降，纯用温开，而不必苦寒也。

青蒿三钱　知母二钱　桑叶二钱　鳖甲五钱　丹皮二钱　花粉二钱

以五杯水，煎煮取二杯。在塞疟疾病发作之前，分二次温服。

柴胡三钱　黄芩一钱五分　半夏二钱　人参一钱　炙甘草一钱五分　生姜三片　大枣(去核)二枚

以五杯水，煎煮取二杯，分二次温服。加减如伤寒论中法。口渴严重者去半夏，加栝蒌根三钱。

即在小柴胡汤内，加干姜二钱，陈皮二钱。

以八杯水，煎煮取三杯，分三次温服。

八十五、舌苔白，胸脘发闷，疟疾发作时从四肢末梢开始感觉寒冷，口渴喜喝热水，这是由于湿邪蕴滞于内所致，称为湿疟，应当服用厚朴草果汤来治疗。

本证属于热邪较轻而湿邪较重的病证。舌苔白、脘闷都是由于湿邪蕴滞于内所致。脾主四肢，湿邪阻遏脾阳，阳气失于温养，因此从四肢末梢开始感觉寒冷。口渴为热象的症候，原本应当喜喝凉水，本证却反而喜喝热水，这是因为湿邪为阴邪，当湿邪弥漫中焦，困阻阳气后，则喜喝热水以协助阳气来驱散阴邪。因而治疗本证必须以苦辛通降为主，可以单纯使用温散开通的药物，而不必用苦寒的药物。

厚朴一钱五分　杏仁一钱五分　草果一钱　半夏二钱　茯苓块三钱　广皮一钱

水五杯，煮取二杯，分二次温服。

按中焦之疟，脾胃正当其冲。偏于热者胃受之，法则偏于救胃；偏于湿者脾受之，法则偏于救脾。胃，阳腑也，救胃必用甘寒苦寒；脾，阴脏也，救脾必用甘温苦辛。两平者，两救之。本论列疟证，寥寥数则，略备大纲，不能偏载。然于此数条反复对勘，彼此互印，再从上焦究来路，下焦阅归路，其规矩准绳，亦可知其大略矣。

厚朴一钱五分　杏仁一钱五分
草果一钱　半夏二钱　茯苓块三钱
广皮一钱

以五杯水，煎煮取二杯，分二次温服。

中焦之疟疾，首先侵袭脾胃。如果疟疾偏于热者则胃受之，此时应当偏于救胃；如果疟疾偏于湿者则脾受之，此时应当偏于救脾。胃属于阳腑，救胃必用甘寒苦寒药物；脾属于阴脏，救脾必用甘温苦辛药物。如果脾胃同时受损者，则同时治疗。本论列举疟证，寥寥数则，略备大纲，不能全部记载。然于只要反复研究这些病例，再从上焦了解邪气的来路，从下焦明白邪气的归路，则治疗疟疾的原则，就能大致明白了。

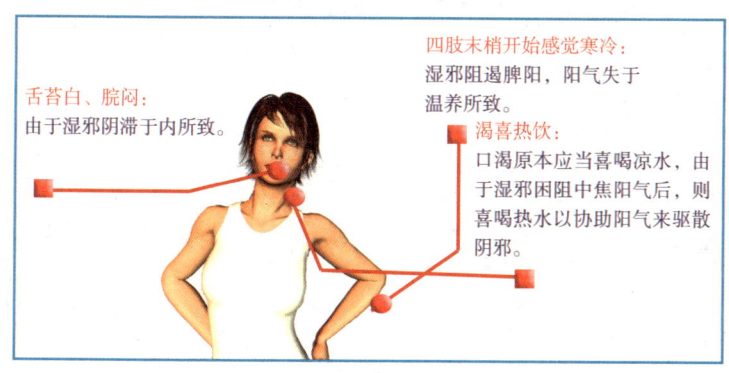

四肢末梢开始感觉寒冷：
湿邪阻遏脾阳，阳气失于温养所致。

舌苔白、脘闷：
由于湿邪阴滞于内所致。

渴喜热饮：
口渴原本应当喜喝凉水，由于湿邪困阻中焦阳气后，则喜喝热水以协助阳气来驱散阴邪。

八十六、湿温内蕴，夹杂饮食停滞，气不得运，血不得行，遂成滞下，俗名痢疾，古称重证，以其深入脏腑也。初起腹痛胀者易治；日久不痛并不胀者难治。脉小弱者易治；脉实大数者难治。老年久衰，实大小弱并难治；脉调和者易治。日数十行者易治；一二行或有或无者难治。

八十六、湿热邪气郁滞于内，并夹杂饮食停滞，导致脾胃的气机不能运化，血液的运行也不通畅，因而形成滞下，俗称为痢疾。古人认为本证属于严重的病证，是因为病邪已经深入于脏腑。痢疾初起时腹部胀满的容易治疗，如果久病而腹部不痛不胀的则比较难治；脉象小而弱的容易治疗，脉象实大而数的较难治疗；老年人或久病体衰者，不论脉象是实大或弱小都比较难治；而脉象调和的容易治疗。每日大便十几次的容易治疗，每日大便一二次或有时能解有时解不出来的比较难以治疗。

患痢疾，由于病邪已经深入于脏腑，导致脾胃不能运化，血液的运行也不通畅，此时体内的气血比较虚弱，因此出现小而弱的脉象，表示脉与症相合，相对而言仍然容易治疗。

如果体内的气血比较虚弱却反而出现实大而数的脉象，表示体内的里热实邪十分炽盛所致，属于脉与症不合，因而较难治疗。

面色便色鲜明者易治；秽暗者难治。噤口痢属实者尚可治；属虚者难治。先滞(俗所谓痢疾)后利(俗谓之泄泻)者易治；先利后滞者难治。先滞后疟者易治；先疟后滞者难治。

本年新受者易治；上年伏暑、酒客积热、老年阳虚积湿者难治。季胁少腹无动气疝瘕者易治；有者难治。

面色和大便的颜色鲜明的容易治疗，晦暗污浊的较难治疗。噤口痢属于实证的尚可以治疗，属于虚证的则难以治疗。先出现滞下(通常称为痢疾)后出现下利(通常称为泄泻)的容易治疗，先出现为下利后转变为滞下的较难治疗。先出现滞下后出现疟疾的容易治疗，先出现疟疾后出现滞下的较难治疗。

如果于当年感受病邪的容易治疗；上半年感受暑邪，病邪内伏至隔年才发的，或是喜欢饮酒的人而导致湿热内盛，或是老年阳虚而湿邪郁积于内的，都比较难以治疗。胁肋部和少腹部没有筑筑跳动和疝气积聚的容易治疗，如果出现以上症状的则比较难治。

此痢疾之大纲。虽罗列难治易治十数条，总不出邪机向外者易治，深入脏络者难治也。谚云：饿不死的伤寒，膜不死的痢疾。时人解云：凡病伤寒者，当禁其食，令病者饿，则不至与外邪相搏而死也。痢疾日下数十行，下者既多，肠胃空虚，必令病者多食，则不至肠胃尽空而死也。不知此二语，乃古之贤医金针度人处，后人不审病情，不识句读，以致妄解耳。

按《内经》热病禁食，在少愈之际，不在受病之初。仲景《伤寒论》中，现有食粥却病之条，但不可食重浊肥腻耳。痢疾暑湿夹饮食内伤，邪非一端，肠胃均受其殃；古人每云淡薄滋味，如何可以恣食，与邪气团成一片，病久不解耶！

本例论述痢疾的证治大纲。虽然列举了十几种易治和难治的症候，但概括来说病邪向外透达的容易治疗，病邪深入脏腑经络的难以治疗。俗语说："饿不死的伤寒，膜不死的痢疾"。如今人们大多解释为：凡是患伤寒病的人应当禁止饮食，让病人饥饿，就不会有正气与外邪相互搏结而加重病情。至于患痢疾的人每日大便几十次，泻下的次数这么多，肠胃必定空虚，因此必须要让病人多进饮食，才不至于因肠胃完全空虚而加重病情。然而，这些人不明白这两种解释是古代名医用来判断生死的诀窍，后人不能审察病情，又没有弄懂文义，以至于造成误解。

《内经》认为热病禁食，应当是指在痢疾将要痊愈时进行，而不是在发病初期。张仲景《伤寒论》中，还有进服热粥用来帮助祛除病邪的条文，只提到不能进食油腻重浊的食物而已。痢疾是因外感暑湿又夹有饮食内伤，病邪并非只有一种，因而肠胃均受损伤。古人认为饮食应清淡味薄，怎么可以恣意饮食，导致病邪与饮食相互搏结，而使痢疾久病而不能痊愈呢？

患温热病，由于病邪并非只有一种，初病时肠胃都已经受到损伤，应当要在病情即将要痊愈时进行禁食，而不能在发病初期，否则将会导致脾胃中气更为虚弱，当然此时也不能恣意饮食，以免病邪与饮食相互搏结，使得病情不能痊愈。

吾见痢疾不戒口腹而死者，不可胜数。盖此二语，饿字膹字，皆自为一句，谓患伤寒之人，尚知饿而思食，是不死之证；其死者，医杀之也。盖伤寒暴发之病，自外而来，若伤卫而未及于营，病人知饿，病机尚浅，医者助胃气，捍外伤，则愈，故云不死，若不饿则重矣。仲景谓："风病能食，寒病不能食"是也。

痢疾久伏之邪，由内下注，若脏气有余，不肯容留邪气，彼此互争则随，邪机向外，医者顺水推舟则愈，故云不死。若脏气已虚，纯逊邪气，则不服而寇深矣。

八十七、自利不爽，俗作滞下，腹中拘急，小便短者，四苓合芍药汤主之。

出现泄泻且大便不爽的，可能是痢疾，症状表现为腹痛，大便不爽，小便短少，应当服用四苓合芍药汤来治疗。

既自利(俗谓泄泻)矣，理当快利，而又不爽者何？盖湿中藏热，气为湿热郁伤，而不得畅遂其本性，故滞。脏腑之中，全赖此一气之转输，气既滞矣，焉有不欲作滞下之理乎！曰欲作，作而未遂也；拘急，不爽之象，积滞之情状也；小便短者，湿注大肠，阑门(小肠之末，大肠之始)不分水，膀胱不渗湿也。

我经常看到有许多的痢疾病人因不注意节制饮食而死亡。以上二句谚语中，饿字和膹字都各自有其含意，也就是说患伤寒的人，如果还能感到饥饿而想进食的，就不会死亡，如果病人死亡，那就是因医生误治所造成的。因为伤寒属于突然发生的病证，病邪从外而侵入体内，如果只是侵犯于肌表而没有深入营血，病人还能感到饥饿，表示病势尚浅，此时医生只需扶助胃气，将病邪祛除于外就可治愈，因此不会死亡。如果病人不能感到饥饿的就表示病情较重，张仲景说："风病能食，寒病不能食"也就是这个道理。

痢疾属于久伏于体内的病邪，由体内下注于大肠，如果脏腑的正气充实，不让病邪停滞，正气必然会与病邪相互斗争，因此出现胀满，这是病邪向外透出的症候，此时医生如果能顺水推舟，祛邪外出，则痢疾就能痊愈，因此说不会死亡。如果脏腑的正气已虚，不能抵抗病邪，就不会出现腹胀的症状，而病邪也必然逐渐深入。

八十七、腹泻自利而不爽，一般称为滞下，如果兼有腹中拘急、小便量少者，可以服用四苓合芍药汤治疗。

既然出现泄泻，大便应该很通畅，如今大便为何不爽利呢？这是因为湿中有热，湿热阻滞气机，因此大便壅塞不畅。脏腑的机能，全靠气机的推动，如果气机停滞不畅，怎么可能不形成痢疾呢？所谓"欲作"，是指要发而未发。"拘急"，是指大便不爽快，胃肠内有积滞的表现。小便短少是因湿热流注于大肠，这是由于阑门（大小肠的结合处）不能分利水谷，膀胱不能渗利水湿所致。

故以四苓散分阑门，通膀胱，开支河，使邪不直注大肠；合芩芍法宣气分，清积滞，预夺其滞下之路也。此乃初起之方，久痢阴伤，不可分利，故方后云：久利不在用之。

因此用四苓散分利阑门水湿，通利膀胱，利小便像开支河一般，使水湿从小便排出而不直接流入大肠；加入黄芩和白芍以宣畅气分，清通积滞，预先消除形成痢疾的途径。本方是治疗痢疾初起的方剂，如果下痢日久，导致阴液受损，就不可再用分利的方法，所以在本方的后面有久痢不可用本方的注解。

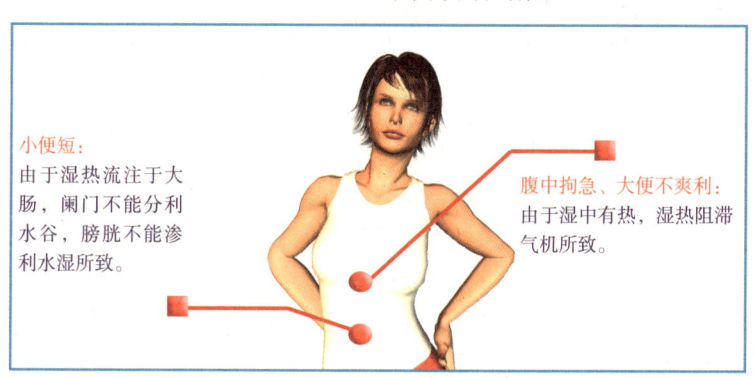

小便短：
由于湿热流注于大肠，阑门不能分利水谷，膀胱不能渗利水湿所致。

腹中拘急、大便不爽利：
由于湿中有热，湿热阻滞气机所致。

按浙人倪涵初，作疟痢三方，于痢疾条下，先立禁汗、禁分利、禁大下、禁温补之法，是诚见世之妄医者，误汗、误下、误分利、误温补，以致沉痼不起，痛心疾首而有是作也。然一概禁之，未免因噎废食；且其三方，亦何能包括痢门诸证，是安于小成，而不深究大体也。

璿勤求古训，静与心谋，以为可汗则汗，可下则下，可清则清，可补则补，一视其证之所现，而不可先有成见也。至于误之一字，医者时刻留心，犹恐思虑不及，学术不到，岂可谬于见闻而不加察哉！

浙江人倪涵初曾制定治疟疾、痢疾的三首方剂，认为治疗痢疾时首先要禁用发汗、分利、攻下、温补等方法，这是他目睹庸医在治痢疾时，滥用发汗、分利、温补等法，导致病情加重，甚至死亡，感到痛心疾首所提出的观点。然而一律禁用以上的治法，也未免因噎废食；再说这三首方剂怎么能包治痢疾中的所有证治呢？这就是仅有片面的认识，而缺乏深入的研究。

我认真读过古代医家的论述，潜心思考，认为在治疗痢疾时，应当发汗的就当发汗，应当攻下的就当攻下，应当清热的就当清热，应当补益的就当补益，必须要根据实际的情况，而不能事先抱有成见。对于"误"字，医生必须要时刻注意，最担心的是考虑不周，知识不全面，怎么还能只相信错误的观点而不仔细加以辨察呢！

四苓合芩芍汤方 （苦辛寒法）

苍术二钱　猪苓二钱　茯苓二钱　泽泻二钱　白芍二钱　黄芩二钱　广皮一钱五分　厚朴二钱　木香一钱

水五杯，煮取二杯，分二次温服，久痢不在用之。

八十八、暑湿风寒杂感，寒热迭作，表证正盛，里证复急，腹不和而滞下者，活人败毒散主之。

此证乃内伤水谷之酿湿，外受时令之风湿，中气本自不足之人，又气为湿伤，内外俱急。

立方之法，以人参为君，坐镇中州，为督战之帅；以二活、二胡合芎藭从半表半里之际，领邪出外，喻氏所谓逆流挽舟者此也；以枳壳宣中焦之气，茯苓渗中焦之湿，以桔梗开肺与大肠之痹，甘草和合诸药，乃陷者举之之法，不治痢而治致痢之源。

痢之初起，增寒壮热者，非此不可也。若云统治伤寒温疫痹气则不可，凡病各有所因，岂一方之所得而统之也哉！

此方在风湿门中，用处甚多，若湿温不兼风而兼热者，即不合拍，莫况温热门乎！世医用此方治温病，已非一日，吾只见其害，未见其利也。

苍术二钱　猪苓二钱　茯苓二钱　泽泻二钱　白芍二钱　黄芩二钱　广皮一钱五分　厚朴二钱　木香一钱

以五杯水，煎煮取二杯，分二次温服，如果属于久痢则不能适用本方。

八十八、暑湿风寒邪气交杂而侵犯人体，导致恶寒发热交作，表证比较明显，而里证也十分急迫，并且出现腹部不舒服，大便里急后重的，应当服用活人败毒散来治疗。

本证主要是因水谷不能正常运化而形成内湿，又感受了时令的风湿邪气。脾胃原本亏虚的人，脾胃之气又被湿邪损伤，因而导致表证和里证都比较明显。

初患痢疾时，出现明显的恶寒发热的，非用这种治法不可。但如果误认为本方能治疗所有的伤寒、温疫、瘴气，那就不对了，因为各类病证都各有其病因，怎么可能用一首方剂就能统治所有的疾病呢？

本方经常被运用于风湿病的治疗，但如果湿邪不兼风而兼热，就不能对证，更何况是温热病呢？

一般的医生用本方来治疗各种温病，已经不是一朝一夕，我只见到它的害处，而没有看到有什么益处。

活人败毒散 （辛甘温法）

羌活　独活　茯苓　川芎　枳壳　柴胡　人参　前胡　桔梗以上各一两　甘草五钱

共为细末，每服二钱，水一杯，生姜三片，煎至七分，顿服之。热毒冲胃禁口者，本方加陈仓米各等分，名仓廪散，服法如前，加一倍，噤口属虚者勿用之。

八十九、滞下已成，腹胀痛，加减芩芍汤主之。

此滞下初成之实证，一以疏利肠间湿热为主。

加减芩芍汤方 （苦辛寒法）

白芍三钱　黄芩二钱　黄连一钱五分　厚朴二钱　木香(煨)一钱　广皮二钱

水八杯，煮取三杯，分三次温服。忌油腻生冷。

〖加减法〗肛坠者，加槟榔二钱。腹痛甚欲便，便后痛减，再痛再使者，白滞加附子一钱五分，酒炒大黄三钱；红滞加肉桂一钱五分，酒炒大黄三钱，通爽后即止，不可频下。如积未净，当减其制，红积加归尾一钱五分，红花一钱，桃仁二钱。舌浊脉实有食积者，加楂肉一钱五分，神曲二钱，枳壳一钱五分。湿重者，目黄舌白不渴，加茵陈三钱，白通草一钱，滑石一钱。

羌活　独活　茯苓　川芎　枳壳　柴胡　人参　前胡　桔梗以上各一两　甘草五钱

将以上药物共同研为细末，每次服用二钱，同时以一杯水，加入生姜三片，煎煮至七分，立即服用。如果热毒邪气冲胃禁口者，可以在本方中加陈仓米各等分，名仓廪散，服法如前，加一倍，噤口属属于虚证者不能服用。

八十九、痢疾已经形成，腹部胀痛的，应当服用加减芩芍汤来治疗。

本例是痢疾刚刚形成的实证，治疗时应当以疏利肠间的湿热为主。

白芍三钱　黄芩二钱　黄连一钱五分　厚朴二钱　木香(煨)一钱　广皮二钱

以八杯水，煎煮取三杯，分三次温服。忌油腻生冷。

〖加减法〗肛门重坠者，加槟榔二钱。如果腹部疼痛严重甚至想要解便，解便后疼痛缓解，再次疼痛可以再次服用，如果属于白滞者加附子一钱五分，酒炒大黄三钱；如果属于红滞者加肉桂一钱五分，酒炒大黄三钱，当大便畅通之后就应当停止用药，不能频繁泻下。如果腹中的积滞未净，应当减少用量，红积加归尾一钱五分，红花一钱，桃仁二钱。舌苔厚浊并且脉实而兼有食积者，加楂肉一钱五分，神曲二钱，枳壳一钱五分。湿邪严重者，出现双目发黄、舌苔白的不口渴的症状时，加茵陈三钱，白通草一钱，滑石一钱。

九十、滞下湿热内蕴，中焦痞结，神识昏乱，泻心汤主之。

滞下由于湿热内蕴，以致中痞，但以泻心治痞结之所由来，而滞自止矣。

泻心汤（方法并见前）

九十一、滞下红白，舌色灰黄，渴不多饮，小溲不利，滑石藿香汤主之。

此暑湿内伏，三焦气机阻窒，故不肯见积治积，乃以辛淡渗湿宣气；芳香利窍，治所以致积之因，庶积滞不期愈而自愈矣。

滑石藿香汤方（辛淡合芳香法）

飞滑石三钱　白通草一钱　猪苓二钱　茯苓皮三钱　藿香梗二钱　厚朴二钱　白蔻仁一钱　广皮一钱

水五杯，煮取二杯，分二次服。

九十、患湿热蕴结的痢疾，导致中焦气机闭塞，出现脘腹胀满，神识昏乱，应当服用泻心汤来治疗。

痢疾主要是由于湿热内蕴所致，以致于出现中焦气机痞塞不通，应当用苦辛通降的泻心汤来清除湿热，祛除蕴结的积滞，则痢疾自然可以停止。

九十一、患痢疾出现大便兼有红白黏液，舌苔灰黄，口渴但喝水不多，小便不利的，应当服用滑石藿香汤来治疗。

本例的病证是由于暑湿邪气内伏，导致三焦气机壅塞不通所致，但在治疗时不能只见到胃肠积滞而只治积滞，必须采用辛淡渗湿、宣泄气机、芳香化湿、通利清窍的方法，来治疗形成积滞的病源，这样才能使积滞不治而去，而痢疾自然得以痊愈。

飞滑石三钱　白通草一钱　猪苓二钱　茯苓皮三钱　藿香梗二钱　厚朴二钱　白蔻仁一钱　广皮一钱

以五杯水，煎煮取二杯，分二次服用。

由于湿热内蕴所致胃肠积滞的病源，不仅是由于湿邪内停所致，并且还有邪热壅滞以及气机郁滞，因此在治疗时不能只用辛淡渗湿来祛湿清热，同时还要宣泄气机、通利清窍，才能同时治疗湿邪、邪热以及郁滞的气机。

九十二、湿温下利，脱肛，五苓散加寒水石主之。

此急开支河，脾湿去而利自止。

五苓散加寒水石方（辛温淡复寒法）

即于五苓散内加寒水石三钱，如服五苓散法，久痢不在用之。

九十三、久痢阳明不阖，人参石脂汤主之。

九窍不和，皆属胃病，久痢胃虚，虚则寒，胃气下溜，故以堵截阳明为法。

人参石脂汤方（辛甘温合涩法，即桃花汤之变法也）

人参三钱　赤石脂(细末)三钱　炮姜二钱　白粳米(炒)一合

水五杯，先煮人参、白米、炮姜令浓，得二杯，后调石脂细末和匀，分二次服。

九十四、自利腹满，小便清长，脉濡而小，病在太阴，法当温脏，勿事通腑，加减附子理中汤主之。

此偏于湿，合脏阴无热之证，故以附子理中汤，去甘守之人参、甘草、加通运之茯苓、厚朴。

加减附子理中汤方（苦辛温法）

白术三钱　附子二钱　干姜二钱　茯苓三钱　厚朴二钱

水五杯，煮取二杯，分二次温服。

九十二、患湿温泄泻，并有肛门外脱的，应当服用五苓散加寒水石来治疗。

这是经由通利小便，使湿邪由小便下出，而泄泻自然能止的方法。

即在五苓散中加入寒水石三钱，与服用五苓散的方法相同，但久痢则不适合本方。

九十三、痢疾日久不愈，导致肠胃不能闭合的，应当服用人参石脂汤来治疗。

人体的九窍不和，都与脾胃有关。久患痢疾将会导致脾胃亏损，脾胃亏损就会内生寒气，胃气下泄而不能关闭，因而必须用堵截阳明胃肠的方法来治疗。

人参三钱　赤石脂(细末)三钱　炮姜二钱　白粳米(炒)一合

以五杯水，先煎煮人参、白米、炮姜让药液比较浓而剩下二杯，之后加入石脂细末调和均匀，分二次服用。

九十四、大便泄泻，腹部胀满，小便清长，脉象濡而小，表示病邪侵犯于足太阴脾，此时应当温养脾脏而不能用攻下法，应当服用加减附子理中汤来治疗。

本例的病证属于湿邪偏甚，兼有脾脏偏于阴寒而无热邪，因此以附子理中汤为主来治疗，去掉甘味内守的人参、甘草，加入温通运化的茯苓、厚朴。

白术三钱　附子二钱　干姜二钱　茯苓三钱　厚朴二钱

以五杯水，煎煮取二杯，分二次温服。

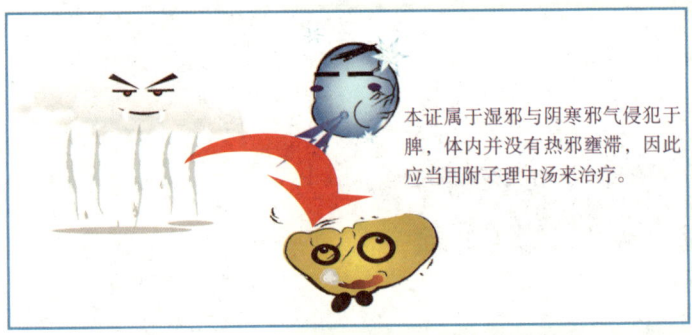

本证属于湿邪与阴寒邪气侵犯于脾，体内并没有热邪壅滞，因此应当用附子理中汤来治疗。

九十五、自利不渴者属太阴，甚则哕(俗名呃)，冲气逆，急救土败，附子粳米汤主之。

此条较上条更危，上条阴湿与脏阴相合，而脏之真阳未败，此则脏阳结而邪阴与脏阴毫无忌惮，故上条犹系通补，此则纯用守补矣。扶阳抑阴之大法如此。

附子粳米汤方 （苦辛热法）

人参三钱　附子二钱　炙甘草二钱　粳米一合　干姜二钱

水五杯，煮取二杯，渣再煮一杯，分三次温服。

九十五、大便泄泻而口不渴的，属于足太阴脾的病证。当病情严重时甚至会出现哕气(俗称呃)，气冲上逆，这是由于脾土衰败所致，应当立即救治脾胃，可以服用附子粳米汤来治疗。

本例的病证比上例更加危急，上例是寒湿阴邪与脾阴相合，而脏腑的真阳并没有衰败。本例则是真阳已经衰败，寒湿阴邪极为充盛而毫无忌惮。因此治疗上例病证可以使用通补法，而本例病证则必须采用守补法来治疗，这是扶助阳气以抑制阴邪的治疗原则。

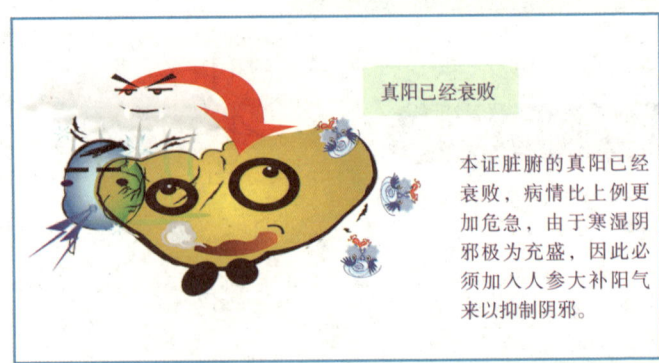

真阳已经衰败

本证脏腑的真阳已经衰败，病情比上例更加危急，由于寒湿阴邪极为充盛，因此必须加入人参大补阳气来以抑制阴邪。

九十六、疟邪热气，内陷变痢，久延时日，脾胃气衰，面浮腹膨，里急肛坠，中虚伏邪，加减小柴胡汤主之。

疟邪在经者多，较之痢邪在脏腑者浅，痢则深于疟矣。

内陷云者，由浅入深也。治之法，不出喻氏逆流挽舟之议，盖陷而入者，仍提而使之出也。故以柴胡由下而上，入深出浅，合黄芩两和阴阳之邪，以人参合谷芽宣补胃阳，丹皮、归、芍内护三阴，谷芽推气分之滞，山楂推血分之滞。谷芽升气分故推谷滞，山楂降血分故推肉滞也。

加减小柴胡汤（苦辛温法）

柴胡三钱　黄芩二钱　人参一钱　丹皮一钱　白芍(炒)二钱　当归(土炒)一钱五分　谷芽一钱五分　山楂(炒)一钱五分

水八杯，煮取三杯，分三次温服。

九十六、患疟疾病，疟邪挟热内陷于肠胃而形成痢疾，如果病情日久不愈，导致脾胃之气受损，出现面部浮肿，腹部膨胀，里急后重，肛门下坠等症状，这是由于中气虚弱，邪气内伏所致，应当服用加减小柴胡汤来治疗。

疟疾邪气大多侵犯经络，与痢疾邪气侵犯脏腑相比则病位相对较浅，因此痢疾比疟疾更为严重。

所谓内陷，就是指病邪由浅入深。本证的治疗方法，应遵照喻嘉言逆流挽舟的原则。由于邪气内陷入里，必须用升提法使病邪外出。因此用柴胡引导病邪由下向上，由里达外，配合黄芩清解内外之邪，用人参配合谷芽宣补胃阳，以丹皮、当归、白芍内护肝、脾、肾三阴，谷芽消导气分的积滞，山楂畅通血分的积滞。谷芽可以升胃气而能消谷滞，山楂可以疏通血脉而能疏散肉类的积滞。

柴胡三钱　黄芩二钱　人参一钱　丹皮一钱　白芍(炒)二钱　当归(土炒)一钱五分　谷芽一钱五分　山楂(炒)一钱五分

以八杯水，煎煮取三杯，分三次温服。

逆流挽舟的原则：

此证的用药原则十分重要，当脾胃中气虚弱、邪气内陷入里后，必须用升提法使病邪外出。

柴胡：引导病邪由下向上，由里达外。

黄芩：清解邪热。

人参、谷芽：宣补胃阳。

丹皮、当归、白芍：滋阴。

谷芽：消导气滞。

九十七、春温内陷下痢，最易厥脱，加减黄连阿胶汤主之。

春温内陷，其为热多湿少明矣。热必伤阴，故立法以救阴为主。救阴之法，岂能出育阴坚阴两法外哉！此黄连之坚阴，阿胶之育阴，所以合而名汤也。从黄连者黄芩，从阿胶者生地、白芍也，炙草则统甘苦而并和之。此下三条，应列下焦，以与诸内陷并观，故列于此。

加减黄连阿胶汤（甘寒苦寒合化阴气法）

黄连三钱　阿胶三钱　黄芩二钱　炒生地四钱　生白芍五钱炙甘草一钱五分

水八杯，煮取三杯，分三次温服。

九十八、气虚下陷，门户不藏，加减补中益气汤主之。

此邪少虚多，偏于气分之证，故以升补为主。

加减补中益气汤（甘温法）

人参二钱　黄耆二钱　广皮一钱　炙甘草一钱　归身二钱　炒白芍三钱　防风五分　升麻三分

水八杯，煮取三杯，分三次温服。

九十七、患春温病，病邪内陷而发生痢疾，最容易出现厥逆证和脱亡证，应当服用加减黄连阿胶汤来治疗。

春患温病导致病邪内陷，大多表现为热多而湿少的证候，这是很明确的。热邪容易损伤阴液，因此以救护阴液为主，而救阴的方法不外就是育阴和坚阴二种！

黄连三钱　阿胶三钱　黄芩二钱炒生地四钱　生白芍五钱　炙甘草一钱五分

以八杯水，煎煮取三杯，分三次温服。

九十八、中气虚弱不能固摄而下陷，肠胃不能固摄而导致泄泻不止的，应当服用加减补中益气汤来治疗。

本例的病证属于邪气不多，但正气虚损比较严重，病变偏于气分，因此以升举补益为主来治疗。

人参二钱　黄耆二钱　广皮一钱　炙甘草一钱　归身二钱　炒白芍三钱　防风五分　升麻三分

以八杯水，煮取三杯，分三次温服。

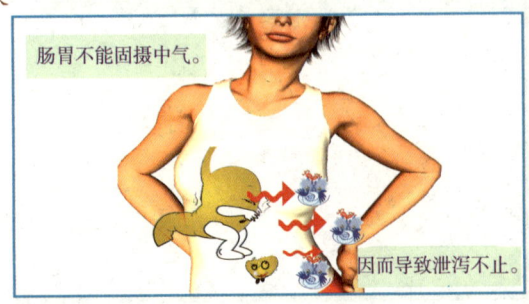

肠胃不能固摄中气。

因而导致泄泻不止。

九十九、内虚下陷，热利下重，腹痛，脉左小右大，加味白头翁汤主之。

此内虚湿热下陷，将成滞下之方。仲景厥阴篇，谓热利下重者，白头翁汤主之。按热注下焦，设不差，必圈脓血；脉右大者，邪从上中而来；左小者，下焦受邪，坚结不散之象。

故以白头翁无风而摇者，禀甲乙之气，透发下陷之邪，使之上出；又能有风而静，凛庚辛之气，清能除热，燥能除湿，湿热之积滞去而腹痛自止。秦皮得水木相生之气，色碧而气味苦寒，所以能清肝热。黄连得少阴水精，能清肠澼之热。黄柏得水土之精，渗湿而清热。加黄芩、白芍者，内陷之证，由上而中而下，且右手脉大，上中尚有余邪，故以黄芩清肠胃之热，兼清肌表之热；黄连、黄柏但走中下，黄芩则走中上，盖黄芩手足阳明、手太阴药也；白芍去恶血，生新血，且能调血中之气也。

按仲景太阳篇，有表证未罢，误下而成胁热下利之证，心下痞硬之寒证，则用桂枝人参汤；脉促之热证，则用葛根黄连黄芩汤，与此不同。

加味白头翁汤（苦寒法）

白头翁三钱　秦皮二钱　黄连二钱　黄柏二钱　白芍二钱　黄芩三钱

水八杯，煮取三杯，分三次服。

九十九、由于正气虚损，导致湿热内陷入于下焦，出现发热泻泄，肛门坠胀，腹部疼痛，左手脉象小而右手脉象大，应当服用加味白头翁汤来治疗。

本证为正气虚损，导致湿热内陷入于下焦，即将形成痢疾的治法。张仲景《伤寒论·厥阴篇》中说，热痢出现里急后重，用白头翁汤治疗。湿热流注下焦，如果没治好，大便必定会下脓血；右手脉大，表示病邪是从上焦或中焦陷入而来的；左手脉小，表示为下焦受邪，邪气坚结不散的现象。

因此以白头翁具有无风而摇动的特性，禀受肝木之气，能透发下陷的邪气，使之上出；白头翁同时又具有遇风而静的特性，凛受肺金之气，清能除热，燥能除湿，能祛除湿热之积滞而治疗腹痛。秦皮得水木相生之气，色碧而气味苦寒，所以能清除肝热。黄连得少阴肾水的精气，能清肠澼之热。黄柏得水土之精，渗湿而清热。加黄芩、白芍者，内陷之证，由上而中而下，由于右手出现大脉，表示上中尚有余邪，因此以黄芩清肠胃之热，兼清肌表之热；黄连、黄柏但走中下，黄芩则走中上，这是因为黄芩属于手足阳明、手太阴药；白芍能去恶血，生新血，并且能调和血中之气。

按仲景太阳篇，有表证未痊愈，却因为误用泻下法而形成胁热下利与心下痞硬之寒证，此时应当用桂枝人参汤；如果形成脉促的热证，则应当用葛根黄连黄芩汤，与此例不同。

白头翁三钱　秦皮二钱　黄连二钱　黄柏二钱　白芍二钱　黄芩三钱

以八杯水，煎煮取三杯，分三次服用。

【五】 秋 燥

一百、燥伤胃阴，五汁饮主之，玉竹麦门冬汤亦主之。

五汁饮（方法并见前）

玉竹麦门冬汤 （甘寒法）

玉竹三钱　麦冬三钱　沙参二钱　生甘草一钱

水五杯，煮取二杯，分二次服。土虚者，加生扁豆。气虚者，加人参。

一百零一、胃液干燥，外感已净者，牛乳饮主之。

此以津血填津血法也。

一百零二、燥证气血两燔者，两玉女煎主之。

一百、燥邪损伤胃阴，应当服用五汁饮，也可以服用玉竹麦门冬汤来治疗。

玉竹三钱　麦冬三钱　沙参二钱　生甘草一钱

以五杯水，煎煮取二杯，分二次服用。脾胃虚弱者，加生扁豆。气虚者，加人参。

一百零一、患秋燥病，症状表现为胃中津液干燥，外邪已经缓解的，应当服用牛乳饮来治疗。

这是用动物的津血来填补人体津血的治法。

一百零二、患秋燥病而导致气血两虚的，应当服用玉女煎来治疗。

第三部分　下　焦

一、风温、温热、温疫、温毒、冬温，邪在阳明久羁，或已下，或未下，身热面赤，口干舌燥，甚则齿黑唇裂，脉沉实者，仍可下之；脉虚大，手足心热甚于手足背者，加减复脉汤主之。

一、患风温、温热、温疫、温毒、冬温等病证，由于邪热停滞在阳明胃腑的时间过久，不论是否已经使用过攻下法，或是未曾用过攻下法，如果身热仍然不退，出现面色红赤，口干咽燥，甚至舌唇干裂，牙齿干黑，脉象沉实有力的，依然可以再度使用攻下法。如果脉象虚大无力，手足心的热象比手足背明显的，应当服用加减复脉汤来治疗。

此例说明，可以根据病人脉象的虚实强弱来用药。

脉象沉实有力的，表示病人的正气仍然十分充足，因此可以再度使用攻下法。

如果脉象虚大无力，则表示病人的正气已经亏虚不足，就不能再度使用攻下法，以免损伤正气。

温邪久羁中焦，阳明阳土，未有不克少阴癸水者，或已下而阴伤，或未下而阴竭。若实证居多，正气未至溃败，脉来沉实有力，尚可假手于一下，即《伤寒论》中急下以存津液之谓。

若中无结粪，邪热少而虚热多，其人脉必虚，手足心主里，其热必甚于手足背之主表也。若再下其热，是竭其津而速之死也。故以复脉汤复其津液，阴复则阳留，庶可不至于死。

如果温热邪气长久停滞于中焦，由于阳明属于阳土，温热邪气没有不耗伤少阴肾水的。其中有的是已经使用攻下法而导致阴液受伤，有的则是尚未使用攻下法而阴液却已经衰竭。如果仍属于实证，正气没有溃败，脉象沉实有力的，仍可采用攻下法来治疗，这就是《伤寒论》所说急下存阴的治法。

如果肠中没有燥屎内结，实热不多而以虚热为主的，病人的脉象必然虚弱，因为手足心主里，因此手足心的热象必定高于主表的手足背，如果此时再用攻下法泄热，必然会进一步耗竭病人的津液，将会加速他的死亡。因此要用复脉汤滋养耗损的津液，等阴液恢复后，阳气有所依附，才不会因阳气脱亡而死亡。

去参、桂、姜、枣之补阳，加白芍收三阴之阴，故云加减复脉汤。在仲景当日，治伤于寒者之结代，自有取于参、桂、姜、枣，复脉中之阳；今治伤于温者之阳亢阴竭，不得再补其阳也。用古法而不拘用古方，医者之化裁也。

去掉复脉汤中的人参、桂枝、生姜、大枣等补阳药，加入白芍来收敛三阴的阴液，称为加减复脉汤。张仲景使用复脉汤，是用来治疗因伤寒所引起的脉象结代，因此要用人参、桂枝、生姜、大枣来恢复脉中的阳气；如果用来治疗感受温邪后所引起的阴液虚而阳偏亢，就不能再补阳气。如何采用古人的治疗原则，但又不被古方所束缚，这必须靠医生临证时灵活的运用。

二、温病误表，津液被劫，心中震震，舌强神昏，宜复脉法复其津液，舌上津回则生；汗自出，中无所主者，救逆汤主之。

二、患温病误用辛温解表药，导致津液耗伤严重，出现心中悸动不安，舌体强硬，神志昏迷的，应当用复脉法来恢复津液。服药后如果舌面上的津液逐渐恢复，表示病情好转；如果自汗不止，心中悸动不安的，就应该用救逆汤来治疗。

误表动阳、气伤则心震，心液伤则舌寒，故宜复脉复其津液也。

若伤之太甚，阴阳有脱离之象，复脉亦不胜任，则非救逆不可。

误用辛温解表药而扰动阳气，如果阳气受损则会出现悸动不安，如果心阴受伤，经脉失养则舌体将会强硬不灵活，应该用复脉法来挽救阴液。

如果津液耗伤严重，表示阴阳之气将要离脱，这时即使服用复脉汤也没有功效，必须要用救逆汤来治疗。

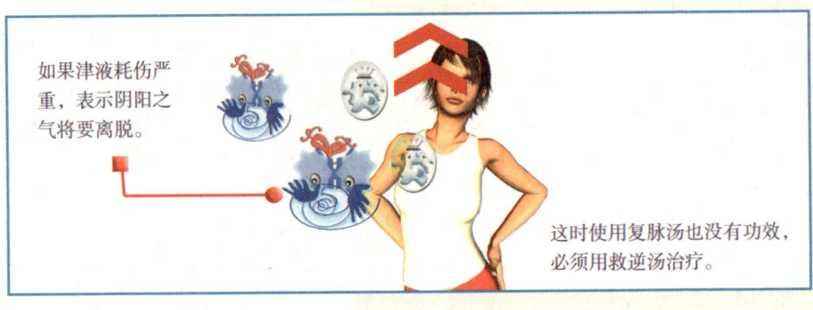

如果津液耗伤严重，表示阴阳之气将要离脱。

这时使用复脉汤也没有功效，必须用救逆汤治疗。

三、温病耳聋，病系少阴，与柴胡汤者必死，六七日以后，宜复脉辈复其精。

温病无三阳经证，却有阳明腑证(中焦篇已申明腑证之由矣)，三阴脏证。盖脏者藏也，藏精者也。温病最善伤精，三阴实当其冲。如阳明结则脾阴伤而不行，脾胃脏腑切近相连，夫累及妻，理固然也，有急下以存津液一法。

土实则水虚，浸假而累及少阴矣，耳聋不卧等证是也。水虚则木强，浸假而累及厥阴矣，目闭痉厥等证是也。此由上及下，由阳入阴之道路，学者不可不知。

按温病耳聋，《灵枢》《素问》称其必死，岂少阳耳聋，竟至于死耶？

经谓肾开窍于耳，脱精者耳聋，盖初则阳火上闭，阴精不得上承，清窍不通，继则阳亢阴竭，若再以小柴胡汤直升少阳，其势必至下竭上厥，不死何待！

三、患温病而出现耳聋，这是属于少阴肾精亏损的病变，如果误服小柴胡汤必定会死亡。患病六七天之后，应当服用复脉汤一类的方剂来恢复阴精。

温病并不会出现太阳、少阳、阳明等三阳经证，却有阳明腑实证和太阴、少阴、厥阴三阴经的脏证。脏是藏的意思，脏主藏精。温病最容易耗伤阴精，因此肺、脾、肾三阴脏首当其冲。如果阳明胃腑燥热内结，则会导致脾阴受损而不能健运。脾与胃互为表里，如果阳土有病将会累及阴土，这是很明显的道理，应当用急下存阴法来治疗。

如果阳明胃腑因燥热内结而克伐肾水，累及少阴，将会出现耳聋、心烦不眠等证。肾水亏虚不能涵养肝木，则会累及厥阴肝，因而出现两目紧闭、痉厥等证。这是温病从上到下、由阳入阴的病机，学医者不能不明白这些道理。

按：温病出现耳聋，《灵枢》和《素问》都认为这是必死之症，难道少阳经的耳聋也会死亡吗？

《内经》认为"肾开窍于耳"、"精脱者耳聋"。这是由于温病所引起的耳聋，大多是因阳热火邪阻闭，阴精不能上行，导致耳窍闭塞不通所致，假使阳气持续上亢，将会不断耗竭阴精，此时如果再误用小柴胡汤来升散少阳之气，必然会造成阴精下竭而虚阳上亢，因而必死无疑。

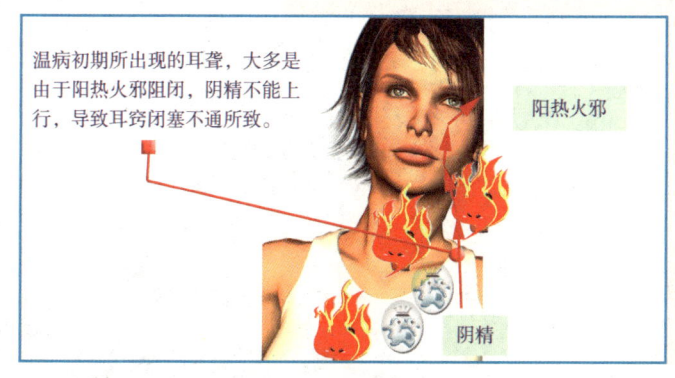

温病初期所出现的耳聋，大多是由于阳热火邪阻闭，阴精不能上行，导致耳窍闭塞不通所致。

阳热火邪

阴精

185

何时医悉以陶氏六书，统治四时一切疾病，而不究心于《灵枢》、《素问》、《难经》也哉！

瑭于温病六七日以外，壮火少减，阴火内炽耳聋者，悉以复阴得效。曰宜复脉辈者，不过立法如此，临时对证，加减尽善，是所望于当其任者。

四、劳倦内伤，复感温病，六七日以外不解者，宜复脉法。

此两感治法也。甘能益气，凡甘皆补，故宜复脉。服二三贴后，身不热而倦甚，仍加人参。

五、温病已汗而不得汗，已下而热不退，六七日以外，脉尚躁盛者，重与复脉汤。

已与发汗而不得汗，已与通里而热不除，其为汗下不当可知。脉尚躁盛，邪固不为药衰，正气亦尚能与邪气分争，故须重与复脉，扶正以敌邪，正胜则生矣。

不知何时，现在的医生都根据《陶氏六书》来统治四季的一切疾病，而不细心研究《灵枢》、《素问》、《难经》了。

我对于患温病六七天以后，实火逐渐衰退而虚火逐渐上炎的耳聋，都用滋阴法而取得疗效。至于所说应当用复脉一类方剂，不过是强调立法应该如此，临床运用时，仍希望医生能灵活运用才得以对症下药。

四、平素因劳倦过度，已经耗伤精气，又因再度感受温邪，患病六七天以上而病情仍不能缓解的，应当用复脉的方法来治疗。

本条为同时患了内伤与外感的治法。甘味药能益气补虚，甘味通常都具有滋补的作用，因此本证应当用复脉汤来治疗。服二三剂药后，如果患者热退但仍然感觉疲倦的，应该在加减复脉汤中加入人参。

五、治疗温病，已经用了发汗法却没有出汗，已经用了攻下法而热势仍不退，患病六七天以上，脉象仍然躁急有力的，应当加重加减复脉汤的剂量来治疗。

已用了发汗法却没有汗出，已用了攻下法但热势不减，表示本证不适用于发汗法或攻下法。脉象仍然躁急有力，表示邪气没有因发汗或攻下而有所减弱，而此时的正气也还能够与邪气抗争，因此必须加重加减复脉汤的剂量，扶助正气以祛邪，如果正气得以恢复则自有生机。

六、温病误用升散，脉结代，甚则脉两至者，重与复脉，虽有他证，后治之。

此留人治病法也。即仲景里急，急当救里之义。

七、汗下后，口燥咽干，神倦欲眠，舌赤苔老，与复脉汤。

在中焦下后与益胃汤，复胃中津液，以邪气未曾深入下焦。若口燥咽干，乃少阴之液无以上供，神昏欲眠，有少阴但欲寐之象，故与复脉。

八、热邪深入，或在少阴，或在厥阴，均宜复脉。

此言复脉为热邪劫阴之总司也。盖少阴藏精，厥阴必待少阴精足而后能生，二经均可主以复脉者，乙癸同源也。

加减复脉汤方（甘润存津法）

炙甘草六钱　干地黄六钱（按地黄三种用法：生地者，鲜地黄未晒干者也，可入药煮用，可取汁用，其性甘凉，上中焦用以退热存津；干地黄者，乃生地晒干，已为丙火炼过，去其寒凉之性，本草称其甘平；熟地制以酒与砂仁，九蒸九晒而成，是又以丙火、丁火合炼之也，故其性甘温。奈何今人悉以于地黄为生地，北人并不知世有生地，佥谓于地黄为生地，而曰寒凉。指鹿为马，不可不辨）　生白芍六钱　麦冬（不去心）五钱　阿胶三钱　麻仁三钱（按柯韵伯谓：旧

六、治疗温病，如果因误用了升阳发散药，导致脉象结代，甚至脉搏跳动二次就停止一次的，应该再服用复脉汤，此时即使兼有其他病证，也要等到阴精恢复后再治疗。

这是一种保留体内正气，挽救生命的治法，也就是张仲景所说的，当里虚比较危急时，应当优先救治里虚的道理。

七、治疗温病，使用发汗、攻下法后，出现口燥咽干，精神疲倦，昏昏欲睡，舌质红赤，舌苔老燥的，应当服用加减复脉汤来治疗。

在使用攻下法来治疗中焦病证而损伤阴液后，应当再服用益胃汤来恢复胃中的津液，这是因为邪热还没有深入到下焦。如果出现口燥咽干的，表示少阴肾的阴液已经耗损而不能上济，神昏欲睡类似于"少阴病，但欲寐"的症候，因此应当服用加减复脉汤。

八、如果热邪已经深入下焦，无论是损伤肾阴，或是损伤肝阴，都应当用加减复脉汤来治疗。

复脉汤是治疗热邪灼伤真阴的总方，因为肾主藏精，而厥阴肝木必须依赖少阴肾水的滋养，因此肝肾二经出现阴液亏虚的病变都可以用加减复脉汤治疗，这是因为乙癸同源的缘故。

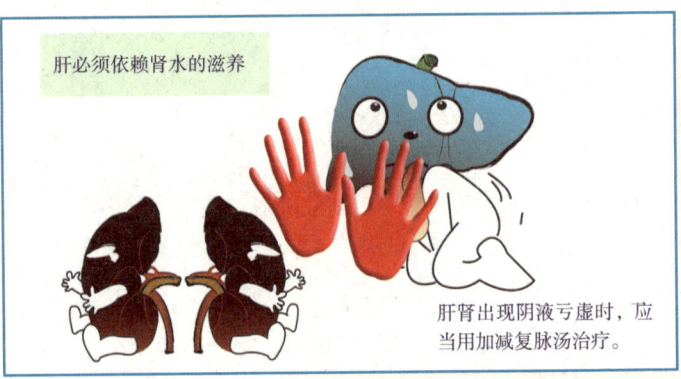

肝必须依赖肾水的滋养

肝肾出现阴液亏虚时，应当用加减复脉汤治疗。

传麻仁者误，当系枣仁。被从心悸动三字中看出传写之误，不为无见。今治温热，有取于麻仁甘益气，润去燥，故仍从麻仁）。

水八杯，煮取八分三杯，分三次服。剧者加甘草至一两，地黄、白芍八钱，麦冬七钱，日三、夜一服。

救逆汤方（镇摄法）

即于加减复脉汤内去麻仁，加生龙骨四钱，生牡蛎八钱，煎如复脉法。脉虚大欲散者，加人参二钱。

晒干的药材，可入药煎煮取药汁使用，由于药性甘凉，可以入于取上、中焦而去除邪热保存津液；干地黄为生地晒干，已经过丙火炼过，主要是去除寒凉之性，本草称其甘平；熟地为将生地与酒、砂仁，经过九蒸九晒而成，经由丙火、丁火合炼，因此药性甘温。可惜现今的人大多将地黄看作为生地来使用，北方人并且不认识生地，认为地黄就是生地，而具有寒凉的药性，指鹿为马，不可不辨。生白芍六钱　麦冬（不去心）五钱　阿胶三钱　麻仁三钱（按柯韵伯谓：以前认为麻仁是错误的，应当为枣仁。被从心悸动三字中可以看出传写的错误，不为无见。现今治疗温热病，有些人认为麻仁具有甘味而能益气，具有濡润而能去燥，因此仍然使用麻仁）。

以八杯水，煎煮取八分三杯，分三次服用。严重者可以加甘草至一两，地黄、白芍八钱，麦冬七钱，白天服用三次、夜晚服用一次。

即在加减复脉汤内去掉麻仁，加入生龙骨四钱，生牡蛎八钱，煎与复脉法相同。如果脉象虚大欲散者，应当加人参二钱。

九、下后大便溏甚，周十二时三四行，脉仍数者，未可与复脉汤，一甲煎主之；服一二日，大便不溏者，可与一甲复脉汤。

下后法当数日不大便，今反溏而频数，非其人真阳素虚，即下之不得其道，有亡阴之虑。若以复脉滑润，是以存阴之品，反为泻阴之用。故以牡蛎一味，单用则力大，即能存阴，又涩大便，且清在里之余热，一物而三用之。

一甲煎（咸寒兼涩法）

生牡蛎二两(服细)

水八杯，煮取三杯，分温三服。

一甲复脉汤方

即于加减复脉汤内，去麻仁，加牡蛎一两。

九、使用攻下法治疗温病后，出现大便溏薄，每天三四次，脉象仍数的，不能使用加减复脉汤，必须使用一甲煎来治疗。服药一二天后，大便成形不再稀溏的，才可以服用一甲复脉汤。

使用攻下法治疗温病后，通常会几天不解大便，如今反而大便溏薄且次数增多，这并不是患者平素阳气虚弱，而是由于使用攻下法不当，因而出现阴液衰亡的危险。

此时如果还用复脉汤等味厚而润滑的药物来治疗，反而会更加泻下阴液而成了泻阴药。因此只能重用牡蛎一味，则作用较强，它既能固涩大便，又能滋阴，同时还能清除剩余的邪热，一味药具有三重的功效。

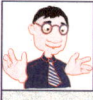

使用攻下法治疗温病后，由于胃肠中的津液会随着邪热一同泻出，肠道中无津液濡润，通常会几天不解大便，如今反而大便溏薄且次数增多，表示使用攻下法过度，导致阴液泻下太过。

十、下焦温病，但大便溏者，即与一甲复脉汤。

温病深入下焦劫阴，必以救阴为急务。然救阴之药多滑润，但见大便溏，不必待日三四行，即以一甲复脉法，复阴之中，预防泄阴之弊。

十、患下焦温病，但却出现大便溏泻者，应当服用一甲复脉汤治疗。

如果温病邪热深入下焦而灼伤肾阴，必须以挽救阴液为当务之急。但是滋阴药大多滑润，因此只要出现大便稀溏的，不必等到大便泻下一日三、四次的程度，就应当服用一甲复脉汤来治疗。在恢复阴液的同时，还要预防再度泻下阴液的弊端。

十一、少阴温病，真阴欲竭，壮火复炽，心中烦，不得卧者，黄连阿胶汤主之。

黄连阿胶汤方（苦甘咸寒法）

黄连四钱　黄芩一钱　阿胶三钱　白芍一钱　鸡子黄二枚

水八杯，先煮三物，取三杯，去滓，内胶详尽，再内鸡子黄，搅令相得，日三服。

按前复脉法为邪少虚多之治。其有阴既亏而实邪正盛，甘草即不合拍。心中烦，阳邪挟心阳独亢于上，心体之阴，无容留之地，故烦杂无奈；不得卧，阳亢不入于阴，阴虚不受阳纳，虽欲卧得乎！此证阴阳各自为道，不相交互，去死不远，故以黄芩从黄连，外泻壮火而内坚真阴；以芍药从阿胶，内护真阴而外捍亢阳。名黄连阿胶汤者，取一刚以御外侮，一柔以护内主之义也。

十一、如果温病邪气侵犯少阴，导致真阴耗损欲竭，而温病邪火仍然炽盛，出现心烦不能安眠的，应当服用黄连阿胶汤。

黄连四钱　黄芩一钱　阿胶三钱　白芍一钱　鸡子黄二枚

以八杯水，先煎煮三物（黄连黄芩白芍），取三杯，去药滓，再加入阿胶完全融化，再加入鸡子黄，搅拌均匀，每日服用三次。

按：以上加减复脉汤的治法是用来治疗邪气较少而正气不足的症候。但也有肾中真阴已经亏虚而邪热仍然炽盛的，此时就不适合用甘草。本证出现心烦，是由于阳热邪气挟着炽盛的心火而逆上，心中阴液没有存留之处，因此心烦不已；不能安睡则是因为阳气炽盛而不能进入阴分，阴液亏损又不能受纳阳气，因此即使想睡也难以入眠！本证阴阳各自分离，阴阳不能互相交合，离死亡不远了。

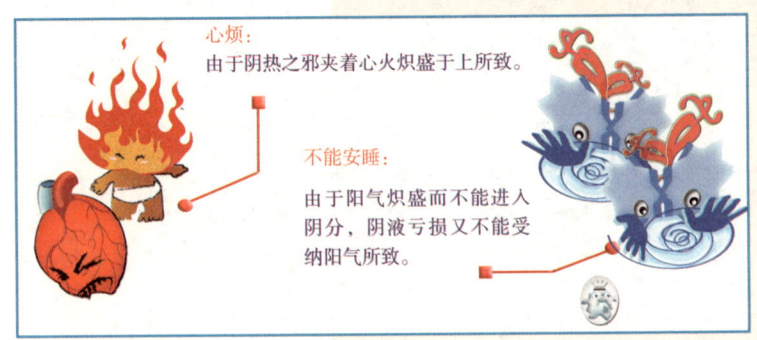

心烦：
由于阴热之邪夹着心火炽盛于上所致。

不能安睡：
由于阳气炽盛而不能进入阴分，阴液亏损又不能受纳阳气所致。

其交关变化神明不测之妙，全在一鸡子黄，前人训鸡子黄，佥谓鸡为巽木，得心之母气，色赤入心，虚则补母而已，理虽至当，殆未尽其妙。盖鸡子黄有地球之象，为血肉有情，生生不已，乃莫安中焦之圣品，有甘草之功能，而灵于甘草；其正中有孔，故能上通心气，下达肾气，居中以达两头，有莲子之妙用；其性和平，能使亢者不争，弱者得振；其气焦臭，故上补心；其味甘咸，故下补肾；再释家有地水风火之喻，此证大风一起，荡然无余，鸡子黄镇定中焦，通彻上下，合阿胶能预熄内风之震动也。然不知人身阴阳相抱之义，必未能识仲景用鸡子黄之妙，谨将人身阴阳生死窭寐图形，开列于后，以便学者入道有阶也。

十二、夜热早凉，热退无汗，热自阴来者，青蒿鳖甲汤主之。

夜行阴分而热，日行阳分而凉，邪气深伏阴分可知；热退无汗，邪不出表而仍归阴分，更可知矣，故曰热自阴分而来，非上中焦之阳热也。邪气深伏阴分，混处气血之中，不能纯用养阴，又非壮火，更不得任用苦燥。

故以鳖甲蠕动之物，入肝经至阴之分，既能养阴，又能入络搜邪；以青蒿芳香透络，从少阳领邪外出；细生地清阴络之热；丹皮泻血中之伏火；知母者，知病之母也，佐鳖甲、青蒿而成搜剔之功焉。再此方有先入后出之妙，青蒿不能直入阴分，有鳖甲领之入也；鳖甲不能独出阳分，有青蒿领之出也。

其交关变化神明不测之妙，全在于鸡子黄的使用，前人认为鸡子黄，全谓鸡属于巽木，得心之母气，色赤入心，凡是心虚之证则可以补其母，虽然很有道理，但仍然不够完全。因为鸡子黄有地球的形象，为血肉有情，生生不已，属于治疗中焦的圣品，具有甘草之功能，而比甘草更强；其正中有孔，因此能上通于心气，下达于肾气，位于中焦而达上、下两头，具有莲子的功效；由于药性和平，能使亢者不争，弱者得振；气味焦臭，故能上补心；味道甘咸，故能下补肾；再释家有地水风火之喻，此证大风一起，荡然无余，鸡子黄能镇定中焦，通彻上下，配伍阿胶则能预熄内风的震动。然而如果不明白人体阴阳相抱的奥妙，则必定不能明白仲景使用鸡子黄之妙，谨将人体阴阳生死窭寐图形，开列于后，以便初学者入门有所途径。

十二、患者夜间出现发热，清晨时热退身凉但没有出汗，这是由于热邪留伏于阴分所致，应当服用青蒿鳖甲汤来治疗。

夜晚时，由于卫气行于阴分，卫气与伏留于阴分的邪气相抗争则发热；白天时，由于卫气行于阳分，卫气不再与伏留于阴分的邪气相抗争则热退身凉，由此可知，发热是由于邪气深伏于阴分所致。

热退后没有出汗，表示邪热仍未透出肌表，仍然留伏于阴分。因此说发热是由邪气伏留于阴分所致，并不是因为实热壅滞于上、中焦的缘故。邪热相互混杂在气血之中，因此不能单纯用养阴的方法，又因邪气并不属于壮盛实火，更不能用苦燥清热之品。

青蒿鳖甲汤方 （辛凉合甘寒法）

青蒿二钱　鳖甲五钱　细生地四钱　知母二钱　丹皮三钱

水五杯，煮取二杯，日再服。

青蒿二钱　鳖甲五钱　细生地四钱　知母二钱　丹皮三钱

以五杯水，煎煮取二杯，隔日再服用一次。

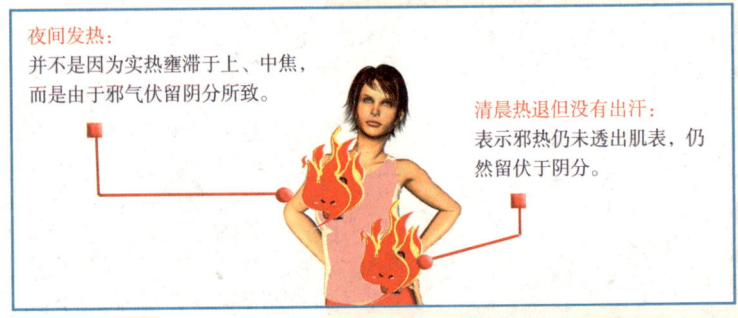

夜间发热：
并不是因为实热壅滞于上、中焦，而是由于邪气伏留阴分所致。

清晨热退但没有出汗：
表示邪热仍未透出肌表，仍然留伏于阴分。

十三、热邪深入下焦，脉沉数，舌干齿黑，手指但觉蠕动，急防痉厥，二甲复脉汤主之。

此示人痉厥之渐也。温病七八日以后，热深不解，口中津液干涸，但觉手指瞤动，即当防其痉厥，不必候其已痉而后治也。故以复脉育阴，加入介属潜阳，使阴阳交纽，庶厥不可作也。

二甲复脉汤方 （咸寒甘润法）

即于加减复脉汤内，加生牡蛎五钱，生鳖甲八钱。

十四、下焦温病，热深厥甚，脉细促，心中憺憺大动，甚则心中痛者，三甲复脉汤主之。

十三、热邪深入到下焦，出现脉象沉数，舌干燥，牙齿焦黑，手指蠕动等症状，表示为肝肾阴亏、虚风内动所致，必须立即预防痉厥的发生，应当服用二甲复脉汤来治疗。

此条说明关于痉厥初起的证治。患温病七八天之后，热邪已经深入而不能外解，口里津液干燥无津，但只感觉手指瞤动的，这时就应当预防痉厥的发生，不能等到已经形成痉厥才来治疗。因此用复脉汤养阴，再加入甲壳类药物潜阳，使阴阳互相协调，就可避免痉厥的发生。

十四、如果温病邪气传入下焦，热邪越盛则四肢逆冷的程度也越严重，同时兼有脉象细促，心慌明显而有空虚感，甚至出现心胸疼痛的，可以服用三甲复脉汤来治疗。

前二甲复脉，防痉厥之渐；即痉厥已作，亦可以二甲复脉止厥。兹又加龟板名三甲者，以心中大动，甚则痛而然也。心中动者，火以水为体，肝风鸱张，立刻有吸尽西江之势，肾水本虚，不能济肝而后发痉，既痉而水难猝补，心之本体欲失，故憺憺然而大动也。甚则痛者，"阴维为病主心痛"，此证热久伤阴，八脉丽于肝肾，肝肾虚而累及阴维故心痛，非如寒气客于心胸之心痛，可用温通。故以镇肾气补任脉通阴维之龟板止心痛，合入肝搜邪之二甲，相济成功也。

即于二甲复脉汤内，加生龟板一两。

前面提到的二甲复脉汤，可以用来预防痉厥的发生，即使痉厥已经发作，也可以服用二甲复脉汤来治疗。现在又加入龟板，称为三甲复脉汤，这是因为出现心慌明显，甚至心胸疼痛的缘故。心中悸动，是因为火以水为体，由于肝风炽盛，将会耗损肾阴，又因平素肾阴亏虚不能涵养肝木，因此发生痉厥。当痉厥发生后，肾阴很难立即恢复，导致心阴得不到肾水滋养，因此悸动不安，严重时就会发生心胸疼痛，《内经》说："阴维为病主心痛"，本证由于久热伤阴，而奇经八脉又依附于肝肾，肝肾阴伤则会累及阴维脉，因此出现心痛。这与寒邪侵犯于心胸所引起的胸痛并不相同，因此不能用温通法。本证必须以潜镇肾气，补益任脉，通调阴维脉的龟板来止心胸疼痛，并配合入肝搜邪的生牡蛎、生鳖甲来补益肝肾，共同起到疗效。

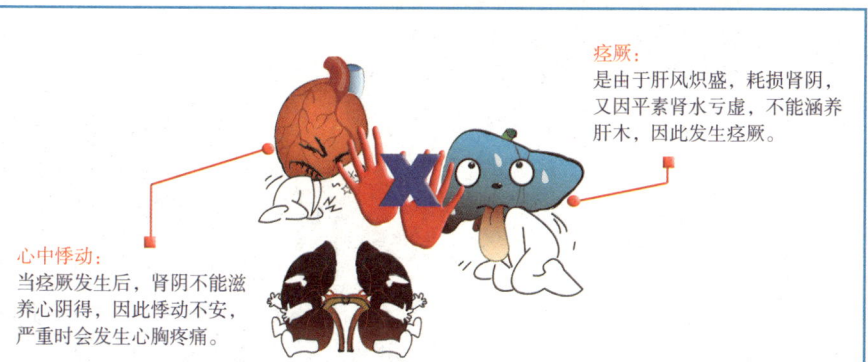

痉厥：
是由于肝风炽盛，耗损肾阴，又因平素肾水亏虚，不能涵养肝木，因此发生痉厥。

心中悸动：
当痉厥发生后，肾阴不能滋养心阴得，因此悸动不安，严重时会发生心胸疼痛。

十五、既厥且哕（俗名呃忒），脉细而劲，小定风珠主之。

十五、温病侵犯下焦，不仅会出现手足抽搐，同时兼有呃逆频繁，脉细而劲急的，应当服用小定风珠来治疗。

温邪久踞下焦，烁肝液为厥，扰冲脉为哕，脉阴阳俱减，则细，肝木横强则劲，故以鸡子黄实土而定内风；龟板补任(谓任脉)而镇冲脉；阿胶沉降，补液而熄肝风；淡菜生于咸水之中而能淡，外偶内奇，有坎势之象，能补阴中之真阳，其形翕阖，故又能潜真阳之上动；童便以浊液仍归浊道，用以为使也。名定风珠者，以鸡子黄宛如珠形，得巽木之精，而能熄肝风，肝为巽木，巽为风也。龟亦有珠，具真武之德而镇震木。震为雷，在人为胆，雷动未有无风者，雷静而风亦静矣。

亢阳直上巅顶，龙上于天也，制龙者，龟也。古者鬈龙御龙之法，失传已久，其大要不出乎此。

小定风珠方(甘寒咸法)

鸡子黄(生用)一枚　真阿胶二钱　生龟板六钱　童便一杯　淡菜三钱

水五杯，先煮龟板、淡菜得二杯，去滓，入阿胶，上火烊化，内鸡子黄，搅令相得，再冲童便，顿服之。

十六、热邪久羁，吸烁真阴，或因误表，或因妄攻，神倦瘛疭，脉气虚弱，舌绛苔少，时时欲脱者，大定风珠主之。

由于温邪深伏于下焦过久，灼伤肝肾，因此发生痉厥；如果温邪扰动冲脉，则会出现呃逆，由于温邪损伤阴液与阳气，因此脉细，肝阳上亢则脉象弦劲有力，因此用鸡子黄培补中土而平熄内风。龟板补任（谓任脉）而镇冲脉；阿胶沉降，补阴液而熄肝风；淡菜生于咸水之中而能淡，外偶内奇，有坎势之象，能补阴液中之真阳，其形翕阖，故又能潜真阳之上动；童便属于浊液而仍归浊道，作为使药。名定风珠的原因，是因为鸡子黄的形状宛如珠形，得巽木之精，而能熄肝风，肝属于巽木，巽属于风。龟亦有珠，具真武之德而镇震木。震属于雷，在人为胆，雷动必定有风，雷静则风亦静。

亢阳直上于颠顶，犹如龙飞上于天，能剋制龙的，就是龟。古者鬈龙御龙之法，失传已久，其大要不出乎此。

鸡子黄(生用)一枚　真阿胶二钱生龟板六钱　童便一杯　淡菜三钱

以五杯水，先煎煮龟板、淡菜得二杯，去药滓，加入阿胶，以小火烊化，加入鸡子黄，搅拌均匀，再冲入童便混合，立刻服用。

十六、如果热邪长久停滞于下焦，灼伤肾中真阴，或是因误用解表法，或是因滥用攻下法，导致精神疲倦，手足抽搐，脉象虚弱，舌绛少苔，时时像是要虚脱的，应当服用大定风珠来治疗。

此邪气已去八九，真阴仅存一二之治也。观脉虚苔少可知，故以大队浓浊填阴塞隙，介属潜阳镇定。以鸡子黄一味，从足太阴，下安足三阴，上济手三阴，使上下交合，阴得安其位，斯阳可立根基，俾阴阳有眷属一家之义，庶可不致绝脱欤！

大定风珠方（酸甘咸法）

生白芍六钱　阿胶三钱　生龟板四钱　干地黄六钱　麻仁二钱　五味子二钱　生牡蛎四钱　麦冬(连心)六钱　炙甘草四钱　鸡子黄(生)二枚　鳖甲(生)四钱

水八杯，煮取三杯，去滓，再入鸡子黄，搅令相得，分三次服。喘加人参；自汗者加龙骨、人参、小麦；悸者加茯神、人参、小麦。

十七、壮火尚盛者，不得用定风珠、复脉。邪少虚多者，不得用黄连阿胶汤。

阴虚欲痉者，不得用青蒿鳖甲汤。

此诸方之禁也。前数方虽皆为存阴退热而设，其中有以补阴之品，为退热之用者；有一面补阴，一面搜邪者；有一面填阴，一面护阳者；各宜心领神会，不可混也。

这是治疗邪气已去八九，真阴仅存一二的方法。从脉象虚与舌苔少的症状可以得知，故以大队浓浊药物来填补阴液，可以潜阳镇定。取鸡子黄一味，具有从足太阴脾经循行，能下安足三阴，上济手三阴，使上下的阴阳交合，阴得安其位，斯阳可立根基，使阴阳有所归属，因此不致出现绝脱的症状！

生白芍六钱　阿胶三钱　生龟板四钱　干地黄六钱　麻仁二钱　五味子二钱　生牡蛎四钱　麦冬(连心)六钱　炙甘草四钱　鸡子黄（生）二枚　鳖甲(生)四钱

以八杯水，煎煮取三杯，去药滓，再加入鸡子黄，搅拌均匀，分三次服用。如果喘咳者可以加人参；自汗者可以加龙骨、人参、小麦；心悸者可以加茯神、人参、小麦。

十七、如果体内的实热仍然炽盛者，不可以使用定风珠、复脉。如果邪气较少而偏于气血虚弱者，不可以使用黄连阿胶汤。

如果阴液亏虚而将要出现痉挛者，不可以使用青蒿鳖甲汤。

这是以上各个方剂的治疗禁忌。之前介绍的几个方剂虽然都是为了滋阴退热所设立，但其中有的是用来补阴以退热；有的是一方面滋阴，一方面搜除病邪；还有的是一方面填补真阴，一方面保护阳气。每个方剂的特点都应当细心体会，不能混淆。

十八、痉厥神昏，舌短，烦躁，手少阴证未罢者，先与牛黄紫雪辈，开窍搜邪；再与复脉汤存阴，三甲潜阳，临证细参，勿致倒乱。

痉厥神昏，舌塞烦躁，统而言之为厥阴证。然有手经足经之分：在上焦以清邪为主，清邪之后，必继以存阴；在下焦以存阴为主，存阴之先，若邪尚有余，必先以搜邪。手少阴证未罢，如寸脉大，口气重，颧赤，白睛赤，热壮之类。

十八、患温病而出现痉厥、神昏、舌体短缩、烦躁的，表示手少阴心经中有热邪内闭而未解，应先给服用安宫牛黄丸、紫雪丹一类药物，以清心开窍，祛邪外出；之后再服用复脉汤，或三甲复脉汤以滋阴潜阳，临证时应当仔细辨别，用药的先后顺序不能颠倒。

痉厥、神昏、舌短缩、烦躁，可以统称为厥阴证。但却有手厥阴心包经与足厥阴肝经的区别。如果病在上焦的则以清除邪气为主，当温邪祛除后，必定要滋养阴液。如果病在下焦的则应当以滋阴为主，但在滋阴之前，如果余邪尚未清除，则必须先清除邪气才能滋阴。手少阴证未解，是指寸脉数大、口气重浊、颧红、眼白发红、壮热等证。

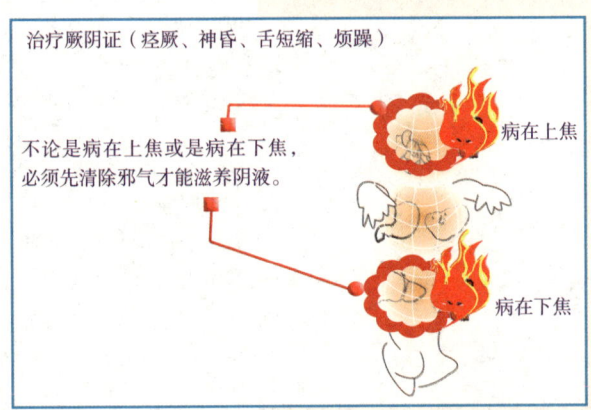

治疗厥阴证（痉厥、神昏、舌短缩、烦躁）

不论是病在上焦或是病在下焦，必须先清除邪气才能滋养阴液。

病在上焦

病在下焦

十九、邪气久羁，肌肤甲错，或因下后邪欲溃，或因存阴得液蒸汗，正气已虚，不能即出，阴阳互争而战者，欲作战汗也，复脉汤热饮之。虚盛者加人参；肌肉尚盛者，但令静，勿妄动也。

十九、邪热停滞日久不解，出现肌肤干燥粗糙如同鱼鳞状一般，或是因为攻下后，邪气将要溃退；或是因为使用滋阴药后，阴液得以恢复，因而有了汗液的来源，如果此时正气已经虚弱，就不能立刻祛邪外出，此时由于正邪交争而出现全身战栗，表示即将要发生战汗，可以取复脉汤趁热饮用。如果虚象明显的，可以加入人参；形体壮实的，只要让病人静卧，千万不要随意活动即可。

按伤寒汗解必在下前，温病多在下后。缚解而后得汗，诚有如吴又可所云者。

凡欲汗者，必当先烦，乃有汗而解。若正虚邪重，或邪已深入下焦，得下后里通；或因津液枯燥，服存阴药，液增欲汗，邪正努力纷争，则作战汗，战之得汗则生，汗不得出则死。

此系生死关头，在顷刻之间。战者，阳极而似阴也，肌肤业已甲错，其津液之枯燥，固不待言。故以复脉加人参助其一臂之力，送汗出表。若其人肌肤尚厚，未至火虚者，无取复脉之助正，但当听其自然，勿事骚扰可耳，次日再议补阴未迟。

以发汗法来治疗伤寒病，一定要在使用攻下法之前，以发汗法来治疗温病，则要在使用攻下法之后，攻下后里气得通，正气得以祛邪外出，才能够从出汗而解，这与吴又可的观点是相同的。

凡是要出现战汗的，必定先出现烦躁，然后才有汗出邪解。如果正气虚，邪气重，或是邪气已经深入下焦，攻下后里气才能通顺；或是由于津液干枯，在服用养阴药后，津液增加而想要出汗，此时由于正邪相争，因而出现战汗。如果战栗后出汗的，表示邪气外解而能痊愈，如果战栗后不能汗出的则属于重证。

这时是生死关头，时间只在顷刻之间。战栗，是阳气亢盛至极而出现类似寒证的症状。如果患者已经出现肌肤甲错，表示津液枯竭已经十分严重，因此必须用复脉汤加人参以扶正祛邪，使汗液透出肌表。如果患者体质壮实，津液亏耗不严重的，就不需要复脉汤扶助正气，此时可顺其自然，不要打扰患者，第二天再考虑补阴也来得及。

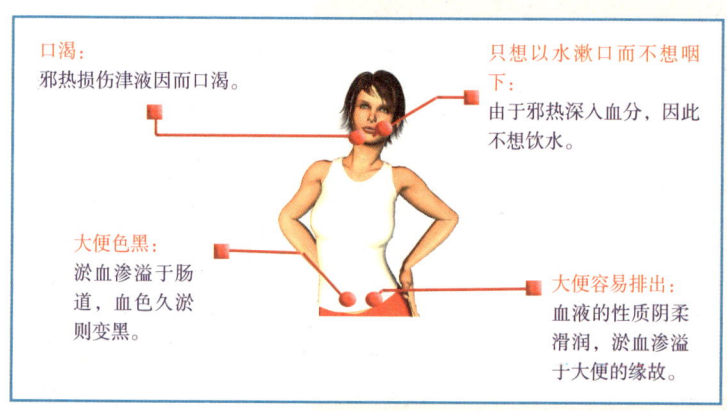

口渴：
邪热损伤津液因而口渴。

只想以水漱口而不想咽下：
由于邪热深入血分，因此不想饮水。

大便色黑：
淤血渗溢于肠道，血色久淤则变黑。

大便容易排出：
血液的性质阴柔滑润，淤血渗溢于大便的缘故。

197

二十、时欲漱口不欲咽，大便黑而易者，有淤血也，犀角地黄汤主之。

邪在血分，不欲饮水，热邪燥液口干，又欲求救于水，故但欲漱口，不欲咽也。淤血溢于肠间，血色久瘀则黑，血性柔润，故大便黑而易也。犀角味咸，入下焦血分以清热，地黄去积聚而补阴，白芍去恶血，生新血，丹皮泻血中伏火，此蓄血自得下行，故用此轻剂以调之也。

犀角地黄汤方（甘咸微苦法）

干地黄一两　生白芍三钱　丹皮三钱　犀角三钱

水五杯，煮取二杯，分二次服，渣再煮一杯服。

二十、不时想要用水漱口，但又不愿将水吞下去，兼有大便色黑容易解出，表示内有淤血停滞，应当服用犀角地黄汤来治疗。

由于邪热深入于血分，因此不想饮水，由于邪热损伤津液，因而口渴想要饮水自救，但又只想以水漱口而不想咽下，淤血渗溢于肠道，血色久淤则变黑，血液的性质阴柔滑润，因此大便色黑而容易排出。

干地黄一两　生白芍三钱　丹皮三钱　犀角三钱

以五杯水，煎煮取二杯，分二次服用，渣可以再煮成一杯服用。

二十一、少腹坚满，小便自利，夜热昼凉，大便闭，脉沉实者，畜血也，桃仁承气汤主之，甚则抵当汤。

少腹坚满，法当小便不利，今反自利，则非膀胱气闭可知。夜热者，阴热也；昼凉者，邪气隐伏阴分也。大便闭者，血分结也。故以桃仁承气通血分之闭结也。若闭结太甚，桃仁承气不得行，则非抵当不可，然不可轻用，不得不备一法耳。

桃仁承气汤方 （苦辛咸寒法）

大黄五钱　芒硝二钱　桃仁三钱　当归三钱　芍药三钱　丹皮三钱

水八杯，煮取三杯，先服一杯，得下止后服，不知再服。

抵挡汤方 （飞走攻络苦咸法）

大黄五钱　虻虫(炙干为末)二十枚　桃仁五钱　水蛭(炙干为末)五分

二十一、小腹按之坚硬而胀满，小便自利，夜间发热而白天则热退身凉，大便秘结不通，脉沉实的，属于下焦蓄血，应当服用桃仁承气汤，严重的则用抵当汤来治疗。

小腹按之坚硬而胀满，原本应当小便不利，如今反而自利，表示并不是膀胱的气机郁闭所致（而是淤血内结的缘故）。夜间才发热，属于阴分发热；白天热退身凉，表示邪热隐伏于阴分的缘故。大便秘结不通，表示为淤血内结。因此用桃仁承气汤通利血分的闭结。如果闭结太过严重时，桃仁承气汤不能取效的，则只能用抵当汤来治疗。但抵当汤不可轻易使用，这是必须在万不得已时才能使用的治法。

大黄五钱　芒硝二钱　桃仁三钱　当归三钱　芍药三钱　丹皮三钱

以八杯水，煎煮取三杯，先服用一杯，如果泻下则停止服用，如果没有泻下则必须再次服用。

大黄五钱　虻虫(炙干为末)二十枚　桃仁五钱　水蛭(炙干为末)五分

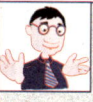

小腹按之坚硬而胀满，原本应当小便不利，如今反而自利，表示并不是膀胱的气机郁闭所致（而是淤血内结的缘故）。

夜晚时，由于卫气行于阴分，卫气与伏留于阴分的邪气相抗争则发热；白天时，由于卫气行于阳分，卫气不再与伏留于阴分的邪气相抗争则热退身凉，由此可知，发热是由于邪气深伏于阴分所致。

二十二、温病脉，法当数，今反不数而濡小者，热撤里虚也。里虚下利稀水，或便脓血者，桃花汤主之。

温病之脉本数，因用清热药撤其热，热撤里虚，脉见濡小，下焦空虚则寒，即不下利，亦当温补，况又下利稀水脓血乎!故用少阴自利，关闸不藏，堵截阳明法。

桃花汤方（甘温兼涩法）

赤石脂一两(半整用煎，半为细末调)　炮姜五钱　白粳米二合

水八杯，煮取三杯，去渣，入石脂末一钱五分，分三次服。若一服愈，余勿服。虚甚者加人参。

二十三、温病七八日以后，脉虚数，舌绛苔少，下利日数十行，完谷不化，身虽热者，桃花粥主之。

上条以脉不数而濡小，下利稀水，定其为虚寒而用温涩。此条脉虽数而日下数十行，至于完谷不化，其里邪已为泄泻下行殆尽。完谷不化，脾阳下陷，火灭之象；脉虽数而虚，苔化而少，身虽余热未退，亦虚热也，纯系关闸不藏见证，补之稍缓则脱。故改桃花汤为粥，取其逗留中焦之意，此条认定完谷不化四字要紧。

二十二、温病的脉象，原本应当出现数脉，如今脉不数反而濡小的，表示热邪虽退而阳气已经虚弱。兼有阳虚下利稀水，或大便脓血，应当服用桃花汤来治疗。

温病的脉象应该是数脉，由于使用了清热药来清泻邪热，如今邪热虽消退，但却导致阳气虚弱而出现脉象濡小，以及下焦阳气虚弱，阳气虚弱则阴寒自内而生，此时即使不出现大便下利，也应该用温补法治疗，何况还有下利稀水脓血的症状呢！因此采用治疗少阴病下利、胃肠泻下太过严重而不能闭藏的堵塞阳明肠腑法来治疗。

二十三、患温病七八天以后，出现脉象虚数，舌红绛少苔，大便泄泻每天几十次，粪中夹有未消化的食物残渣，虽然仍发热的，应当服用桃花粥来治疗。

前条因为脉象不数而濡小，泄下大便如稀水状，经诊断确认为虚寒证而应当用温涩法治疗。本条脉象虽数，但由于一天大便泄泻几十次，甚至大便中有不消化的食物，表示里邪已经几乎随泄泻排出。大便中有不消化的食物，表示为脾阳下陷、阳气衰微。脉象虽数但虚弱无力，舌苔消退而少，即使身热不退，也属于虚热的现象，这完全是大肠关门不固的症候，如果此时稍微迟于补涩就会有阳气外脱的危险。之所以将桃花汤改为桃花粥，是因药粥能在中焦留滞较长时间的缘故。本例大便中出现完谷不化的症状，是辨证的主要关键。

人参三钱　炙甘草三钱　赤石脂六钱(细末)　白粳米二合

水十杯，先煮参、草得六杯，去渣，再入粳米煮得三杯，纳石脂末三钱，顿服之。利不止，再服第二杯，如上法；利止停后服。或先因过用寒凉脉不数身不热者，加干姜三钱。

邪热不杀谷，亦有完谷一证，不可不慎，当于脉之虚实，并兼现之证辨之。

人参三钱　炙甘草三钱　赤石脂六钱(细末)　白粳米二合

以十杯水，先煎煮参、草得六杯，去药渣，再加入粳米煎煮得三杯，加入石脂末三钱，立即服用。如果腹泻不停止者，必须再服用第二杯，如同以上的方法；如果腹泻停止则不必再服药。有些患者是因先前过度服用寒凉的药物，导致脉象不数并且身体不发热时，应当加干姜三钱。

邪热不一定会损伤胃气，也有胃气正常的病症，不可不慎，应当根据脉象的虚实，以及所出现的症状来判断。

本证属于大肠关门不固的证候

大便泄泻每天几十次：
表示里邪基本上已经几乎随泄泻排出。

粪中夹有未消化的食物残渣：
表示为脾阳下陷、阳气衰微。

发热：
表示为虚热。

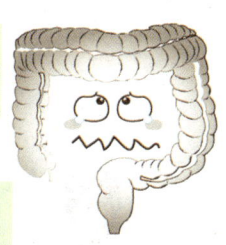

二十四、温病少阴下利，咽痛胸满心烦者，猪肤汤主之。

此《伤寒论》原文。按温病热入少阴，逼液下走，自利咽痛，亦复不少，故采录于此。柯氏云：少阴下利，下焦虚矣。少阴脉循喉咙，其支者出络心，注胸中，咽痛胸满心烦者，肾火不藏，循经而上走于阳分也；阳并于上，阴并于下，火不下交于肾，水不上承于心，此未济之象。

二十四、患温病，邪气入于下焦少阴肾经，出现大便泻泄，咽喉疼痛，胸中满闷，心烦不安，应当服用猪肤汤来治疗。

这是《伤寒论》中原文。按：温病邪热深入少阴肾经，逼迫阴液下行，因而出现大便泄泻，咽喉疼痛的并不少见，所以摘录于此。柯韵伯说：少阴病出现大便下利是由于下焦虚寒所致。少阴肾经脉循行通过喉咙，它的支脉络心，贯注胸中，因此出现咽痛、胸闷、心烦，这是因为肾火不能潜藏，并循着经脉上行于阳分

猪为水畜而津液在肤，用其肤以除上浮之虚火，佐白蜜、白粉之甘，泻心润肺而和脾，滋化源，培母气，水升火降，上热自除，而下利自止矣。

猪肤一斤(用白皮从内刮去肥，令如纸薄)

上一味，以水一斗，煮取五升，去渣，加白蜜一升，白米粉五合，熬香，和令相得。

的缘故；由于阳热行于上，阴液行于下，心火不能下交于肾，肾水不能上承于心，因而导致水火不能相济。猪是属水的牲畜，肌肤富含津液，用猪皮来消除上浮的虚火，并配伍甘味的白蜜、白米粉，能泻心火、润肺燥而和脾胃，滋养阴液化生之源，培补脾胃之母心的气血，使肾水能够上升，心火得以下降，消除在上的虚热，则下利也能自然停止。

猪肤一斤(用白皮从内刮去肥，令如纸薄)

将猪肤，以一斗水，煎煮取五升，去药渣，加白蜜一升，白米粉五合，煎熬至出香味，搅拌均匀。

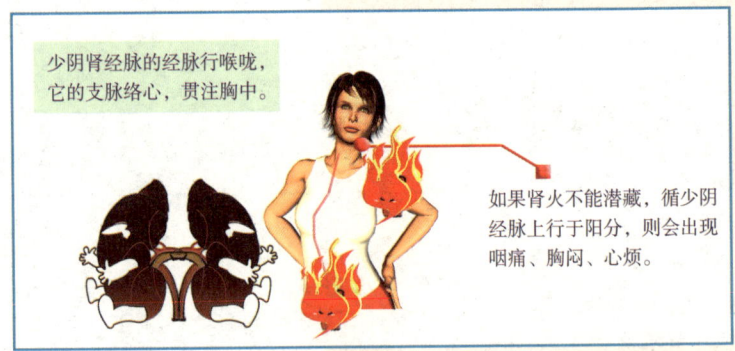

少阴肾经脉的经脉行喉咙，它的支脉络心，贯注胸中。

如果肾火不能潜藏，循少阴经脉上行于阳分，则会出现咽痛、胸闷、心烦。

二十五、温病少阴咽痛者，可与甘草汤；不差者，与桔梗汤。

柯氏云：但咽痛而无下利胸满心烦等证，但甘以缓之足矣。不差者，配以桔梗，辛以散之也。其热微，故用此轻剂耳。

甘草汤方（甘缓法）

甘草二两

上一味，以水三升，煮取一升半，去渣，分温再服。

桔梗汤方（苦辛甘升提法）

甘草二两　桔梗二两

法同前。

二十六、温病入少阴，呕而咽中伤，生疮不能语，声不出者，苦酒汤主之。

王氏晋三云：苦酒汤治少阴水亏不能上济君火，而咽生疮声不出者。疮者，痄也。半夏之辛滑，佐以鸡子清之甘润，有利窍通声之功，无燥津涸液之虑；然半夏之功能，全赖苦酒，摄入阴分，劫涎敛疮，即阴火沸腾，亦可因苦酒而降矣，故以为名。

苦酒汤方（酸甘摄辛法）

半夏(制)二钱　鸡子一枚(去黄，内上苦酒鸡子壳中)

上二味，内半夏着苦酒中，以鸡子壳置刀环中，安火上，令三沸，去渣，少少含咽之。不差，更作三剂。

二十五、患温病出现少阴咽喉疼痛者，可以服用甘草汤；如果病情不改善者，可以服用桔梗汤。

柯氏云：如果只出现咽喉疼痛而无下利、胸满、心烦等证，只要使用甘草来缓解就足够了。如果病情不改善者，可以配伍桔梗的辛味来升散。由于邪热比较轻微，因此使用这般轻缓的方剂就够了。

甘草二两

将甘草以三升水，煎煮取一升半，去药渣，分开几次温服。

甘草二两　桔梗二两

方法与之前相同。

二十六、患温病而邪热入于少阴，出现呕吐并且咽喉受损，生疮而不能说话，不能发出声音者，苦可以服用酒汤治疗。

王氏晋三云：苦酒汤治少阴肾水亏虚不能上济于君火（心火），并且咽喉生疮而不能发出声音者。疮者，也就是痄也。使用半夏之辛滑，配伍鸡子清之甘润，具有利窍通声的功效，因此也不会有损伤阴液的顾虑；然而半夏的功能，全依赖苦酒的摄取而入于人体的阴分，可以化除涎液而敛疮，即使虚火十分炽盛，也能使用苦酒来肃降，故以此作为名称。

半夏(制)二钱　鸡子一枚(去黄，内上苦酒鸡子壳中)

将以上二味，加入半夏着苦酒中，以鸡子壳置刀环中，放置于火上，煎煮三沸，去药渣，每次吞咽少量的药液。如果未改善，必须再作三剂。

二十七、妇女温病，经水适来，脉数耳聋，干呕烦渴，辛凉退热，兼清血分，甚至十数日不解，邪陷发痉者，竹叶玉女煎主之。

此与两感证同法。辛凉解肌，兼清血分者，所以补上中焦之未备；甚至十数日不解，邪陷发痉，外热未除，里热又急，故以玉女煎加竹叶，两清表里之热。

竹叶玉女煎方
（辛凉合甘寒微苦法）

生石膏六钱　干地黄四钱　麦冬四钱　知母二钱　牛膝二钱　竹叶三钱

水八杯，先煮石膏、地黄得五杯，再入余四味，煮成二杯，先服一杯，候六时复之，病解停后服，不解再服（上焦用玉女煎去牛膝者，以牛膝为下焦药，不得引邪深入也。兹在下焦，故仍用之）。

二十七、妇女患温病时，正逢月经来潮，出现数脉、耳聋、干呕、口渴、心烦，应当以辛凉透热法来治疗，兼清泄血分中之热邪，如果病情严重甚至十几天不能缓解，因而导致邪热内陷，痉挛抽筋的，应当服用竹叶玉女煎来治疗。

本证与治疗表里两感证的治法相同。辛凉解肌，兼清血分的治法，正可以补充上、中焦篇治法的不足。病情严重十几天不能缓解，因而导致邪热内陷而痉挛抽筋的，表示外在气分中之邪热并没有清除，在里的血分热毒又十分炽盛的缘故，应当服用玉女煎加竹叶，清除表里气血中之邪热。

生石膏六钱　干地黄四钱　麦冬四钱　知母二钱　牛膝二钱　竹叶三钱

以八杯水，先煎煮石膏、地黄得五杯，再加入其余四味，煎煮成二杯，先服用一杯，等到六个小时后再服用一杯，如果病情改善则停止服用，如果未改善则必须再次服用（上焦之所以用玉女煎去牛膝，是因为牛膝属于入下焦的药物，将会引邪深入。而此例是病在下焦，因此仍用牛膝）。

本例说明，同时患有气分中之邪热与血分热毒的病证，应当以辛凉透热（生石膏、知母、竹叶）为主来治疗，并且要兼顾清泄血分中的热邪（干地黄、麦冬、牛膝），应当以玉女煎加竹叶来治疗。

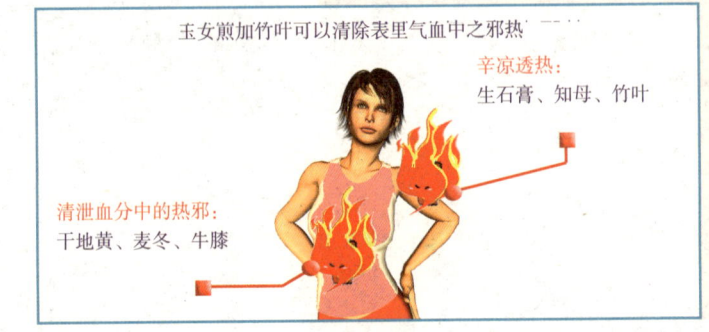

玉女煎加竹叶可以清除表里气血中之邪热

辛凉透热：
生石膏、知母、竹叶

清泄血分中的热邪：
干地黄、麦冬、牛膝

二十八、热入血室，医与两清气血，邪去其半，脉数，余邪不解者，护阳和阴汤主之。

此系承上条而言之也。大凡体质素虚之人，驱邪及半，必兼护养元气，仍佐清邪，故以参、甘护元阳，而以白芍、麦冬、生地和阴清邪也。

护阳和阴汤方（甘凉甘温复法，偏于甘凉，即复脉汤法也）

白芍五钱　炙甘草二钱　人参二钱　麦冬(连心炒)二钱　干地黄(炒)三钱

水五杯，煮取二杯，分二次温服。

二十九、热入血室，邪去八九，右脉虚数，暮微寒热者，加减复脉汤，仍用参主之。

此热入血室之邪少虚多，亦以复脉为主法。脉右虚数，是邪不独在血分，故仍用参以补气。

暮微寒热，不可认作邪实，乃气血俱虚，营卫不和之故。

加减复脉汤仍用参方

即于前复脉汤内，加人参三钱。

二十八、妇女患温病，邪热侵入血室，医生使用了气血两清的治法，邪热虽然已经消退大半，但脉象仍数，余邪不解的，应当服用护阳和阴汤来治疗。

本条是承接上条而说的。一般来说，治疗平素虚弱的病人，当邪气清除过半以后，一定要兼顾保养元气，同时要配伍清除邪热的药物，因此以人参、甘草顾护阳气，以白芍、麦冬、生地养阴清热。

白芍五钱　炙甘草二钱　人参二钱　麦冬(连心炒)二钱　干地黄(炒)三钱

以五杯水，煎煮取二杯，分二次温服。

二十九、妇女患温病，邪热侵入血室，如果邪热已经祛除十分之八九，出现右手脉象虚数，傍晚时轻微恶寒发热的，应当服用加减复脉汤加人参来治疗。

本条是妇女患温病，邪热侵入血室的症候，因此仍用复脉汤来治疗。右手脉象虚数，表示邪热不但侵犯血分，也同时侵犯气分，因此仍用人参补气。

傍晚时出现轻微寒热，并不是实热邪气所致，而是因气血两虚、营卫不和的缘故。

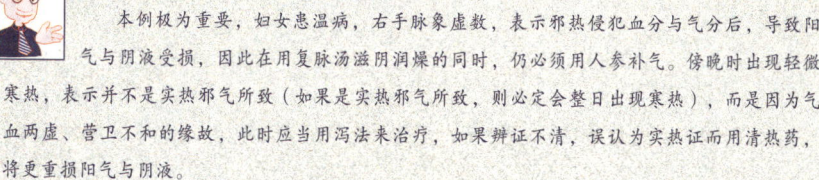

本例极为重要，妇女患温病，右手脉象虚数，表示邪热侵犯血分与气分后，导致阳气与阴液受损，因此在用复脉汤滋阴润燥的同时，仍必须用人参补气。傍晚时出现轻微寒热，表示并不是实热邪气所致（如果是实热邪气所致，则必定会整日出现寒热），而是因为气血两虚、营卫不和的缘故，此时应当用泻法来治疗，如果辨证不清，误认为实热证而用清热药，将更重损阳气与阴液。

三十、热病经水适至，十余日不解，舌萎饮冷，心烦热，神气忽清忽乱，脉右长左沉，瘀热在里也，加减桃仁承气汤主之。

前条十数日不解用玉女煎者，以气分之邪尚多，故用气血两解。此条以脉左沉，不与右之长同，而神气忽乱，定其为畜血，故以逐血分瘀热为急务也。

加减桃仁承气汤方（苦辛走络法）

大黄(制)三钱　桃仁(炒)三钱
细生地六钱　丹皮四钱　泽兰二钱
人中白二钱

水八杯，煮取三杯，先服一杯，候六时，得下黑血，下后神清渴减，止后服。不知，渐进。

三十、妇人患温热病，正逢月经有潮，邪热十几天不退，出现舌体瘦软，喜欢饮冷水，心中烦热，神志时醒时乱，右手脉象长，左手脉象沉，表示为瘀热内停，应当服用加减桃仁承气汤。

前条的病证为十几天不解大便，之所以用玉女煎治疗，是由于气分邪热仍然炽盛，因此用气血两清的方法来治疗。本条的病证则根据病人出现左手脉沉，与右手的长脉不同，并且神志时醒时乱，确定是内有蓄血，因此以祛除血分的瘀热为主。

大黄(制)三钱　桃仁(炒)三钱
细生地六钱　丹皮四钱　泽兰二钱
人中白二钱

以八杯水，煎煮取三杯，先服用一杯，等候六个小时后，如果泻下黑血，并且在泻下后意识清楚、口渴减轻，则停止服用。如果没有效果，则继续服用。

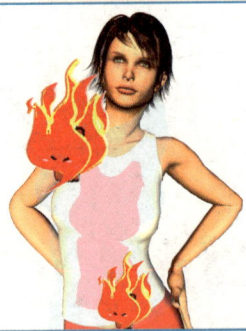

玉女煎：
祛除气分与血分的邪热。

加减桃仁承气汤：
祛除血分的瘀热。

按邵新甫云：考热入血室，《金匮要略》有五法：第一条主小柴胡，因寒热而用，虽经水适断，急提少阳之邪，勿令下陷为最。第二条伤寒发热，经水适来，已现昼明夜剧，谵语见鬼，恐人认阳明实证，故有无犯胃气及上二焦之戒。第三条中风寒热，经水适来，七八日脉迟身

按：邵新甫说：考察热入血室一证，《金匮要略》中有五种治法：第一条因有寒热往来，所以用小柴胡汤治疗，虽然月经恰好干净，但也要尽快升提少阳经的邪气，不能让邪热下陷入于血室。第二条因月经来潮时感受寒邪发热，因此出现发热昼轻夜重、白天神志清楚，夜间神昏谵语，

206

凉，胸胁满如结胸状，谵语者，显无表证，全露热入血室之候，自当急刺期门，使人知针力比药力尤捷。第四条阳明病下血谵语，但头汗出，亦为热入血室，亦刺期门，汗出而愈。第五条明其一证而有别因为害，如痰潮上脘，昏冒不知，当先化其痰，后除其热。

仲景教人当知变通，故不厌推广其义，乃今人一遇是证，不辨热入之轻重，血室之盈亏，递与小柴胡汤，贻害必多。

要之热甚而血淤者，与桃仁承气及山甲、归尾之属；血舍空而热者用犀角地黄汤，加丹参、木通之属；表邪未尽而表证仍兼者，不妨借温通为使；血结胸，有桂枝红花汤，参入海蛤、桃仁之治；昏狂甚，进牛黄膏，调入清气化结之煎。

惊恐不安。为避免被误认为是阳明腑实证，因此在治疗时千万不能伤害胃气和上、中二焦的津液。第三条是感受风邪，恶寒发热，又遇上月经正巧来潮，经过了七八天，出现脉迟缓，热退身凉，胸胁胀满如同结胸证，并且语言错乱，这显然不属于表证，完全是因热入血室所致。应当立即针刺期门穴，使人们知道针刺有时比药物的疗效还要迅速。第四条属于阳明病，出现下血、谵语，仅头部汗出，这也是热入血室所致，可以针刺期门穴使全身汗出，则可以痊愈。第五条是说明热入血室证的病因还有其他因素，譬如痰浊上塞胸脘，蒙闭清窍，导致神志昏迷、不省人事。治疗时应当先化痰浊，而后再清除邪热。

治疗痰热较重且有淤血的，应用桃仁汤加穿山甲、当归尾等。血室空虚而有热的用犀角地黄汤加丹皮、木通等。表邪未解而表证仍存的，可以用温通药物。淤血结胸的，可以用桂枝红花汤加海蛤壳、桃仁等治疗。神志昏迷狂躁不安的，应当用黄膏调入清热散结的汤药中治疗。

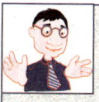

热入血室证的五种治法：

第一条因有寒热往来，用小柴胡汤升提少阳经的邪气，不能让邪热下陷入于血室。

第二条因月经来潮时感受寒邪发热，在治疗时千万不能伤害胃气和上、中二焦的津液。

第三条是感受风邪，恶寒发热，出现脉迟缓，热退身凉，胸胁胀满如同结胸证，应当立即针刺期门穴。

第四条属于阳明病，出现下血、谵语，仅头部汗出，可以针刺期门穴使全身汗出。

第五条是为其他病因，譬如痰浊上塞胸脘，蒙闭清窍，治疗时应当先化痰浊，而后再清除邪热。

再观叶案中有两解气血燔蒸之玉女煎法；热甚阴伤，有育阴养气之复脉法；又有护阴涤热之缓攻法。先圣后贤，其治条分缕析，学者审证定方，慎毋拘乎柴胡一法也。

三十一、温病愈后，嗽稀痰而不咳，彻夜不寐者，半夏汤主之。

此中焦阳气素虚之人，偶感温病，医以辛凉甘寒，或苦寒清温热，不知十衰七八之戒，用药过剂，以致中焦反停寒饮，令胃不和，故不寐也。《素问》云：胃不和则卧不安，饮以半夏汤，复杯则寐。

盖阳气下交于阴则寐，胃居中焦，为阳气下交之道路，中寒饮聚，致令阳气欲下交而无路可循，故不寐也。半夏逐痰饮而和胃，林米秉半夏汤(辛甘淡法)能补阳明燥气之不及而渗其饮，饮退则胃和，寐可立至，故曰复杯则寐也。

半夏汤（辛甘淡法）

半夏(制)八钱　秫米二两(即俗所谓高粱是也，古人谓之为稷，今或名为芦根，如南方难得，则以薏仁代之。)

水八杯，煮取三杯，分三次温服。

另外，叶天士的医案中，有两清气血燔蒸的玉女煎治法。对于热重伤阴的，有益气养阴的复脉汤法；以及保护阴液、荡涤邪热的缓攻法。总之，古今高明的医家，治疗本证的条理十分清楚，学医的人应当认真审证后再立法处方，千万不能拘泥于小柴胡汤一种方法。

三十一、本证为平素中焦阳气虚弱的人感受了温邪，由于医生不明白当邪热去除十分之七八后就不能再用的禁忌，过量使用了辛凉、甘寒或苦寒等清热方剂，导致寒饮停聚于中焦，胃气不和，因此不能入睡。《素问》说：胃气不和则睡不安稳，服用半夏汤后很快就能入睡。

这是因为阳气得以下行于阴气则能入睡，胃居于中焦部位，是阳气下行与阴气交会的通道，如果中焦寒饮停聚，则阳气下交的道路受阻，所以不能入眠。半夏能驱逐痰饮而调和胃气，高粱米禀受秋天燥金之气而成熟，能补阳明胃气并能淡渗利水而消退痰饮，痰饮退则胃气调和，睡眠也就能立即改善，所以在服药后即能入睡。

半夏(制)八钱　秫米二两(即一般所称的高粱，古人谓之为稷，现今有人称为芦根，如果在南方难得，则可以用薏仁取代。)

以八杯水，煎煮取三杯，分三次温服。

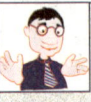
如果过量使用了辛凉、甘寒或苦寒等清热药，这些药物的药性容易损伤脾胃阳气，导致脾胃运化失司，以至于寒饮停聚于中焦，影响胃气的升降，由于胃气不和，气血不能调畅，因此不能入睡。

三十二、饮退则寐，舌滑，食不进者，半夏桂枝汤主之。

此以胃腑虽和，营卫不和，阳未卒复，故以前半夏汤合桂枝汤，调其营卫，和其中阳，自能食也。

半夏桂枝汤方（辛温甘淡法）

半夏六钱　秫米一两　白芍六钱　桂枝四钱（虽云桂枝汤，却用小建中汤法。桂枝少于白芍者，表里异治也。）　炙甘草一钱　生姜三钱　大枣(去核)二枚

水八杯，煮取三杯，分温三服。

三十三、温病解后，脉迟，身凉如水，冷汗自出者，桂枝汤主之。

此亦阳气素虚之体质，热邪甫退，即露阳虚，故以桂枝汤复其阳也。

桂枝汤方(见上焦篇。但此处用桂枝，分量与芍药等，不必多于芍药也；亦不必吸粥再令汗出，即仲景以桂枝汤小和之法是也)

三十四、温病愈后，面色萎黄，舌淡，不欲饮水，脉迟而弦，不食者，小建中汤主之。

此亦阳虚之质也，故以小建中，小小建其中焦之阳气，中阳复则能食，能食则诸阳皆可复也。

小建中汤方（甘温法）

白芍(酒炒)六钱　桂枝四钱　甘草(炙)三钱　生姜三钱　大枣(去核)二枚　胶饴五钱

水八杯，煮取三杯，去渣，入胶饴，上火烊化，分温三服。

三十二、如果水饮消退而出现昏睡，舌苔滑，饮食不进者，可以服用半夏桂枝汤治疗。这是因为胃腑的气机虽然调和，但是管卫仍然尚未调和，阳气尚未完全恢复，因此以半夏汤合桂枝汤，调和管卫与脾胃升降的气机，自然可以进食。

半夏六钱　秫米一两　白芍六钱　桂枝四钱（虽称为桂枝汤，却使用小建中汤法。桂枝的用量较白芍少，属于表里异治的方法。）　炙甘草一钱　生姜三钱　大枣(去核)二枚

以八杯水，煎煮取三杯，分开三次温服。

三十三、本证为平素阳气虚弱的人，邪热才刚消退，则阳虚的症状立即又出现，应当用桂枝汤来恢复其阳气。

桂枝汤方（见上焦篇。但此处用桂枝，分量与芍药等，不必多于芍药也；亦不必吸粥再令汗出，即仲景以桂枝汤小和之法是也）

三十四、在温病痊愈后，如果出现面色萎黄，舌淡，不想要饮水，脉迟而弦，不能进食者，可以服用小建中汤治疗。

此例也是属于阳虚的体制，因此以小建中治疗，稍微补充中焦脾胃的阳气，中阳恢复即能进食，能进食则诸阳皆可以恢复。

白芍(酒炒)六钱　桂枝四钱　甘草(炙)三钱　生姜三钱　大枣(去核)二枚　胶饴五钱

以八杯水，煎煮取三杯，去药渣，加入胶饴，以小火烊化，分开三次温服。

三十五、温病愈后，或一月，至一年，面微赤，脉数，暮热，常思饮不欲食者，五汁饮主之，牛乳饮亦主之。病后肌肤枯燥，小便溺管痛，或微燥咳，或不思食，皆胃阴虚也，与益胃五汁辈。

前复脉等汤，复下焦之阴。此由中焦胃用之阴不降，胃体之阳独亢，故以甘润法救胃用，配胃体，则自然欲食，断不可与俗套开胃健食之辛燥药，致令燥咳成痨也。

五汁饮、牛乳饮方(并见前秋燥门)

益胃汤(见中焦篇)

按：吴又可云："病后与其调理不善，莫若静以待动。"是不知要领之言也。夫病后调理，较易于治病，岂有能治病，反不能调理之理乎！但病后调理，不轻于治病，若其治病之初，未曾犯逆，处处得法，轻者二五日而解，重者七八日而解，解后无余邪，病者未受大伤，原可不必以药调理，但以饮食调理足矣，经所谓食养尽之是也。

若病之始受既重，医者又有误表、误攻、误燥、误凉之弊，遗殃于病者之气血，将见外感变而为内伤矣。全赖医者善补其过(谓未犯他医之逆；或其人阳素虚，阴素亏；前因邪气太盛，故剂不得不重；或本虚邪不能张，须随清随补之类)，

三十五、温病治愈以后，或一个月，甚或一年，病人面色微微发红，脉数，傍晚发热，时常想喝水而不想吃东西的，用五汁饮治疗，也可用牛乳饮治疗。如果病愈后，病人皮肤干燥，解小便时尿道疼痛，或有轻微干咳，或不想进食，这些都是胃阴亏虚的表现；可以服用益胃汤、五汁饮之类的药物来治疗。

前文所说的复脉汤等，是用来恢复下焦的阴液。本条的病证则是由于胃阴不足，虚火上亢所致，因此用甘润法来滋养胃阴，平降胃中虚热，则自然想进饮食，千万不可套用一般的辛燥药物来开胃进食，否则将会导致燥咳而形成痨病。

吴又可认为："如果病情痊愈后与其调理不当，不如以静养为主"，这是不了解调理要领的说法。一般来说，病后调理比治病还要容易，哪有能治病，反而不懂调理的道理呢！但是病后调理，与治病祛邪也同样重要。如果在开始治病时，处方得当，那么病轻的三到五天就可治愈，病重的七到八天就可缓解。如果病愈后没有余邪，正气没有严重损伤，就可以不用药物调理，只用饮食调养就可以了，这就是《内经》中所说的"食补善后"的意思。如果初患病时感邪就很重，医生又误用发表、攻下、苦燥、寒凉等治法，损伤患者的气血，将会导致外感病变成内伤病，这时就要靠医生善于调理(如果没有经过误治，或是因为患者平素阳虚，或是因阴液平素亏虚，或是因邪气太盛而不得不使用重剂来攻邪，或是因元气亏虚而不能祛邪外出时，便需要清补同时并用)。

而补人之过(谓已犯前医之治逆)，退杀气(谓余邪或药伤)，迎生气(或养胃阴，或护胃阳，或填肾阴，或兼固肾阳，以迎其先后天之生气)，活人于万全，岂得听之而已哉!

补救误治所引起的副作用(治疗之前因误治所造成的损害)，必须清除余邪(指余邪或药物对机体造成的损害)，恢复正气(或滋养胃阴，或保护胃阳，或填补肾阴，或兼温肾阳，以恢复先天和后天的生气)，怎么能够随便呢?

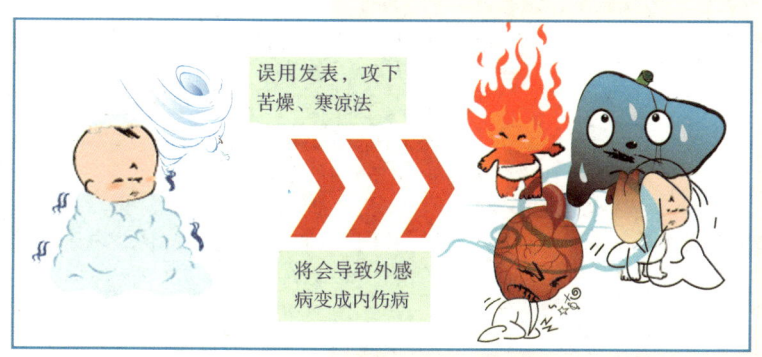

误用发表，攻下苦燥、寒凉法

将会导致外感病变成内伤病

万一变生不测，推诿于病者之家，能不愧于心乎!

至调理大要，温病后一以养阴为主。饮食之坚硬浓厚者，不可骤进。间有阳气素虚之体质，热病一退，即露旧亏，又不可固执养阴之说，而灭其阳火。

故本论中焦篇列益胃、增液、清燥等汤，下焦篇列复脉、三甲、五汁等复阴之法，乃热病调理之常理也;下焦篇又列建中、半夏、桂枝数法，以为阳气素虚，或误伤凉药之用，乃其变也。经所谓少有者求之，无者求之，微者责之，盛者责之，全赖司其任者，心诚求之也。

万一出现差错，就将责任推到病人身上，能问心无愧吗?

至于调理的主要原则，温病一般是以养阴为主，饮食不能过早或过多进食坚硬浓稠厚味的食物。某些平素阳虚的人，热邪才刚消退，便表现出阳虚的症候，因此不能死守养阴法，一再使用寒凉养阴法而损伤阳气。

所以本书在中焦篇中列举了益胃汤、增液汤、清燥汤等方剂，下焦篇中列举复脉汤、三甲复脉汤、五汁饮等养阴的方剂，这是温热病后期调理的治法;下焦篇中又同时列了小建中汤、半夏汤、桂枝汤等方剂，作为平素阳虚，或是因误用寒凉而损伤阳气的治法，属于病后调理的变法。《内经》说:"有者求之，无者求之;微者责之，盛者责之。"这全靠医生细心分析，寻求适当的调治方法。

三十六、暑邪深入少阴消渴者，连梅汤主之；入厥阴麻痹者，连梅汤主之；心热烦躁神迷甚者，先与紫雪丹，再与连梅汤。

肾主五液而恶燥，暑先入心，助心火独亢于上，肾液不供，故消渴也。再心与肾均为少阴，主火，暑为火邪，以火从火，二火相搏，水难为济，不消渴得乎！

以黄连泻壮火，使不烁津，以乌梅之酸以生津，合黄连酸苦为阴；以色黑沉降之阿胶救肾水，麦冬、生地合乌梅酸甘化阴，庶消渴可止也。肝主筋而受液于肾，热邪伤阴，筋经无所秉受，故麻痹也。再包络与肝均为厥阴，主风木，暑先入心，包络代受，风火相搏，不麻痹得乎。以黄连泻克水之火，以乌梅得木气之先，补肝之正，阿胶增液而熄肝风，冬、地补水以柔木，庶麻痹可止也。心热烦躁神迷甚，先与紫雪丹者，开暑邪之出路，俾梅、连有入路也。

连梅汤方（酸甘化阴酸苦泄热法）

云连二钱　乌梅(去核)三钱　麦冬(连心)三钱　生地三钱　阿胶二钱

水五杯，煮取二杯，分二次服。脉虚大而芤者，加人参。

三十六、如果暑邪深入少阴而出现消渴者，可以服用连梅汤治疗；如果暑邪入厥阴而出现麻痹者，可以服用连梅汤治疗；如果心热烦躁、严重神志不清者，必须先服用紫雪丹，再服用连梅汤。

肾主五液而不喜燥热。暑邪侵犯人体，首多先侵犯心经，因而助长心火之亢盛。由于肾水不能上养心阴，因此出现口渴而大量饮水却不解渴。此外，心与肾同属于少阴，心主君火、肾脏相火。暑为火邪，外火与内火相互搏结，导致水液难以上济，必然会形成消渴证。

黄连能泻炽盛的实火而不损伤津液，乌梅的酸味可以生津，配伍黄连酸苦为阴；以色黑沉降的阿胶挽救肾水，麦冬、生地合乌梅酸甘化阴，能治疗消渴。肝主筋而受液于肾，如果邪热损伤阴液，不能濡润筋经，则会出现麻痹。并且包络与肝均为厥阴，主风木，暑邪先入心，包络代心而遭受暑邪的侵袭，风火相搏，能不出现麻痹的症状吗？以黄连泻克水之火，以乌梅得木气之先，补肝之正，阿胶增液而熄肝风，冬、地补水以柔木，则能治疗麻痹。心热烦躁，严重神志不清者，先服用紫雪丹的缘故，是开辟暑邪的出路，使梅、连的功效有进入人体的途径。

云连二钱　乌梅(去核)三钱　麦冬(连心)三钱　生地三钱　阿胶二钱

以五杯水，煎煮取二杯，分二次服用。如果脉象虚大而芤者，加人参。

三十七、暑邪深入厥阴，舌灰，消渴，心下板实，呕恶吐蛔，寒热，下利血水，甚至声音不出，上下格拒者，椒梅汤主之。

此土败木乘，正虚邪炽，最危之候。故以酸苦复辛热，辅正驱邪立法，据理制方，冀其转关耳。

椒梅汤方（酸苦复辛甘法，即仲景梅圆法也，方义已见中焦篇）

黄连二钱　黄芩二钱　干姜二钱　白芍(生)三钱　川椒(炒黑)三钱　乌梅(去核)三钱　人参二钱　枳实一钱五分　半夏二钱

水八杯，煮取三杯，分三次服。

三十八、暑邪误治，胃口伤残，延及中下，气塞填胸，燥乱口渴，邪结内踞，清浊交混者，来复丹主之。

此正气误伤于药，邪气得以窃据于中，固结而不可解，攻补难施之危证，勉立旋转清浊一法耳。

三十七、暑邪深入下焦厥阴肝经，出现舌苔灰色，烦渴不止，大量饮水而不解渴，胃脘部坚硬痞满，恶心呕吐，吐出蛔虫，恶寒发热，大便稀薄呈血水状，甚至不能发出声音，上下阻隔不通的，应当服用椒梅汤来治疗。

这是由于脾胃衰败，肝木乘机犯脾，属于正气虚弱，邪热炽盛的危重症候。因此必须根据酸苦泄热、扶正祛邪的原则来制方，希望能开通壅阻的关格。

黄连二钱　黄芩二钱　干姜二钱　白芍(生)三钱　川椒(炒黑)三钱　乌梅(去核)三钱　人参二钱　枳实一钱五分　半夏二钱

以八杯水，煎煮取三杯，分三次服用。

三十八、患暑温病，由于治疗失误，导致胃气受损，邪气传入中下焦，出现胸脘痞塞、烦躁、口渴，这是由于邪气盘踞于内，脾胃功能紊乱，导致清气不升、浊气不降所致，应当服用来复丹来治疗。

这是因误治损伤正气，邪气蕴结于中焦，形成用攻或用补都难以施治的危险证候，不得已才制定这一升清降浊的治法。

如果患者平素脾胃衰败又感受暑邪，暑邪乘机深入于下焦厥阴肝经而犯脾，因而出现上下阻隔不通的症状。

正气虚弱：
表现为大便稀薄呈血水状，甚至不能发出声音。

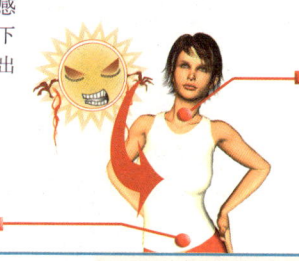

邪热炽盛：
表现为烦渴不止，胃脘部坚硬痞满，恶心呕吐。

来复丹方(酸温法)

太阴元精石一两　舶上硫磺一两　硝石一两(同硫磺为末，微火炒结砂子大)　橘红二钱　青皮(去白)二钱　五灵脂二钱(澄去砂，炒令烟尽)

〖方论〗晋三氏云：易言一阳来复于下，在人则为少阳生气所出之脏。病上盛下虚，则阳气去，生气竭，此丹能复阳于下，故日来复。

元精石乃盐卤至阴之精，硫磺乃纯阳石火之精，寒热相配，阴阳互济，有扶危拯逆之功；硝石化硫为水，亦可佐元、硫以降逆；灵脂引经入肝最速，能引石性内走厥阴，外达少阳，以交阴阳之枢纽；使以橘红、青皮者，纳气必先利气，用以为肝胆之向导也。

〖方论〗晋三氏说：《易经》有："一阳来复于下"的说法，从人体来看，属于化生少阳生发之气的脏腑。如果病证属于上盛而下虚，那么阳气就会衰退，生长的机能就会衰竭。此丹能恢复下焦的阳气，所以叫做来复丹。

元精石为盐卤至阴之精华，硫磺为纯阳石火之精华，两者寒热相配，阴阳互济，有扶危拯逆的功效；硝石能化硫为水，可以配伍元、硫来降逆；灵脂能引经入肝并且功效最速，能引石性内走厥阴肝，外达少阳胆，属于阴阳交接的枢纽；并且以橘红、青皮作为使药，因为纳气之先必须先疏导气机，因此使用作为肝胆的引导。

由于误治损伤胃气，导致清气不升、浊气不降，由于温热邪气又趁机传入中下焦，因而出现胸脘痞塞、烦躁、口渴等上盛而下虚的症状。此时如果用攻，将会更加损伤胃气；如果用补将会助长温热邪气，因此必须服用来复丹来恢复下焦的阳气。

三十九、暑邪久热，寝不安，食不甘，神识不清，阴液元气两伤者，三才汤主之。

凡热病久入下焦，消烁真阴，必以复明为主。其或元气亦伤，又必兼护其阳。三才汤两复阴阳，而偏于复明为多者也。温热、温疫未传，邪退八九之际，亦有用处。

暑温未传，亦有用复脉、三甲、黄连阿胶等汤之处。彼此互参，勿得偏执。

盖暑温不列于诸温之内，而另立一门者，以后夏至为病暑，湿气大动，不兼湿不得名暑温，仍归温热门矣。

既兼湿，则受病之初，自不得与诸温同法，若病至未传，湿邪已化，惟余热伤之际，其大略多与诸温同法；其不同者，前后数条，已另立法矣。

三才汤方（甘凉法）

人参三钱　天冬二钱　干地黄五钱

水五杯，浓煎两杯，分二次温服。欲复阴者，加麦冬、五味子。欲复阳者，加茯苓、炙甘草。

三十九、暑邪久热，寝不安，食不甘，神识不清，阴液元气两伤者，三才汤主之。

感受温病日久不愈，热邪侵入下焦而不消退，热邪消耗真阴，一定要以滋阴为主来治疗。如果元气也受损伤，则要同时保护阳气。三才汤能阴阳双补，但偏重于补阴的方剂。当温热、温疫邪气停滞于上焦而未曾传变，邪气已经清退十之八九时，也可使用本方。

如果暑温病邪发展到后期而尚未传变，也可用加减复脉汤、三甲复脉汤、黄连阿胶汤。以上方剂可以互相参考，不可偏执。

暑温之所以不列于温热病中，而另立一门，是因为夏至以后的时期属于暑邪致病的季节，才称为暑病，暑病中必须兼有湿邪，如果不兼湿邪就不能称为暑温，应仍旧属于温热病的范畴。

既然暑温兼有湿邪，在暑温初起时，治疗方法就与其他温热病不同，如果病邪尚未传变，湿邪已经化热，只有余热损伤阴液时，治法大致与其他温病相同，至于那些有所不同的病证，在前面几条已经另立了治法。

人参三钱　天冬二钱　干地黄五钱

以五杯水，煎煮取两杯浓汤，分二次温服。如果想要恢复阴液者，加麦冬、五味子。如果想要恢复阳气者，加茯苓、炙甘草。

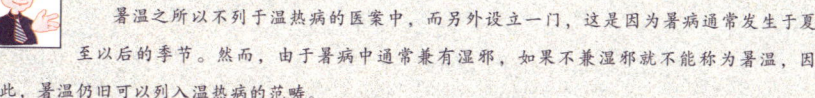

暑温之所以不列于温热病的医案中，而另外设立一门，这是因为暑病通常发生于夏至以后的季节。然而，由于暑病中通常兼有湿邪，如果不兼湿邪就不能称为暑温，因此，暑温仍旧可以列入温热病的范畴。

四十、蓄血，热入血室，与温热同法。

患暑温蓄血证、热入血室证，与其他温热病的治法相同。

四十一、伏暑、湿温胁痛，或咳，或不咳，无寒，但潮热，或竟寒热如疟状，不可误认柴胡证，香附旋覆花汤主之；久不解者，间用控涎丹。

按伏暑、湿温，积留支饮，悬于胁下，而成胁痛之证甚多，即《金匮要略》水在肝而用十枣之证。彼因里水久积，非峻攻不可；此因时令之邪，与里水新搏，其根不固，不必用十枣之太峻。

只以香附、旋覆，善通肝络而逐胁下之饮，苏子、杏仁，降肺气而化饮，所谓建金以平木；广皮、半夏消痰饮之正，茯苓、薏仁，开太阳而合阳明，所谓治水者必实土，中流涨者开支河之法也。

用之得当，不过三五日自愈。其或前医不识病因，不合治法，致使水无出路，久后胁下，恐成悬饮内痛之证，为患非轻，虽不必用十枣之峻，然不能出其范围，故改用陈无择之控涎丹，缓攻其饮。

四十、患蓄血病，热入血室，与温热病的治法相同。

患暑温蓄血证、热入血室证，与其他温热病的治法相同。

四十一、患伏暑、湿温，这是由于痰饮、水气积滞而形成支饮，支饮停留于胁下，因而导致胁痛的病证很常见，这就是《金匮要略》所说水液停于肝经的十枣汤证。十枣汤证是由于水饮久伏于胁下，如果不用峻猛攻下法则很难以奏效；本证则是因时令邪气，与体内水湿相搏，邪气的根基尚浅，因此不需要使用十枣汤这样峻猛的药物。

只用香附、旋覆花等药疏通肝络，驱逐胁下水饮；此方中苏子、杏仁降肺气而化饮，调肺金以平肝木；陈皮、半夏化痰消饮；茯苓、薏仁渗湿健脾。想要去除体内的水湿必须先补益脾胃，属于中流涨者开支河的治法。

如果应用得当，病情在三五天内就可以痊愈。有的医生不了解病因，治法不正确，致使水饮没有出路而留滞于胁下，则有可能转变为悬饮内痛的病证，使得病情更加严重，这时虽然不需要用十枣汤这般峻猛的药物，但也应当使用攻邪法，可以采用陈无择的控涎丹来缓攻水饮。

生香附三钱　旋覆花(绢包)三钱　苏子霜三钱　广皮二钱　半夏五钱　茯苓块三钱　薏仁五钱

水八杯，煮取三杯，分三次温服。腹满者，加厚朴。痛甚者，加降香末。

控涎丹方（苦寒从治法）

痰饮，阴病也。以苦寒治阴病，所谓求其属以衰之是也。按肾经以脏而言，属水，其味咸，其气寒；以经而言，属少阴，主火，其味苦，其气化燥热。肾主水，故苦寒为水之属，不独咸寒为水之属也，盖真阳藏之于肾，故肾与心并称少阴，而并主火也，知此理则知用苦寒咸寒之法矣。

泻火之有余用苦寒，寒能制火，苦从火化，正治之中，亦有从治；泻水之太过，亦用苦寒，寒从水气，苦从火味，从治之中，亦有正治，所谓水火各造其偏之极，皆相似也。

苦咸寒治火之有余、水之不足为正治，亦有治水之有余、火之不足者，如介属芒硝并能行水，水行则火复，乃从治也。

甘遂(去心制)　大戟(去皮制)　白芥子

右等分为细末，神曲糊为丸，梧子大，每服九丸，姜汤下，壮者加之，羸者减之，以知为度。

生香附三钱　旋覆花(绢包)三钱　苏子霜三钱　广皮二钱　半夏五钱　茯苓块三钱　薏仁五钱

以八杯水，煎煮取三杯，分三次温服。如果腹部胀满者，加厚朴。如果疼痛严重者，加降香末。

痰饮属于阴病，如果用苦寒药物来治疗阴病，就是所谓根据病证的属性来祛邪的治法。肾就脏腑功能而言，肾脏属水，其主味为咸，其主气为寒。根据《内经》来看，肾经属于少阴经，少阴经主火，其主味为苦，其主气为燥热。肾主水，因此苦寒之品具有水的属性，而并不是只有咸寒之品才具有水的属性。人体的真阳藏于肾，所以心肾都称为少阴，都主火，明白了这一点，就知道应用苦寒、咸寒药的方法了。泻有余之火用苦寒药，因寒能制火，而苦能从火化燥，这是正治，也有从治的含义。

治疗水样泻泄太过时，也可以用苦寒药，这是因为寒气与水的性质相同，而苦味是由火热所生成，这是从治，不过其中也有正治的含义，这就是当水火各发展到极点，都会出现相似的症候。

用苦咸寒药来治疗有余之火、或是水不足的方法，属于正治法；也有其他的方法用来治疗水有余而火不足的病证，例如用介类药物和芒硝的咸寒来通利行水，使水湿消散则阳气得以回复，这是属于从治法的方法。

甘遂（去心制）　大戟（去皮制）白芥子

取以上等分药物分为研为细末，用神曲糊为丸，如同梧子般大小，每次服用九丸，以姜汤送服，体质强壮者可以增加用量，体质瘦弱者则减少用量，一直到病情改善为止。

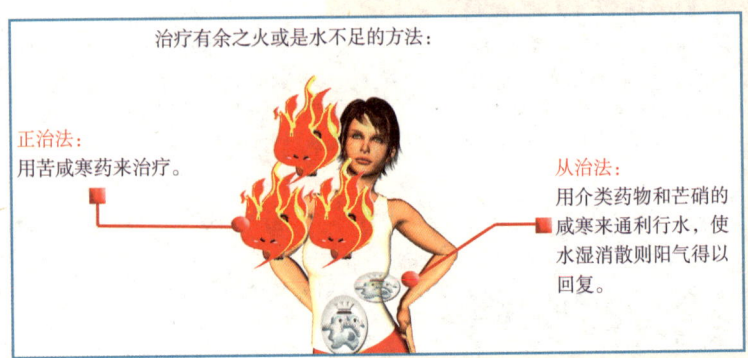

治疗有余之火或是水不足的方法：

正治法：
用苦咸寒药来治疗。

从治法：
用介类药物和芒硝的
咸寒来通利行水，使
水湿消散则阳气得以
回复。

【三】寒　湿

四十二、湿之为物也，在天之阳时为雨露，阴时为霜雪，在山为泉，在川为水，包含于土中者为湿。其在人身也，上焦与肺合，中焦与脾合，其流于下焦也，与少阴癸水合。

此统举湿在天地人身之大纲，异出同源，以明土为杂气，水为天一所生，无处不合者也。上焦与肺合者，肺主太阴湿土之气，肺病湿则气不得化，有露雾之象，向之火制金者，今反水克火矣，故肺病而心亦病也。观《素问》寒水司天之年，则曰阳气不令，湿土司天之年，则曰阳光不治自知，故上焦一以开肺气救心阳为治。

四十二、湿这种物质，在天气晴暖时化为雨露；在气候寒冷时化为霜雪；在山陵为泉；在河流是水；蕴藏在泥土里则为湿。湿邪侵犯人体后，在上焦与肺相合，在中焦与脾相合，流窜于下焦，则与少阴肾相合。

本条是讨论水湿在自然界与人体的规律，表现虽异而本源相同，由此可知湿土之气为杂气，水湿为自然界所生，而无处不在。

在上焦与肺相合，是因为肺主太阴湿土的湿气，肺脏感受湿邪，则肺气失宣不能化湿，湿就会有如天气昏蒙如雾一样弥漫，本来心火能够制约肺金，此时水湿反而克心火，所以患肺病时心也容易发生病变。仔细分析《素问》可知，寒水司天的年份，则阳气不能发挥正常作用，湿土司天的年份，则阳光不能正常温煦，明白了这些道理，就懂得为什么治上焦要以开肺气、救心阳为治疗原则。

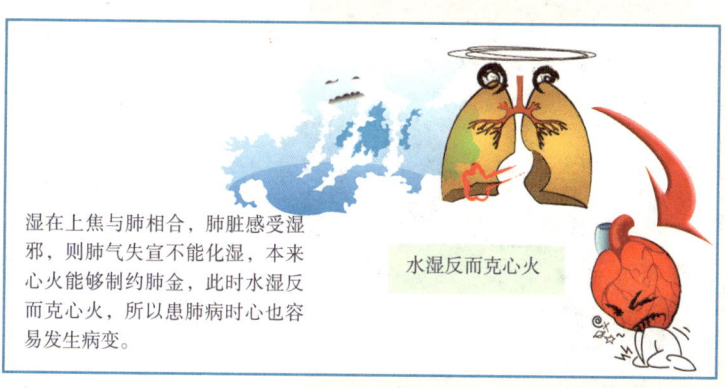

湿在上焦与肺相合，肺脏感受湿邪，则肺气失宣不能化湿，本来心火能够制约肺金，此时水湿反而克心火，所以患肺病时心也容易发生病变。

水湿反而克心火

中焦与脾合者，脾主湿土之质，为受湿之区，故中焦湿证最多；脾与胃为夫妻，脾病而胃不能独治，再胃之脏象为土，土恶湿也，故开沟渠，运中阳，崇刚土，作堤防之治，悉载中焦。

上中不治，其势必流于下焦。《易经》曰：水流湿，《素问》曰：湿伤于下。下焦乃少阴癸水，湿之质即水也，焉得不与肾水相合。

吾见湿流下焦，邪水旺一分，正水反亏一分，正愈亏而邪愈旺，不可为矣。

夫肾之真水，生于一阳，坎中满也，故治少阴之湿，一以护肾阳，使火能生土为主；肾与膀胱为夫妻，泄膀胱之积水，从下治，亦所以安肾中真阳也。脾为肾之上游，升脾阳，从上治，亦所以使水不没肾中真阳也。

湿邪在中焦与脾相合是因为脾属湿土之脏，是湿邪容易犯的部位，所以中焦以湿证最为多见。脾胃相互依存，脾脏有病则胃气不能单独行其功能，胃属土，土最怕湿，所以用疏通水道，温运中阳，燥湿运脾，做为培补脾土的治法，这些都记载在中焦篇中。

湿在中焦不能及时治疗，则一定会传入下焦。《易经》说：水湿容易下流，《素问》也指出：湿邪容易侵犯人体下部。下焦是少阴肾水所在，湿邪的本质就是水，怎么能不与肾水相合。

我观察到湿邪侵入下焦后，湿邪旺一分，肾水就会亏损一分，肾水愈亏则邪水愈旺，如此反复危害则更难以治疗了。

肾的真水，由肾阳所化生，如坎卦所示中满之象，所以治疗侵入下焦肾的湿邪，必定要保护肾阳，使火能生土；肾与膀胱互为表里，因此排除膀胱中留积的水液，使水湿从下排出，也可以保护肾中的真阳。脾位于肾的上游，所以升发脾阳，从上游治疗水湿，也能使水湿不致损害肾阳。

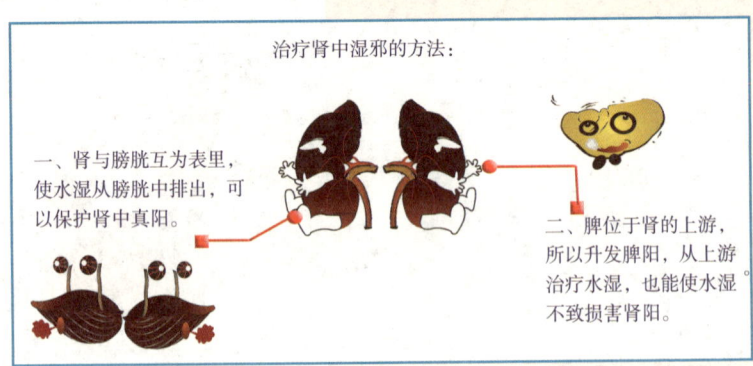

治疗肾中湿邪的方法：

一、肾与膀胱互为表里，使水湿从膀胱中排出，可以保护肾中真阳。

二、脾位于肾的上游，所以升发脾阳，从上游治疗水湿，也能使水湿不致损害肾阳。

其病厥阴也奈何？

盖水能生木，水太过，木反不生，木无生气，自失其疏泄之任，经有"风湿交争，风不胜湿"之文，可知湿土太过，则风木亦有不胜之时，故治厥阴之湿，以复其风木之本性，使能疏泄为主也。

本论原以温热为主，而类及于四时杂感。以宋元以来，不明仲景伤寒一书专为伤寒而设，乃以伤寒一书，应四时无穷之变，殊不合拍，遂至人著一书，而悉以伤寒名书。陶氏则以一人而屡著伤寒书，且多立妄诞不经名色，使后世学者，如行昏雾之中，渺不自觉其身之坠于渊也。

夫春温、夏热、秋燥，所伤皆阴液也，学者苟能时时预护，处处提防，岂复有精竭人亡之虑。

伤寒所伤者阳气也，学者诚能保护得法，自无寒化热而伤阴，水负火而难救之虞。即使有受伤处，临证者知何者当护阳，何者当救阴，何者当先护阳，何者当先救阴，因端竟委，可备知终始而超道妙之神。

水湿侵犯厥阴肝木，又会怎样呢？

水湿虽然能促进肝木的生长，但如果水湿太过，肝木反而不能生长，肝木没有了生发之气，就失去了疏泄的功能。《内经》中有"风湿交争，风不胜湿"的条文，因此如果湿土之气太盛，风木也就不能制约它。所以治疗肝经的湿邪，要恢复风木之脏的本性，使肝恢复疏泄的功能。

本书以讨论温热病为主，同时讨论四时外感病。自宋、元以来，人们不懂得《伤寒论》是专为伤寒所设，而以《伤寒论》来统治四时各种外感疾病，这是错误的，因而导致后人在编写著作时都以"伤寒"为书名。陶弘景曾经多次编撰以伤寒作为书名的书，而且书中有许多不合常理、荒谬的内容，使得后来学医的人如误入云雾之中，不知不觉地坠入深渊之中。

本书列举了四时外感病，如春温、夏热、长夏季节的暑湿、秋燥、冬寒，如果能掌握其特点，就很容易取得疗效。春温、夏热、秋燥都容易损伤人体阴液，学医的人如果能时时防护阴液，处处提防阴伤，怎么还会有阴精耗竭而死亡的顾虑呢？

伤寒最容易损伤人体阳气，如果医生能够保护阳气，自然没有寒邪久郁化燥而伤阴、火盛水竭而难以救治的危险了。即使阴阳受损，如果临证时医生明白何时应当保护阳气，何时应当救护阴液，只要掌握了规律，自然能得心应手。

瑭所以三致意者，乃在湿温一证。盖土为杂气，寄旺四时，藏垢纳污，无所不受，其间错综变化，不可枚举。

其在上焦也，如伤寒；其在下焦也，如内伤；其在中焦也，或如外感，或如内伤。

至人之受病也，亦有外感，亦人内伤，使学者心摇目眩，无从捉摸。其变证也，则有湿痹、水气、咳嗽、痰饮、黄汗、黄瘅、肿胀、疟疾、痢疾、淋证、带证、便血、疝气、痔疮、痈脓等证，较之风火燥寒四门之中，倍而又倍，苟非条分缕析，体贴入微，未有不张冠李戴者。

我再三强调湿温证，是因湿土之气为杂气，一年四季都能产生，各种病邪，也都可致病，其中错综复杂的变化，难以一一说明。

湿邪侵犯上焦的症候类似伤寒，在下焦的症候类似内伤。在中焦的症候，有时像伤寒，有时像内伤。

湿邪的病因，既可以为外感所致的，也可以为内伤所致的，使人很难分辨。其产生的变化，有湿痹、水气、咳嗽、痰饮、黄汗、黄疸、肿胀、疟疾、痢疾、淋证、带下病、便血、疝气、痔疮、痈脓等，比风、火、燥、寒四种病邪所引起的病证还要更多，如果临证不能仔细审察，很难不发生张冠李戴的错误。

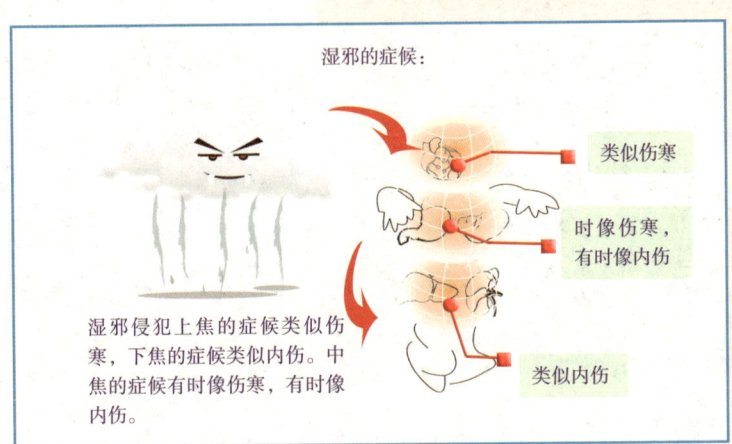

湿邪的症候：

类似伤寒

时像伤寒，有时像内伤

类似内伤

湿邪侵犯上焦的症候类似伤寒，下焦的症候类似内伤。中焦的症候有时像伤寒，有时像内伤。

四十三、湿久不治，伏足少阴，舌白身痛，足跗浮肿，鹿附汤主之。

湿伏少阴，故以鹿茸补督脉之阳。督脉根于少阴，所谓八脉丽于肝肾也；督脉总督诸阳，此阳一升，则诸阳听令。附子补肾中真阳，通行十二经，佐之以菟丝，凭空行气而升发少阴，则身痛可休。独取一味草果，温太阴独胜之寒以醒脾阳，则地气上蒸天气之白苔可除；且草果，子也，凡子皆达下焦。以茯苓淡渗，佐附子开膀胱，小便得利，而跗肿可愈矣。

鹿附汤方（苦辛咸法）

鹿茸五钱　附子三钱　草果一钱　菟丝子三钱　茯苓五钱

水五杯，煮取二杯，日再服，渣再煮一杯服。

四十四、湿久，脾阳消乏，肾阳亦惫者，安肾汤主之。

凡肾阳惫者，必补督脉，故以鹿茸为君，附子、韭子等补肾中真阳，但以苓、术二味，渗湿而补脾阳，釜底增薪法也(其曰安肾者，肾以阳为体，体立而用安矣)。

安肾汤方（辛甘温法）

鹿茸三钱　葫芦巴三钱　补骨脂三钱　韭子一钱　大茴香二钱　附子二钱　茅术二钱茯苓三钱　菟丝子三钱

水八杯，煮取三杯，分三次服。大便溏者，加赤石脂。久病恶汤者，可用二十分作丸。

四十三、由于治疗失当，导致湿邪长久停滞于足少阴肾经，出现舌苔白滑、周身疼痛、足背浮肿的，应当服用鹿附汤来治疗。

湿邪伏藏于少阴肾经，因此用鹿茸温通督脉的阳气，督脉起源于少阴肾，肾是督脉的根本，即所说的奇经八脉都隶属于肝肾。督脉总督全身的阳气，督脉的阳气上升，全身阳气都得以随之运行。附子能补肾中真阳，通行十二经，配伍菟丝子，可以疏导气机而升发少阴肾的阳气，因此能治疗身痛。独取一味草果，可以温补入于太阴肾的寒邪以振奋脾阳，使肾气上蒸，则苔可除；并且草果，属于子类药物，凡子皆能到达人体的下焦。以茯苓淡渗，配伍附子开通膀胱的气机，使小便通畅，则跗肿就可以痊愈。

鹿茸五钱　附子三钱　草果一钱菟丝子三钱　茯苓五钱

以五杯水，煎煮取二杯，隔日再次服用，药渣可以再煎煮成一杯服用。

四十四、湿邪长久停滞于内，导致脾阳损伤，肾阳也因而亏虚的，应当服用安肾汤来治疗。

通常肾阳虚衰的，必须温补督脉，因此以鹿茸为主药，配伍附子、韭子等温补肾中真阳，并用茯苓、茅术二味药，渗利水湿而温补脾阳，这就是釜底增薪法(之所以称为安肾，是因为肾以阳气为本，肾气充足则脏腑气血自然正常)。

四十五、湿久伤阳，瘦弱不振，肢体麻痹，痔疮下血，术附姜苓汤主之。

按痔疮有寒湿、热湿之分，下血亦有寒湿、热湿之分，本论不及备载，但держ寒湿痔疮下血者，以世医但知有热湿痔疮下血，悉以槐花、地榆从事，并不知有寒湿之因，畏姜、附如虎，故因下焦寒湿而类及之，方则两补脾肾两阳也。

术附姜苓汤方（辛温苦淡法）

生白术五钱　附子三钱　干姜三钱　茯苓五钱

水五杯，煮取二杯，日再服。

四十六、先便后血，小肠寒湿，黄土汤主之。

此因上条而类及，以补偏救弊也，义见前条注下。前方纯用刚者，此方则以刚药健脾而渗湿，柔药保肝肾之阴，而补丧失之血，刚柔相济，又立一法，以开学者门径。后世黑地黄丸法，盖仿诸此。

黄土汤方（甘苦合用刚柔互济法）

甘草三两　干地黄三两　白术三两　附子(炮)三两　阿胶三两　黄芩三两　灶中黄土半斤

水八升，煮取二升，分温二服(分量服法，悉录古方，未敢增减，用者自行斟酌可也)。

四十五、湿邪长久停滞于内，损伤阳气，出现精神委靡不振，肢体麻痹，痔疮出血的，应当服用术附姜苓汤来治疗。

按：痔疮的病因有寒湿或湿热的区分，痔疮下血也有寒湿、湿热的区分，本书不能全部记述，之所以只记载寒湿痔疮出血，是因为一般的医生只知道有湿热所引起的痔疮下血，因而全都以槐花、地榆来治疗，却并不知道还有因寒湿所致的，因而畏惧使用干姜、附子如同畏惧老虎一般，因此在论述下焦寒湿时也一并说明治疗寒湿痔疮出血时，必须同时补脾肾的阳气。

生白术五钱　附子三钱　干姜三钱　茯苓五钱

以五杯水，煎煮取二杯，隔日再服用。

四十六、先大便而后出血的，这是因小肠寒湿所引起的，应当服用黄土汤来治疗。

本例因与上例相似而一并讨论，目的在于补偏救弊，临床意义请看上例的注解。前例所用方剂完全使用燥性药，而本例方剂则既用燥性药来健脾利湿，同时又用润性药来滋养肝肾之阴，而补充损失的血液，燥性药与润性药相互配合，又创立一种治法，以开启学习者的门径。后世的黑地黄丸法，也是仿照本方的方法所创设的。

甘草三两　干地黄三两　白术三两　附子(炮)三两　阿胶三两　黄芩三两　灶中黄土半斤

以八升水，煎煮取二升，分开两次温服(分量的服用方法，完全根据古方，不敢变更，服用者应当自行斟酌)。

四十七、秋湿内伏，冬寒外加，脉紧无汗，恶寒身痛，喘咳稀痰，胸满舌白滑，恶水不欲饮，甚则倚息不得卧，腹中微胀，小青龙汤主之；脉数有汗，小青龙去麻、辛主之；大汗出者，倍桂枝，减干姜，加麻黄根。

此条已经有"秋伤于湿，冬生咳嗽"之明文，故补三焦饮证数则，略示门径。按经谓秋伤于湿者，以长夏湿土之气，介在夏秋之间，七月大火西流，月建申，申者，阳气毕伸也，湿无阳气不发，阳伸之极，湿发亦重，人感此而至冬日寒水司令，湿水同体相搏而病矣。

喻氏擅改经文，谓湿曰燥者，不明六气运行之道。如大寒，冬令也，厥阴气至而纸鸢起矣。四月，夏令也，古谓首夏犹清和，俗谓四月为麦秀寒，均谓时虽夏令，风木之气犹未尽灭也。他令仿此。至于湿土寄旺四时，虽在冬令，朱子谓"将大雨雪，必先微温"，盖微温则阳气通，阳通则湿行，湿行而雪势成矣，况秋日竟无湿气乎！此其间有说焉，经所言之秋，指中秋以前而言，秋之前半截也；喻氏所指之秋，指秋分以后而言，秋之后半截也。古脱燥论，盖世远年湮，残缺脱简耳。

四十七、秋季感受湿邪，湿邪伏藏于体内未解，又在冬天感受寒邪，出现脉紧无汗，恶寒，身体疼痛，咳嗽气喘。甚则端坐喘息不能平卧，胸满，腹中轻微作胀，不想喝水，舌苔白滑的，应当服小青龙汤来治疗。如果出现脉数而出汗的，应当用小青龙汤去麻黄、细辛来治疗；如果大汗出的，应当用小青龙汤去干姜，将桂枝的剂量加倍，再加麻黄根来治疗。

由于《内经》中有"秋季被湿邪所伤，冬季就会发生咳嗽"的记载，所以这里对三焦痰饮证作了补充，大致论述了治疗方法。按《内经》中说，秋冬被湿邪所伤，这是因为长夏为湿气当令，介于夏秋两个季节之间，到了七月，火气流向西方为申月，申月为阳气充分伸展达到极点的月份，湿气如果没有阳气的鼓动就不能升发，阳气伸展达到极点，则湿气发散蒸腾也最为炽盛。人体感受湿邪后，到了冬季寒水当令的季节再度感受寒气，湿气与寒气相互搏结则生病。

喻嘉言擅自改动《内经》原文，把"湿"改为"燥"，把秋伤于湿说成秋伤于燥，这是不明白六气运行的规律。例如大寒是冬天的节气，当春天的厥阴风木之气到来时，则风筝就可以飞起来了。四月份属夏季，但古人认为初夏还是清凉的月份，俗话也说四月为麦秀寒，意思是说时令虽已经进入夏季，但春季当令的风木之气仍未完全消退。其他几个季节的节气运行规律也与此相同。至于湿土之气，在一年四季都能产生，朱高曾说：冬天将要下大雨雪时，必定先出现微暖的气候。因为气候微暖，阳气就能通行，阳气通则湿气就能运行，湿气运行则下雪的天气就形成了。何况秋季，怎么会没有湿气呢？

喻氏补论诚是，但不应擅改经文，竟崇已说，而不体之日月运行，寒暑倚伏之理与气也。喻氏学问诚高，特霸气未消，其温病论亦犯此病。

学者遇咳嗽之证，兼合脉色，以详察其何因，为湿，为燥，为风，为火，为阴虚，为阳弱，为前候伏气，为现行时令，为外感而发动内伤，为内伤而招引外感，历历分明。

或当用温用凉，用补用泻，或寓补于泻，或寓泻于补，择用先师何法何方，妙手空空，毫无成见，因物付物，自无差忒矣。

即如此证，以喘咳痰稀，不欲饮水，胸满腹胀，舌白，定其为伏湿痰饮所致。以脉紧无汗，为遇寒而发，故用仲景先师辛温甘酸之小青龙，外发寒而内蠲饮，龙行而火随，故寒可去；龙动而水行，故饮可调。

《内经》所说的秋季，是指中秋节以前，喻嘉言所说的秋天，是指秋分以后。由于年代久远，古书脱失了燥气的论述。

喻嘉言加以补充是正确的，但不应该擅自更改经文，推崇自己的观点，而忽视了自然界节气变化的规律。喻嘉言的学问的确很高明，但霸气凌人，对于温病的论述也有这种毛病。

学习者如果遇到咳嗽证，必须参合脉象、气色，详细寻求咳嗽的病因，是属于湿邪还是燥邪，是风邪还是火邪，是阴虚还是阳弱，是过去季节的伏气，还是现今的时令邪气，是外感引发内伤，还是先有内伤然后招致外感，这些都应分辨清楚。

在治疗上应该用温药还是用凉药，用补法还是用泻法，是将补法配合于泻法之中，还是将泻法配合于补法之中，选用前人的什么治法，选择什么方剂，不存有任何成见来辨证施治，就不会有差错了。

以本证为例，根据喘咳痰稀、不想喝水，胸满、腹胀、舌苔白滑等症状，可以判定本证为湿伏痰饮所致。因为脉紧而无汗，表示为外感寒邪所致，因此采用张仲景辛温甘酸的小青龙汤，外散表寒而内除痰饮。龙一行则火即跟随，因此小青龙汤能祛除寒邪；龙一动则水也随之而动，因此小青龙汤能消除痰饮。

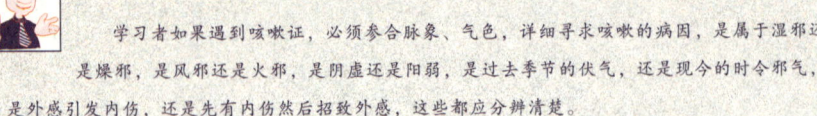

　　学习者如果遇到咳嗽证，必须参合脉象、气色，详细寻求咳嗽的病因，是属于湿邪还是燥邪，是风邪还是火邪，是阴虚还是阳弱，是过去季节的伏气，还是现今的时令邪气，是外感引发内伤，还是先有内伤然后招致外感，这些都应分辨清楚。

以自汗脉数(此因饮邪上冲肺气之数，不可认为火数)，为遇风而发，不可再行误汗伤阳，使饮无畏忌，故去汤中之麻黄、细辛，发太阳、少阴之表者。

倍桂枝以安其表。汗甚则以麻黄根收表疏之汗。夫根有归束之义，麻黄能引太阳之表，即以其根归束太阳之气也。大汗出减干姜者，畏其辛而致汗也。有汗去麻、辛不去于姜者，干姜根而中实，色黄而圆(土象也，土性缓)，不比麻黄干而中空，色青而直(木象也，木性急，干姜岂性缓药哉!较之麻黄为缓耳。且干姜得丙火煅炼而成，能守中阳，麻黄则纯行卫阳，故其慓急之性，远甚于干姜也)，细辛细而辛窜，走络最急也(且少阴经之报使，误发少阴汗者，必伐血)。

小青龙汤方(辛甘复酸法)

麻黄(去节)三钱　甘草(炙)三钱　桂枝(去皮)五钱　芍药三钱　五味二钱　干姜三钱　半夏五钱　细辛二钱

水八碗，先煮麻黄减一碗许，去上沫，内诸药，煮取三碗，去滓，温服一碗。得效，缓后服，不知，再服。

根据自汗、脉数(这是因为水饮上冲肺气所引起的脉数，并不是火热证所致)，由此可以得知本例是因感受了风邪所引发的，因此不能再用汗法而损伤阳气，否则反而会使水饮上泛为害，治疗时必须减去方中发汗解表的麻黄、细辛，加倍桂枝的用量以解肌发表。

增加桂枝的用量以安定肌表。如果严重出汗时则以麻黄根收敛肌表疏发的汗液。夫根有归束之义，麻黄能引太阳的肌表，也就是以其根归束太阳的经气。大汗出者减少干姜用量的缘故，是避免干姜味辛而容易导致出汗。有汗去麻、辛不去干姜的缘故，是因为干姜根而中实，色黄而圆（土象也，土性缓），不比麻黄干而中空，色青而直（木象也，木性急，干姜并不是药性缓和，而是比麻黄稍微缓和罢了。并且干姜得丙火煅炼而成，能守中阳，麻黄则纯行卫阳，故其慓急之性，比干姜更为竣猛），细辛细而辛窜，疏通经络的功效最为快速（且少阴经之报使，如果因误治而发散少阴肾的汗液时，必定容易损伤血液）。

麻黄(去节)三钱　甘草(炙)三钱桂枝(去皮)五钱　芍药三钱　五味二钱　干姜三钱　半夏五钱　细辛二钱

以八碗水，先煎煮麻黄至水分减少了一碗左右，去掉药液上的泡沫，加入其他的药物，再煎煮取三碗，去药滓，温服一碗。如果有效，则暂时不要服用，如果无效，则应当继续服用。

四十八、喘咳息促，吐稀涎，脉洪数，右大于左，喉哑，是为热饮，麻杏石甘汤主之。

《金匮要略》谓病痰饮者，当以温药和之。盖饮属阴邪，非温不化，故饮病当温者，十有八九，然当清者，亦有一二。如此证息促，知在上焦；涎稀，知非劳伤之咳，亦非火邪之但咳无痰而喉哑者可比；右大于左，纯然肺病，此乃饮邪隔拒，心火壅遏，肺气不能下达。音出于肺，金实不鸣。

故以麻黄中空而达外，杏仁中实而降里，石膏辛淡性寒，质重而气清轻，合麻杏而宣气分之郁热，甘草之甘以缓急，补土以生金也。按此方，即大青龙之去桂枝、姜、枣者也。

麻杏石甘汤方（辛凉甘淡法）

麻黄(去节)三钱　杏仁(去皮尖碾细)三钱　石膏(碾)三钱　甘草(炙)二钱

水八杯，先煮麻黄，减二杯，去沫，内诸药，煮取三杯，先服一杯，以喉亮为度。

四十八、《金匮要略》认为：治疗痰饮病，应当用温药。因为痰饮属阴邪，不用温药则很难以化除，因此使用温法来治疗痰饮病的必例占十有八九，用清凉药治疗的必例仅占十之一二。比如本例所举的证候，出现喘息气促，表示病在上焦；出现痰涎稀薄，表示并不是内伤咳嗽，也不能与火邪犯肺所致的干咳无痰、咽喉嘶哑的症候相提并论；右手的脉象大于左手，表示纯属于肺经病证，这是由于痰饮阻隔，心火被阻遏，肺气不能下降所致。声音发源于肺，肺金壅塞不通则声音不能鸣响。

因此以麻黄的中空而达肌表体外，杏仁的中实而肃降体内的邪气，石膏具有辛淡性寒，质重而气清轻的功效，配伍麻杏则能宣气分之郁热，甘草的甘味可以缓急，能补脾胃以生肺金。按此方，即将大青龙之去掉桂枝、姜、枣所成。

麻黄（去节）三钱　杏仁（去皮尖碾细）三钱　石膏（碾）三钱　甘草（炙）二钱

以八杯水，先煎煮麻黄使药液减少二杯（也就是剩下六杯），去药沫，加入其他的药物，煎煮取三杯，先服用一杯，一直到喉咙能恢复声音为止。

痰饮病的症状：

喘息气促：
肺主气，肺病则喘息气促，表示病在上焦。

痰涎稀薄：
表示为痰饮病，并不是内伤咳嗽，也不是火邪犯肺的症候。

喉哑：
肺金壅塞不通所致。

右手的脉象大于左手：
表示为肺经病症，这是由于痰饮阻隔，心火被阻遏，肺气不能下降所致。

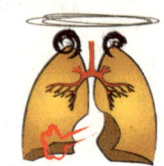

四十九、支饮不得息，葶苈大枣泻肺汤主之。

支饮上壅胸膈，直阻肺气，不令下降，呼息难通，非用急法不可。

故以禀金火之气，破症瘕积聚，通利水道，性急之葶苈，急泻肺中之壅塞；然其性慓悍，药必入胃过脾，恐伤脾胃中和之气，故以守中缓中之大枣，护脾胃而监制之，使不旁伤他脏，一急一缓，一苦一甘，相须成功也。

葶苈大枣泻肺汤（苦辛甘法）

苦葶苈(炒香碾细)三钱　大枣(去核)五枚

水五杯，煮取二杯，分二次服，得效，减其制，不效，再作服，衰其大半而止。

五十、饮家反渴，必重用辛，上焦加干姜、桂枝，中焦加枳实、梅皮，下焦加附子、生姜。

《金匮要略》谓干姜、桂枝为热药也，服之当遂渴，今反不渴者，饮也。是以不渴定其为饮，人所易知也。又云："水在肺，其人渴"，是饮家亦有渴证，人所不知。今人见渴投凉，轻则用花粉、冬、地，重则用石膏、知母，全然不识病情。

四十九、患支饮证，出现呼吸困难，气息不畅的，应当用葶苈大枣泻肺汤来治疗。

支饮壅塞于胸膈，阻碍肺气导致肺气不能下降，出现呼吸困难，气塞不通时，由于病情急迫，不得不用功效迅速的方药不可。

因此以禀金火之气，破症瘕积聚，通利水道，性急之葶苈，能立即急清泻肺中之壅塞；然而由于药性慓悍，药性必定入胃过脾，可能会损伤脾胃升降之气，因此配伍守中缓中的大枣，可以保护脾胃而克制葶苈，不至于损伤其他的脏腑，一急一缓，一苦一甘，相须成功也。

苦葶苈(炒香碾细)三钱　大枣(去核)五枚

以五杯水，煎煮取二杯，分二次服用，如果有效，则减少用量，如果无效，则必须再次服用，一直到病情改善大半才能停止。

五十、患痰饮病，反而出现口渴的，必须重用辛味药来治疗。饮在上焦的加干姜、桂枝，在中焦的加枳实、梅皮，在下焦的加附子、生姜。

《金匮要略》认为干姜、桂枝属于热性药，服用后应当感觉口渴，如今反而不渴的，表示为水饮内停。根据病人是否口渴来判断是否为水饮内停，人们自然容易理解。《金匮要略》又说：水饮停留在肺，病人会出现口渴。说明水饮内停也会引起口渴，人们对此就不太明白。现在的医生一见口渴就使用寒凉药物，轻则用花粉、麦冬、生地等药，严重的则用石膏、知母等药，完全不认识病情。

盖火咳无痰，劳咳胶痰，饮咳稀痰，兼风寒则难出，不兼风寒则易出，深则难出，法则易出。其在上焦也，郁遏肺气，不能清肃下降，反挟心火上升烁咽，渴欲饮水，愈饮愈渴，饮后水不得行，则愈饮愈咳，愈咳愈渴，明知其为饮而渴也，用辛何妨，《内经》所谓辛能润是也。

一般来说，火邪所引起的咳嗽没有痰，劳伤咳嗽则会咯痰胶黏，痰饮咳嗽则咯稀痰，兼有风寒的则痰难以出，不兼风寒的则容易咯出，病深的难咯出，病浅的容易咯出。痰饮停滞在上焦，郁遏肺气，肺失清肃而不能下降，反而挟着心火上升，消烁咽喉津液，因此口渴想饮水，饮后不解渴，这是饮水过多之后，水液不能够运行，因此愈饮水则愈咳嗽，愈咳嗽则口愈渴，既然知道是饮痰引起的口渴，那么用辛热药来化痰又有什么妨碍呢?这就是《内经》所说的：辛能滋润的道理。

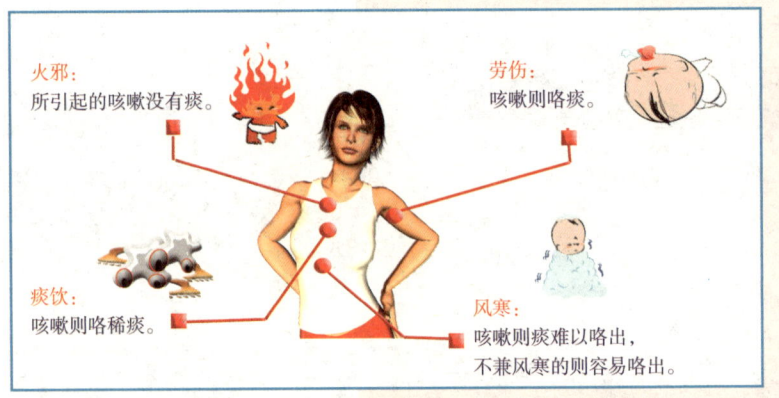

火邪：
所引起的咳嗽没有痰。

劳伤：
咳嗽则咯痰。

痰饮：
咳嗽则咯稀痰。

风寒：
咳嗽则痰难以咯出，不兼风寒的则容易咯出。

以干姜峻散肺中寒水之气，而补肺金之体，使肺气得宣，而渴止咳定矣。其在中焦也，水停心下，郁遏心气不得下降，反来上烁咽喉，又格拒肾中真液，不得上潮于喉，故嗌干而渴也。

重用枳实急通幽门，使水下行而脏气各安其位，各司其事，不渴不咳矣。

用干姜来辛散肺中的寒水邪气，而且能补肺，使肺气宣通，则咳嗽、口渴能止。如果痰饮停滞在中焦，导致水饮停聚于心下，郁遏心经火气不能下降，同时又阻遏肾中真阴不能上达咽喉，因此出现咽喉干燥而口渴的症状。

治疗时应当重用枳实来通幽门，使水饮能够下行，使各个脏腑的功能得以正常，自然也就不口渴不咳嗽了。

其在下焦也，水郁膀胱，格拒真水不得外滋上潮，且邪水旺一分，真水反亏一分，藏真水者，肾也，肾恶燥，又肾脉入心，由心入肺，从肺系上循喉咙，平人之不渴者，全赖此脉通调，开窍于舌下玉英廉泉，今下焦水积而肾脉不得通调，故亦渴也。附子合生姜为真武法，补北方司水之神，使邪水畅流，而真水滋生矣。大抵饮家当恶水，不渴者其病犹轻，渴者其病必重。如温热应渴，渴者犹轻，不渴者甚重，反象也。所谓加者，于应用方中，重加之也。

痰饮停滞下焦，水湿阻郁膀胱，阻隔肾水不能上潮咽喉，而且水饮邪气盛一分，则肾水反亏虚一分。因为肾藏真水，恶燥，肾的脉络入心，由心入肺，由肺系而上循喉咙。正常人之所以口不渴，都依赖于肾脉畅通调和，把津液输送到舌下的玉英、廉泉两穴。

现在水湿积聚下焦，导致肾的经脉不能通调，因此出现口渴。治疗可效法真武汤用附子配伍生姜。可以使邪水消除而滋养肾水。一般来说，痰饮患者应当厌恶喝水，不渴表示病证尚轻，口渴表示病证较重，又如温热病应当口渴，如果口渴表示病证比较轻，不渴表示热入营血，病证比较重。所谓"加"就是在应该使用的处方中再加入所用之药。

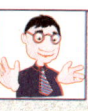

温热病应当感觉口渴，如果口渴表示痰饮阻隔肾水不能上潮，因此病证比较轻。

不渴表示痰饮久愈而化热，邪热已经入于营血，蒸腾阴液上布于口舌，因此病证比较重。

五十一、饮家阴吹，脉弦而迟，不得固执《金匮要略》法，当反用之，橘半桂苓枳姜汤主之。

《金匮要略》谓阴吹正喧，猪膏发煎主之。盖以胃中津液不足，大肠津液枯槁，气不后行，逼走前阴，故重用润法，俾津液充足流行，浊气仍归旧路矣。若饮家之阴吹，则大不然。盖痰饮蟠踞中焦，必有不寐、不食、不饥、不便、恶水等证，脉不数而迟弦，其为非津液之枯槁，乃津液之积聚胃口可知。故用九窍不和，皆属胃病例，峻通胃液下行，使大肠得胃中津液滋润而病如失矣。此证系余治验，故附录于此，以开一条门径。

橘半桂苓枳姜汤（苦辛淡法）

半夏一两 小枳实一两 橘皮六钱 桂枝一两 茯苓块六钱 生姜六钱

甘澜水十碗，煮成四碗，分四次，日三夜一服，以愈为度。愈后以温中补脾，使饮不聚为要。

其下焦虚寒者，温下焦。肥人用温燥法，瘦人用温平法。

五十一、患痰饮病的妇女，如果出现阴道排气体且发出声音的阴吹证，兼有脉弦而迟的，此时不能固守《金匮要略》治疗阴吹的方法，而应当服用橘半桂苓枳姜汤来治疗。

《金匮要略》治疗阴吹证，用猪膏发煎。此证是因为胃中津液不足，大肠津液枯槁，肠中气体不能从肛门排出，被迫从前阴排出所致，所以重用滋润法治疗，使津液充足正常流动，肠中浊气才会正常从肠道下行。但如果是因痰饮所致的阴吹，则完全不同，因为痰饮蟠踞中焦，必定会出现夜寐不安，不思饮食，大便不通，不想饮水，脉象不数而迟弦等证，可知并非津液枯槁，而是因痰饮积聚于胃脘所致。因此遵循"九窍不和，皆属胃病"的惯例，通利胃肠，使胃液下达于肠，则诸证自然得以痊愈。以上是我的治疗经验，摘录于此，以作为治疗本病的另一种方法。

半夏一两 小枳实一两 橘皮六钱 桂枝一两 茯苓块六钱 生姜六钱

取甘澜水十碗，煎煮成四碗，分四次，白天服用一次，夜晚服用一次，一直到病情痊愈为止。痊愈后应当温补脾胃，使痰饮不能停滞于脾胃。

如果下焦虚寒者，应当温补下焦。肥人用温燥法，瘦人用温平法。

阴吹证的病因：

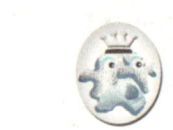

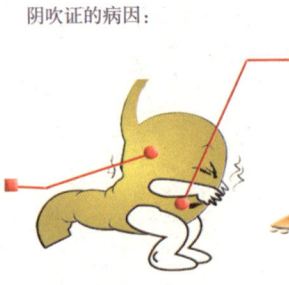

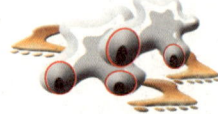

二、因为痰饮蟠踞中焦，导致胃液不能下达于肠，必定会兼有夜寐不安，不思饮食，大便不通、不想饮水，脉象不数而迟弦等证。应当服用橘半桂苓枳实姜汤。

一、因为胃中津液不足，大肠津液枯槁，肠中气体不能从肛门排出，被迫从前阴排出所致。《金匮要略》用猪膏发煎来治疗。

按痰饮有四，除久留之伏饮，非因暑湿暴得者不议外；悬饮已见于伏暑例中，暑饮相搏，见上焦篇第二十九条；兹特补支饮、溢饮之由，及暑湿暴得者，望医者及时去病，以免留伏之患。并补《金匮要略》所未及者二条，以开后学读书之法。

《金匮要略》溢饮条下，谓大青龙汤主之，小青龙汤亦主之。注家俱不甚晰，何以同一溢饮，而用寒用热，两不相伴哉？

按大青龙有石膏、杏仁、生姜、大枣，而无干姜、细辛、五味、半夏、白芍，盖大青龙主脉洪数面赤喉哑之热饮，小青龙主脉紧不渴之寒饮也。由此类推，"胸中有微饮，苓桂术甘汤主之，肾气丸亦主之，"苓桂术甘，外饮治脾也；肾气丸，内饮治肾也。

再胸痹门中，"胸痹心中痞，留气结在胸，胸满，胁下逆抢心，枳实薤白汤主之，人参汤亦主之"，又何以一通一补，而主一胸痹乎？

盖胸痹因寒湿痰饮之实证，则宜通阳，补之不惟不愈，人参增气且致喘满。

若无风寒痰饮之外因不内外因，但系胸中清阳之气不足而痹痛者，如苦读书而妄想，好歌曲而无度，重伤胸中阳气者，老人清阳日薄者，若再以薤白、栝蒌、枳实，滑之，泻之，通之，是速之成劳也，断非人参汤不可。学者能从此类推，方不死于句下，方可与言读书也。

痰饮有四种，本例并不讨论久留于体内的伏饮，以及不是因感受暑湿所致的痰饮证；至于悬饮，已经记载于之前的伏暑证中，至今暑邪与饮邪相互搏结的证治，则记载于上焦篇第二十九条。本条特别补充支饮、溢饮以及淬然感受暑湿邪气所导致的痰饮证，提醒医生必须及时祛除病邪，以免出现病邪留伏于体内而致病。此外，还补充了《金匮要略》所没有论及的二例，用来开启后人学习的方法。

《金匮要略》认为溢饮证，可以用大青龙汤来治疗，也可以用小青龙汤治疗。许多医家都不明白为什么治疗同一种溢饮证，有的用寒药而有的用热药，两者竟然各不相同呢？。

大青龙汤中有石膏、杏仁、生姜、大枣，而无干姜、细辛、五味子、半夏、白芍，所以大青龙汤主治脉象洪数、面赤、咽喉嘶哑的热饮证，而小青龙汤用于治疗脉弦紧、口不渴的寒饮证。由此类推，《金匮要略》中"胸中有微饮，苓桂术甘汤主之，肾气丸亦主之。"苓桂术甘汤主外饮而治脾，肾气丸主内饮而治肾。

另外在胸痹门中"胸痹心中痞，留气结在胸，胸满，胁下逆抢心，枳实薤白汤主之，人参汤亦主之。"为什么治疗同一种胸痹证，用药有通法与补法的不同呢？

这是因为治疗寒湿痰饮引起的实证，必须采用温通阳气法，如果用补法，不仅不能治愈，还会因人参过于补气反而阻遏气机而导致气喘胀满。

如果胸痹并未兼有风寒痰饮等内因、不内外因，只是因胸中清阳之气不足所形成的胸痹证，例如因刻苦读书而又胡思乱想的，喜欢歌唱而毫无节制之人，严重损伤了胸中的阳气，

五十二、暴感寒湿成疝，寒热往来，脉弦反数，舌白滑，或无苔不渴，当脐痛，或胁下痛，椒桂汤主之。

此小邪中里证也。疝，气结如山也。此肝脏本虚，或素有肝郁，或因暴怒，又猝感寒湿，秋月多得之。既有寒热之表证，又有脐痛之里证，表里俱急，不得不用两解。方以川椒、吴萸、小茴香宜入肝脏之里，又芳香化浊流气；以柴胡从少阳领邪出表，病在肝治胆也；又桂枝协济柴胡者，病在少阴，治在太阳也，经所谓病在脏治其腑之义也，况又有寒热之表证乎！佐以青皮、广皮，从中达外，峻伐肝邪也；使以良姜，温下焦之里也，水用急流，驱浊阴使无留滞也。

椒桂汤方（苦辛通法）

川椒(炒黑)六钱 桂枝六钱 良姜三钱 柴胡六钱 小茴香四钱 广皮三钱 吴茱萸(泡淡)四钱 青皮三钱

急流水八碗，煮成三碗，温服一碗，覆被令微汗佳；不汗，服第二碗，接饮生姜汤促之；得汗，次早服第三碗，不必覆被再令汗。

以及老年人阳气日渐虚损，如果再用薤白、栝蒌、枳实等滑泻通利的药物，则会很快形成虚痨证。因此必须服用人参汤。学医的人只有以此类推，才不至于刻板死守着古人的名句，才能领悟书中要点。

五十二、突然感受寒湿而形成疝气，出现寒热往来，脉象弦而反数，舌苔白滑，或没有舌苔且不口渴，脐部疼痛或胁下疼痛的，应当服用椒桂汤来治疗。

本例论述少量寒湿邪气侵入体内的证候。疝气，是指气结不通像山峰一样鼓起的意思。本病是因肝脏虚寒，或平素有肝气郁结，或因暴怒伤肝，又突然外感寒湿，大多发于秋季。疝气发作时既有寒热往来的表证，又有脐部疼痛的里证，表里证都很紧急，必须采用表里双解的治疗方法。方中以川椒、吴萸、小茴香可以入于肝脏之里，又因气味芳香而能化浊流气；柴胡能从少阳领邪出表，病在肝而从胆治疗；又枝协济柴胡的缘故，是因病在少阴肾，可以从太阳膀胱来治疗，这就是内经所谓病在脏治其腑之意义，何况本例又兼有寒热的表证！配伍青皮、广皮，可以从体内达肌表，快速疏散肝中的邪气；并且以良姜温下焦之裹来作为使药，取急流水来煎煮药物，可以祛除体内的浊阴而使其不能停滞。

川椒(炒黑)六钱 桂枝六钱 良姜三钱 柴胡六钱 小茴香四钱 广皮三钱 吴茱萸(泡淡)四钱 青皮三钱

取急流水八碗，煎煮成三碗，先温服一碗，最好覆盖棉被使身体微微发汗；如果不出汗，可以再服用第二碗，并且饮生姜汤以促进发汗，如果已经出汗，可以在第二天早上再服用第三碗，此时就不必覆盖棉被来发汗。

五十三、寒疝脉弦紧，胁下偏痛发热，大黄附子汤主之。

此邪居厥阴，表里俱急，故用温下法以两解之也。脉弦为肝郁，紧，里寒也；胁下偏痛，肝胆经络为寒湿所搏，郁于血分而为痛也；发热者，胆因肝而郁也。故用附子温里通阳，细辛暖水脏而散寒湿之邪；肝胆无出路，故用大黄，借胃腑以为出路也；大黄之苦，合附子、细辛之辛，苦与辛合，能降能通，通则不痛也。

大黄附子汤方(苦辛温下法)

大黄五钱　熟附子五钱　细辛三钱

水五杯，煮取两杯，分温二服(原方分量甚重，此则从时改轻，临时对证斟酌)。

五十三、患寒疝症，出现脉象弦紧，胁下一侧疼痛，发热的，应当服用大黄附子汤来治疗。

本证是因邪气侵入厥阴肝经，表里证都很紧急的症候，因此用温下法表里两解。脉弦是肝气郁滞的症候，脉紧表示为里有寒邪停滞；胁下偏一侧疼痛，则是因肝胆经络被寒湿搏结，疼痛是因血脉郁阻不通的缘故；发热则是胆的经气被寒湿所郁滞的表现。

因此用附子温里通阳，细辛温暖主水的肾脏而疏散寒湿邪气；由于肝胆没有病邪外出的通路，因此用大黄，借助于胃腑使邪气外出；大黄味苦，配合附子、细辛的辛味，苦味与辛味相合，能降能通，因此能够止痛。

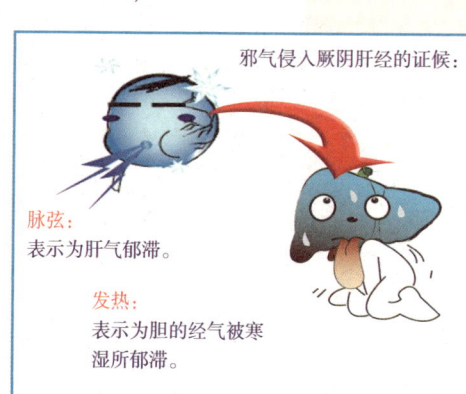

邪气侵入厥阴肝经的证候：

脉紧：
表示为里有寒邪停滞。

胁下偏一侧疼痛：
表示为肝胆经络被寒湿搏结。

脉弦：
表示为肝气郁滞。

发热：
表示为胆的经气被寒湿所郁滞。

疼痛：
表示为血脉郁阻不通。

五十四、寒疝少腹或脐旁，下引睾丸，或掣胁，下掣腰，痛不可忍者，天台乌药散主之。

此寒湿客于肝肾小肠而为病，故方用温通足厥阴手太阳之药也。

五十四、寒疝症出现少腹或脐旁放射性疼痛，并向下牵引到睾丸；或是牵引到胁下，又牵引到腰部，疼痛不能忍受的，应当服用天台乌药散来治疗。

这是寒湿邪气侵犯肝肾、小肠的证候，因此方中选用温通足厥阴和手太阳小肠经的药物。

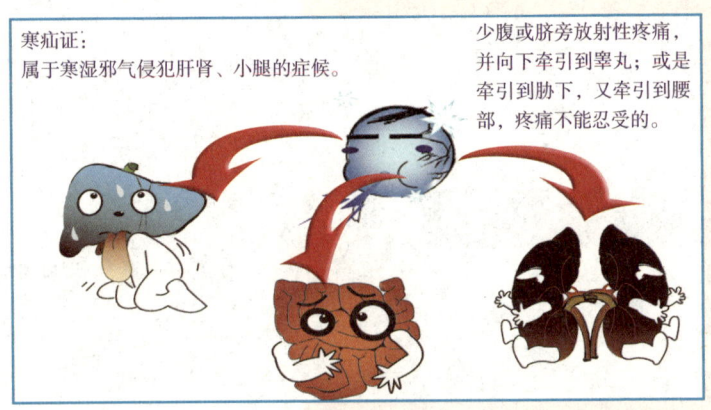

寒疝证：
属于寒湿邪气侵犯肝肾、小腿的症候。

少腹或脐旁放射性疼痛，并向下牵引到睾丸；或是牵引到胁下，又牵引到腰部，疼痛不能忍受的。

乌药祛膀胱冷气，能消肿止痛；木香透络定痛；青皮行气伐肝；良姜温脏劫寒；茴香温关元、暖腰肾，又能透络定痛；槟榔至坚，直达肛门散结气，使坚者溃，聚者散，引诸药逐浊气，由肛门而出；川楝导小肠湿热，由小便下行，炒以斩关夺门之巴豆，用气味而不用形质，使巴豆帅气药散无形之寒，随槟榔下出肛门；川楝得巴豆迅烈之气，逐有形之湿，从小便而去，俾有形无形之结邪，一齐解散而病根拔矣。

按疝瘕之证尚多，以其因于寒湿，故因下焦寒湿而类及三条，略示门径，直接中焦篇腹满腹痛等证。

乌药祛膀胱冷气，能消肿止痛；木香能透络定痛；青皮能行气伐肝；良姜能温脏劫寒；茴香能温关元、暖腰肾，又能透络定痛；槟榔的形体十分坚硬，能直达肛门而散结气，能使坚者溃，聚者散，可以引导诸药而祛除浊气从肛门而出；川楝能引导小肠湿热从小便下行，炒以斩关夺门的巴豆，是使用巴豆的气味而不是形质，因为巴豆可以统领行气药而祛散体内无形的寒邪，随槟榔下出肛门；川楝得巴豆迅烈之气，可以祛逐有形之湿从小便而去，使有形无形之结邪，都可以一齐解散而根治病症。

古人良法甚伙，而张子和专主于下，本之《金匮要略》病至其年月日时复发者当下之例，而方则从大黄附子汤悟人，并将淋、带、痔疮、窿闭等证，悉收入疝门，盖皆下焦寒湿湿热居多。

而叶氏于妇科久病症瘕，则以通补奇经，温养肝肾为主，盖本之《内经》"任脉为病，男子七疝，女子带下瘕聚"也。此外良法甚多天台乌药散方(苦辛热急通法)备载。

天台乌药散方(苦辛热急通法)

乌药五钱　木香五钱　小茴香(炒黑)五钱　良姜(炒)五钱　青皮五钱　川楝子十枚　巴豆七十二粒　槟榔五钱

先以巴豆微打破，加麸数合，炒川楝子，以巴豆黑透为度，去巴豆麸子不用，但以川楝同前药为极细末，黄酒和服一钱。不能饮者，姜汤代之。重者日再服。痛不可忍者，日三服。

古人高明的治疗方法很多，如张子和擅于用攻下法来治疗，主要是渊源于《金匮要略》中所记载，某些病例到了某年某月某日又复发而应当用攻下法等依据，因此张子和所选的方剂主要是从大黄附子汤化裁而来，并将淋证、带下、痔疮、窿闭等证，都收入疝气门内，因为这些病证都是以下焦寒湿或下焦湿热比较常见。

叶天士对于妇女长期患症瘕的治疗，则以疏通补养奇经八脉，温养肝肾为主，这种治法源于《内经》的"任脉为病，男子七疝，女子带下瘕聚"的论述。除此之外，高明的治疗方法还有很多，学医的人应当从各家的论述中去探求，这里就不一一详述了。

乌药五钱　木香五钱　小茴香(炒黑)五钱　良姜(炒)五钱　青皮五钱　川楝子十枚　巴豆七十二粒　槟榔五钱

先将巴豆稍微打破，加入麸数合，炒川楝子，一直到巴豆黑透为止，去掉巴豆麸子不用，只取川楝与其他的药物研为极细的粉末，并且以黄酒调和，每次服用一钱。如果不能饮酒者，可以用姜汤来取代。如果病情严重者隔日再服。剧痛而不可忍者，每日服用三次。

【四】湿　　温

五十五、湿温久羁，三焦弥漫，神昏窍阻，少腹硬满，大便不下，宣清导浊汤主之。

此湿久郁结于下焦气分，闭塞不通之象，故用能升、能降、苦泄滞、淡渗湿之猪苓，合甘少淡多之茯苓，以渗湿利气；寒水石色白性寒，由肺直达肛门，宣湿清热，盖膀胱主气化，肺开气化之源，肺藏魄，肛门曰魄门，肺与大肠相表里之义也；晚蚕沙化浊中清气，大凡肉体未有死而不腐者，蚕则僵而不腐，得清气之纯粹者也，故其粪不臭不变色，得蚕之纯清，虽走浊道而清气独全，既能下走少腹之浊部，又能化浊湿而使之归清，以己之正，正人之不正也，用晚者，本年再生之蚕，取其生化最速也；皂荚辛咸性燥，入肺与大肠，金能退暑，燥能除湿，辛能通上下关窍，子更直达下焦，通大便之虚闭，合之前药，俾郁结之湿邪，由大便而一齐解散矣。二苓、寒石，化无形之气；蚕沙、皂子，逐有形之湿也。

宣清导浊汤（苦辛淡法）

猪苓五钱　茯苓五钱　寒水石六钱　晚蚕沙四钱　皂荚子(去皮)三钱

水五杯，煮成两杯，分二次服，以大便通快为度。

五十六、湿凝气阻，三焦俱闭，二便不通，半硫丸主之。

热伤气，湿亦伤气者何？

五十五、患湿温病，湿热邪气久留不去，邪气弥漫上、中、下三焦，蒙闭清窍，导致神志昏迷，少腹坚硬胀满，大便不通的，应当服用宣清导浊汤来治疗。

这是属于湿邪久郁结于下焦气分、闭塞不通的现象，因此使用能升、能降、苦泄滞、淡渗湿的猪苓，配伍甘少淡多的茯苓，以渗湿利气；寒水石色白性寒，能由肺直达肛门，宣湿清热，因为膀胱主气化，肺能开气化之源，肺藏魄，肛门称为魄门，这是因为肺与大肠相表里的缘故；晚蚕沙能化浊中清气，大凡肉体未有死而不腐的，而蚕则僵而不腐，禀受纯粹的清气，因此其粪便不臭不变色，得蚕之纯清，虽然走浊道但仍然保全清气全，既能下走少腹之浊部，又能化浊湿而使之归于清气，以己之正，正人之不正也，用晚蚕沙，是因为本年再生的蚕，生化最为快速；皂荚辛咸性燥，能入肺与大肠，金能退暑，燥能除湿，辛能通上下关窍，子更直达下焦，可以开通大便之虚闭，配伍之前的药物，可以使郁结之湿邪，从大便而一齐解散。二苓、寒石，可以化无形之气；蚕沙、皂子，可以祛逐有形之湿也。

猪苓五钱　茯苓五钱　寒水石六钱　晚蚕沙四钱　皂荚子(去皮)三钱

以五杯水，煎煮成两杯，分二次服，一直到大便通畅爽快为止。

五十六、凡是湿凝气阻，三焦俱闭，二便不通，可以服用半硫丸治疗。

热邪可以伤气，为什么湿邪也可以伤气呢？

热伤气者，肺主气而属金，火克金则肺所主之气伤矣。湿伤气者，肺主天气，脾主地气，俱属太阴湿土，湿气太过，反伤本脏化气，湿久浊凝，至于下焦，气不惟伤而且阻矣。气为湿阻，故二便不通，今人之通大便，悉用大黄，不知大黄性寒，主热结有形之燥粪；若湿阻无形之气，气既伤而且阻，非温补真阳不可。

热能伤气，是因为肺主气而属金，火能克金，肺金伤则肺也会受伤。湿能伤气，是因为肺主呼吸的天气，脾主水谷的地气，肺与脾都属于阴与湿土，如果湿气太过，反而会损伤脾肺的气化功能，导致湿浊长期凝滞，进一步累及下焦，不但会伤气，而且会阻遏气机，因此大小便不通。现今的医生通导大便都用大黄，却不知道大黄性寒凉，只能用于治疗邪热与糟粕相搏结的有形燥粪。如果用于湿邪阻滞无形的气机，不仅会伤气，还会引起大便不通，因而此时要用温补真阳的方法来治疗。

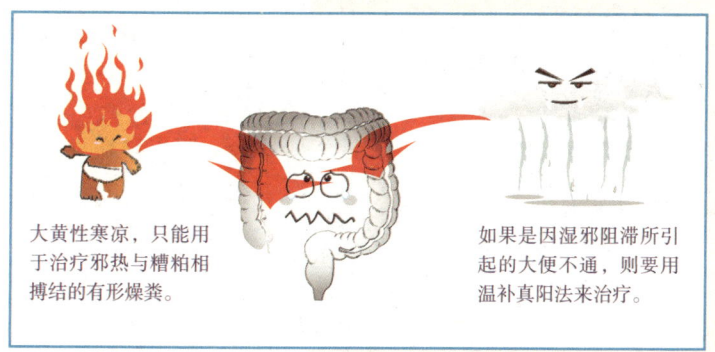

大黄性寒凉，只能用于治疗邪热与糟粕相搏结的有形燥粪。

如果是因湿邪阻滞所引起的大便不通，则要用温补真阳法来治疗。

硫磺热而不燥，能疏利大肠，半夏能入阴，燥胜湿，辛下气，温开郁，三焦通而二便利矣。

按上条之便闭，偏于湿重，故以行湿为主；此条之便闭，偏于气虚，故以补气为主。盖肾司二便，肾中真阳为湿所困，久而弥虚，失其本然之职，故助之以硫磺；肝主疏泄，风湿相为胜负，风胜则湿行，湿凝则风息，而失其疏泄之能，故通之以半夏。若湿尽热结，实有燥粪不下，则又不能不用大黄矣。学者详审其证可也。

硫磺性热但不燥烈，可以疏利大肠。半夏能从阳入阴，燥能胜湿，味辛气温，能下气开郁，使三焦气机通畅则大小便自能通利。

上例论述的大便秘结偏于湿重，因此以祛湿为主；本例的大便闭结，偏于气虚，因此以补气为主。这是因为肾主管二便，肾中真阳被湿邪困阻，日久则可致肾气虚衰，失去了肾脏应有的功能，所以用硫磺温补肾阳。肝主疏泄，风与湿互相制约，风气胜则湿行，湿浊凝滞则气郁，而肝脏就失去其疏泄的功能，所以用半夏化湿。如果湿邪完全化热而形成热结，导致大便不通的，那就非用大黄不可。这就要学医者详细辨证了。

239

半硫丸（酸辛温法）

石硫丸(硫磺有三种：土磺，水磺，石磺也。入药必须用产于石者。土磺土纹，水磺直丝，色皆滞暗而臭；惟石硫磺方棱石纹而有宝光不臭，仙家谓之黄矾，其形大势如矾。按硫磺感日之精，聚土之液，相结而成。生于艮土者佳，艮土者，少土也，其色晶莹，其气清而毒小。生于坤土者恶，坤土者，老土也，秽浊之所归也，其色板滞，其气浊而毒重，不堪入药，只可作火药用。石磺产于外洋，来自舶上，所谓倭黄是也。入莱菔内煮六时则毒去)　半夏(制)

上二味，各等分为细末，蒸饼为丸梧子大，每服一二钱，白开水送下(按半硫丸通虚闭，若久久便溏，服半硫丸亦能成条，皆其补肾燥湿之功也)。

五十七、浊湿久留，下注于肛，气闭肛门坠痛，胃不喜食，舌苔腐白，术附汤主之。

此浊湿久留肠胃，致肾阳亦困，而肛门坠痛也。肛门之脉曰尻，肾虚则痛，气结亦痛。但气结之痛有二：寒湿、热湿也。热湿气实之坠痛，如滞下门中用黄连、槟榔之证是也。此则气虚而为寒湿所闭，故以参、附峻补肾中元阳之气，姜、术补脾中健运之气，朴、橘行浊湿之滞气，俾虚者充，闭者通，浊者行，而坠痛自止，胃开进食矣。按肛痛有得之大恐或房劳者，治以参、鹿之属，证属虚劳，与此对勘，故并及之。再此条应入寒湿门，以与上三条有互相发明之妙，故列于此，以便学者之触悟也。

石硫丸(硫磺可以分为三种：土磺，水磺，石磺。可以做为药物的必须用石磺。因为土磺土纹，水磺直丝，颜色皆滞暗而臭；只有石硫磺方棱石纹而有宝光不臭，仙家称为黄矾，形状大势如矾。硫磺为感受日的精气，汇聚土之阴液，阴阳相结而成。使用生于艮土者最好，艮土者属于少土，颜色晶莹，气清而副作用较小。使用生于坤土者比较差，坤土属于老土，比较秽浊，颜色板滞，气浊而副作用较大，不能入药，只可以作火药用。石磺产于外洋，来自舶上，又称为倭黄。入莱菔内煮六个小时则能去毒)　半夏(制)

上二味，各等分为细末，蒸饼为丸梧子大，每次服用一二钱，白开水送下(按半硫丸可以通畅虚闭，如果长期大便溏泻，服用半硫丸也能使粪便成条，主要是因其具有补肾燥湿的功效)。

五十七、凡是浊湿长期停滞于体内，下注于肛门，导致气机闭阻肛门而出现坠痛，不喜欢进食，舌苔腐白者，可以服用术附汤治疗。

湿浊之邪长期停滞于肠胃，导致肾阳受困，因而肛门坠痛。肛门及其脉络称为尻，肾虚可以导致肛门坠痛，气郁也可以导致肛门坠痛，但气机郁结引起的疼痛有寒湿和湿热两种情况。湿热相结，气机郁滞引起的坠痛，如痢疾，用黄连、槟榔等治疗的，就属于此证。

术附汤方（苦辛温法）

生茅术五钱　人参二钱　厚朴三钱　生附子三钱　炮姜三钱　广皮三钱

水五杯，煮成两杯，先服一杯；约三时，再服一杯，以肛痛愈为度。

五十八、疟邪久羁，因疟成劳，谓之劳疟；络虚而痛，阳虚而胀，胁有疟母，邪留正伤，加味异功汤主之。

此证气血两伤。经云：劳者温之，故以异功温补中焦之气，归、桂合异功温养下焦之血，以姜、枣调和营卫，使气血相生而劳疟自愈。此方补气，人所易见，补血人所不知，经谓：中焦受气，取汁变化而赤，是谓血，凡阴阳两伤者，必于气中补血，定例也。

加味异功汤方（辛甘温阳法）

人参三钱　当归一钱五分　肉桂一钱五分　炙甘草二钱　茯苓三钱　于术(炒焦)三钱　生姜三钱　大枣(去核)二枚　广皮二钱

水五杯，煮成两杯，渣再煮一杯，分三次服。

生茅术五钱　人参二钱　厚朴三钱　生附子三钱　炮姜三钱　广皮三钱

以五杯水，煎煮成两杯，先服用一杯；约三个小时后，再服用一杯，一直到肛痛痊愈为止。

五十八、疟邪久留不去，正气逐渐耗损，因疟邪而转变成虚劳，称为劳疟。由于络脉空虚，失于濡养而周身疼痛，或是由于阳气虚弱，不能化浊而胀满，胁下因而形成了痞块——疟母。这是由于邪气久留导致正气损伤的缘故，应当服用加味异功汤来治疗。

此证属于气血两伤证。《内经》说："劳者温之"，所以用异功散温补中焦脾胃的阳气，配合当归、肉桂温养下焦的阴血；用生姜、大枣调和营卫，化生气血，则劳疟就能痊愈。本方可以补气是众所皆知的，但能补血则是人们所不知道的，《内经》讲："中焦受气取汁，变化而赤是谓血。"凡是属于阴阳两伤的病证，必须先行补气而后才能达到补血的目的，这是常见的规律。

人参三钱　当归一钱五分　肉桂一钱五分　炙甘草二钱　茯苓三钱　于术(炒焦)三钱　生姜三钱　大枣(去核)二枚　广皮二钱

水五杯，煮成两杯，渣再煮一杯，分三次服。

疟母：
由于气血失于濡养而周身疼痛，或是由于阳气虚弱，不能化浊而胀满，胁下因而形成了痞块。应当服用加味异功汤来治疗。

劳疟：
由于疟邪久留不去，耗损体内的正气，因而转变成虚痨所致。

五十九、疟久不解，胁下成块，谓之疟母，鳖甲煎丸主之。

疟邪久扰，正气必虚，清阳失转运之机，浊阴生窃踞之渐，气闭则痰凝血滞，而块势成矣。

胁下乃少阳厥阴所过之地，按少阳、厥阴为枢，疟不离乎肝胆，久扰则脏腑皆困，转枢失职，故结成积块，居于所部之分。谓之疟母者，以其由疟而成，且无已时也。

按《金匮要略》原文："病疟以月一日发，当以十五日愈；设不瘥，当月尽解，如其不瘥，当云何？

此结为癥瘕，名曰疟母，急治之，宜鳖甲煎丸。"

盖人身之气血与天地相应，故疟邪之着于人身也，其盈缩进退，亦必与天地相应。如月一日发者，发于黑昼月廓空时，气之虚也，当候十五日愈。五者，生数之终；十者，成数之极；生成之盈数相会，五日一元，十五日三元一周；一气来复，白昼月廓满之时，天气实而人气复，邪气退而病当愈。设不瘥，必候天气再转，当于月尽解。

五十九、患疟疾长期不愈，胁下有结块形成，称为疟母，应当用鳖甲煎丸治疗。

疟邪长期滞留于内，正气必然虚弱，致使清阳失去转运的功能，以至于浊阴逐渐凝聚，气机闭塞不通，痰浊凝聚，血液停滞，最终必然形成痞块。

胁下属于足少阳经、足厥阴经通过的部位，少阳、厥阴又是人体气机的枢纽，疟邪侵犯的部位又离不开肝胆，疟邪长期滞留不去则肝胆均被邪困，气机转枢功能失职，就会在胁下部位形成积块。之所以称疟母，是因为积块由疟疾所引起的，而且很难治愈。

《金匮要略》说："患疟疾如果在每月初一发病的，应当在当月十五号病愈；如果不见好转，则应当在当月月底恢复，如果病情仍不好转，应当如何解释呢？"

这表示疟邪已结成癥瘕，称之为疟母，此时要尽快治疗，应当用鳖甲煎丸来治疗。

人体的气血与自然界的变化相应，所以当疟邪侵入人体后，病情的进退轻重，也一定与自然界的变化相对应。例如，每月第一天开始发作的，是因为月廓空虚，此时人体的正气亏虚，必须等到十五天才能痊愈。五为生数的终结，十为成数的极值；生数之终与成数之极相合，五天为一候，十五天为三候一周期；经过十五天月廓由空虚转为盈满，与这些变化相应，人体的正气也由弱变强，能逐邪外出，邪气退却，疾病就可以痊愈。如果不痊愈，则必须等到下一个周期节气再次更换，到月底正气恢复时疟邪才能祛除。

如其不瘥，又当云何？然月自亏而满，阴已盈而阳已缩；自满而亏，阳已长而阴已消；天地阴阳之盈缩消长已周，病尚不愈，是本身之气血，不能与天地之化机相为流转，日久根深，牢不可破，故宜急治也。

鳖甲煎丸方

鳖甲（炙）十二分　乌扇（烧）三分　黄芩三分　柴胡六分　鼠妇（熬）三分　干姜三分　大黄三分　芍药五分　桂枝三分　葶苈（熬）一分　石韦（去毛）三分　厚朴三分　牡丹皮五分　瞿麦二分　紫葳三分　半夏一分　人参一分　䗪虫（熬）五分　阿胶（炒）三分　蜂窝（炙）四分　赤硝十二分　蜣螂（熬）六分 桃仁二分

〖方论〗此辛苦通降，咸走络法。鳖甲煎丸者，君鳖甲而以煎成丸也，与他丸法迥异，故曰煎丸。方以鳖甲为君者，以鳖甲守神入里，专入肝经血分，以消症瘕，领带四虫，深入脏络，飞者升，走者降，飞者兼走络中气分，走者纯走络中血分。助以桃仁、丹皮、紫葳之破满行血，副以葶苈、石韦、瞿麦之行气渗湿，臣以小柴胡、桂枝二汤，总去三阳经未结之邪；大承气急驱入腑已结之渣滓；佐以人参、干姜、阿胶，护养鼓荡气血之正，俾邪无容留之地，而深入脏络之病根拔矣。

按小柴胡汤中有甘草，大承气汤中有枳实，仲景之所以去

如果这时仍未痊愈，这又是什么原因呢？一般来说，如果月廓由空亏转为盈满，表示阴气盛而阳气消退，如果月廓由盈满转为空亏，表示阳气生长而阴气已渐消退，自然界的阴阳消长完成了一个周期。如果此时病情仍未好转，表示人体的气血已经不能与自然界的变化相对应，久病不愈且气血严重虚衰，邪气根基十分牢固，应当尽快采取治疗措施。

鳖甲（炙）十二分　乌扇（烧）三分　黄芩三分　柴胡六分　鼠妇（熬）三分　干姜三分　大黄三分　芍药五分　桂枝三分　葶苈（熬）一分　石韦（去毛）三分　厚朴三分　牡丹皮五分　瞿麦二分　紫葳三分　半夏一分　人参一分　䗪虫（熬）五分　阿胶（炒）三分　蜂窝（炙）四分　赤硝十二分　蜣螂（熬）六分　桃仁二分

〖方论〗此方属于辛苦通降，咸能通经络的治法。鳖甲煎丸是以鳖甲为君药而煎成丸，与他丸的做法完全不同，因此称为煎丸。本方以鳖甲为君药，是因为鳖甲能守神入里，专入肝经血分，可以消症瘕，领带四虫，深入脏络，使飞者升，走者降，飞者兼能入于经络中的气分，走者则纯粹入于经络中的血分。并且配伍桃仁、丹皮、紫葳之破满行血，以及葶苈、石韦、瞿麦之行气渗湿，同时以小柴胡、桂枝二汤作为臣药，可以祛除三阳经尚未结聚的邪气；大承气能立即祛除入于腑器中已经结聚的渣滓；配伍人参、干姜、阿胶，保护鼓荡气血的正气，使邪气不能停留，治疗深入脏络之病根。

小柴胡汤中有甘草，大承气汤中有枳实，仲景之所以去掉甘草，是因为畏惧甘草的药性太过于缓和，凡是入于经络的药物不需使用守法；去掉

243

甘草，畏其太缓，凡走络药不需守法；去枳实，畏其太急而直走肠胃，亦非络药所宜也。

六十、太阴三疟，腹胀不渴，呕水，温脾汤主之。

三疟本系深入脏真之痼疾，往往经年不愈，现脾胃证，犹属稍轻。腹胀不渴，脾寒也，故以草果温太阴独胜之寒，辅以厚朴消胀。呕水者，胃寒也，故以生姜降逆，辅以茯苓渗湿而养正。

蜀漆乃常山苗，其性急走疟邪，导以桂枝，外达太阳也。

温脾汤方（苦辛温里法）

草果二钱　桂枝三钱　生姜五钱　茯苓五钱　蜀漆(炒)三钱　厚朴三钱

水五杯，煮取两杯，分二次温服。

六十一、少阴三疟，久而不愈，形寒嗜卧，舌淡脉微，发时不渴，气血两虚，扶阳汤主之。

《疟论》篇：黄帝问曰：时有间二日，或至数日发，或渴或不渴，其故何也?

枳实，是因为畏惧枳实的药性太急而直入于肠胃，也不适合作为入于经络的药物。

六十、疟邪侵犯于足太阴脾经，每三天发作一次，称为太阴三疟，出现腹部胀满，口不渴，呕吐清水的，应当服用温脾汤来治疗。

三日疟疾是由于疟邪深伏于脏腑所致的顽固疾病，经常迁延多年而不愈，如果出现脾胃症状，还属于比较轻浅的病证。腹胀而口不渴的，表示为脾脏虚寒，因此用草果温化脾脏寒湿，配伍厚朴消胀除满。呕吐清水表示为胃寒，因此用生姜温胃、降逆、止呕；配伍茯苓渗湿扶正。

蜀漆是常山的苗，药性急而能驱除疟邪，并配伍桂枝，引邪外达于太阳肌表而解。

六十一、疟邪侵犯于足少阴肾经，每三天发作一次，称为少阴三疟，出现形寒畏冷，嗜睡，舌质淡，脉微弱，发作时口不渴，表示为气血两虚，应当服用扶阳汤来治疗。

《疟论》篇：黄帝问：疟疾有的间隔二日发作，有的间隔几日发作，有的口渴，有的不口渴，这是什么原因呢？

歧伯曰：其间日者，邪气客于六腑，而有时与卫气相失，不能相得，故休数日乃作也。疟者，阴阳更胜也。或甚或不甚，故或渴或不渴。

《刺疟篇》曰：足少阴之疟，令人呕吐甚，多寒热，热多寒少，欲闭户牖而处，其病难已。夫少阴疟，邪入至深，本难速已；三疟又系积重难反，与卫气相失之证，久不愈，其常也。

既已久不愈矣，气也血也，有不随时日耗散也哉！形寒嗜卧，少阴本证，舌淡脉微不渴，阳微之象。故以鹿茸为君，峻补肾脉，一者八脉隶于肝肾，少阴虚，则八脉亦虚；一者督脉总督诸阳，为卫气之根本。

人参、附子、桂枝，随鹿茸而峻补太阳，以实卫气；当归随鹿茸以补血中之气，通阴中之阳；单以蜀漆一味，急提难出之疟邪，随诸阳药努力奋争，由卫而出。阴脏阴证，故汤以扶阳为名。

扶阳汤（辛甘温阳法）

鹿茸(生锉末，先用黄酒煎得)五钱　熟附子三钱　人参二钱　粗桂枝三钱　当归二钱　蜀漆(炒黑)三钱

水八杯，加入鹿茸酒，煎成三小杯，日三服。

歧伯回答说：疟疾隔几日发作一次，这是因为疟邪留于六腑，有时不能与卫气相合，所以不能随卫气外发，因此隔几天才发作一次。疟疾是阴阳相互交争的病变，阳胜阴则口渴，阴胜阳则口不渴。

《素问.刺疟篇》说：疟邪侵犯于足少阴肾经，表现为剧烈呕吐，寒热往来，兼有发热重恶寒轻，喜静恶烦，想关起门来独自静处，这些证候说明病情很难痊愈。疟邪伏藏于少阴，由于病位较深，原本已经很难治愈，更何况患三日疟的病证已经郁积较重而不能被卫气祛除，因而日久不愈。

既然属于日久不愈的病证，因此不论是气还是血，都会导致气血逐渐虚损，出现形寒怕冷，嗜睡的少阴虚寒证，舌质淡、脉微、口不渴表示为阳气微弱，可以用鹿茸为君药峻补督脉。这是因为奇经八脉都隶属于肝肾，肾虚则八脉空虚。另外，督脉总督全身阳气，为卫气的根本。

人参、附子、桂枝能协助鹿茸峻补太阳，以充实卫气。当归协助鹿茸补血养气，而通阴中之阳；单用一味蜀漆，迅速驱除深伏难出之疟邪，并且协调诸味阳药，使正气与邪气抗争，引邪气随着卫气外出。由于邪气藏伏于阴脏而属于阴证，因此治疗的方剂称为扶阳汤。

鹿茸(生锉末，先用黄酒煎得)五钱　熟附子三钱　人参二钱　粗桂枝三钱　当归二钱　蜀漆(炒黑)三钱

以八杯水，加入鹿茸酒，一同煎成三小杯，每日服用三次。

六十二、厥阴三疟，日久不已，劳则发热，或有痞结，气逆欲呕，减味乌梅圆法主之。

凡厥阴病甚，未有不犯阳明者。邪不深不成三疟，三疟本有难已之势，既久不已，阴阳两伤。劳则内发热者，阴气伤也；痞结者，阴邪也；气逆欲呕者，厥阴犯阳明，而阳明之阳将惫也。故以乌梅圆法之刚柔并用，柔以救阴，而顺厥阴刚脏之体，刚以救阳，而克阳明阳腑之体也。

减味乌梅圆法（酸苦为阴，辛甘为阳复法）

（以下方中多无分量，以分量本难预定，用者临时斟酌可也）

半夏　黄连　干姜　吴萸茯苓　桂枝　白芍　川椒(炒黑)乌梅

按疟痢两门，日久不治，暑湿之邪，与下焦气血混处者，或偏阴、偏阳，偏刚、偏柔；或宜补、宜泻，宜通、宜涩；或从太阴，或从少阴，或从厥阴，或护阳明，其证至杂至多，不及备载。本论原为温暑而设，附录数条于湿温门中者，以见疟痢之原起于暑湿，俾学者识得源头，使杂证有所统属，粗具规模而已。欲求美备，勤绎各家。

六十二、疟邪深伏于足厥阴肝经，形成三日疟，迁延日久而不能痊愈，每遇到劳累就会出现发热，或是胁下有结聚痞块，胃气气逆冲上，呕恶欲吐的，应当服用减味乌梅圆来治疗。

凡是患厥阴病严重时，没有不侵犯阳明胃腑的。疟邪陷入不深就不会形成三日疟，三日疟原本就难以治愈，如果久病不愈，则阴阳都会受到损伤。每当劳累之后就会出现发热的，表示耗伤阴气；痞块内结的，表示为阴邪凝聚所致；气逆上攻而呕吐的，表示为肝木犯胃，胃阳受损。因此用乌梅圆刚柔相济的方法来治疗，用柔润的药物来滋补阴液，使刚脏之体的肝脏得以柔顺，用刚热的药物来挽救阳气，温补阳明胃腑。

疟疾与痢疾这两类疾病，如果迁延日久不愈，暑湿邪气会与下焦气血混杂，有的偏于阴虚，有的偏于阳虚，或偏阴，或偏阳，或偏躁急，或偏柔缓，治疗或应补，或应泻，或通或涩，或治脾、治肝、治肾，或兼顾阳明，由于病证极其复杂，不能详细记载。本书是为了治疗温热、暑温而设立的，此处简单提出，附于湿温类中，只是为了说明疟疾、痢疾的病因主要是因暑湿邪气所致，以使学者能了解各种杂证的病因与归类。这里只是粗略的论述，如果要全面了解，还必须要参考其他各家的论述。

疟疾与痢疾的病证极其复杂，如果迁延日久不愈，暑湿邪气会进一步与下焦气血混杂，因此在治疗时，必须或补，或泻，或通或涩，或治脾、治肝、治肾，或兼顾阳明。

六十三、酒客久痢，饮食不减，茵陈白芷汤主之。

久痢无他证，而且能饮食如故，知其病之未伤脏真胃土，而在肠中也；痢久不止者，酒客湿热下注，故以风药之辛，佐以苦味入肠，芳香凉淡也。盖辛能胜湿而升脾阳，苦能渗湿清热，芳香悦脾而燥湿，凉能清热，淡能渗湿也，俾湿热去而脾阳升，痢自止矣。

茵陈白芷汤方（苦辛淡法）

绵茵　陈白芷　北秦皮　茯苓皮　黄柏　藿香

六十四、老年久痢，脾阳受伤，食滑便溏，肾阳亦衰，双补汤主之。

老年下虚久痢，伤脾而及肾，食滑便溏，亦系脾肾两伤。无腹痛、肛坠、气胀等证，邪少虚多矣。故以人参、山药、茯苓、莲子、芡实甘温而淡者补脾渗湿，再莲子、芡实水中之谷，补土而不克水者也；以补骨、苁蓉、巴戟、菟丝、覆盆、萸肉、五味酸甘微辛者，升补肾脏阴中之阳，而兼能益精气安五脏者也。此条与上条当对看，上条以酒客久痢，脏真未伤而湿热尚重，故虽日久仍以清热渗湿为主；此条以老年久痢，湿热无多而脏真已歉，故虽滞下不净，一以补脏固正，立法于此，亦可以悟治病之必先识证也。

六十三、平素喜欢喝酒的人久患痢疾而不愈，但食量并不减少，应当服用茵陈白芷汤来治疗。

患痢疾日久不愈，没有出现其他症状，而且饮食如常，表示脾胃功能没有受损，只是病在肠道。痢疾日久不愈，是因为嗜酒的人导致湿热下注于肠道，因此用辛味药，配伍苦味、芳香与寒凉淡味药来治疗。这是因为辛味药可以去湿而升发脾阳，苦味药可以清热渗湿，芳香药可醒脾燥湿，寒凉药能清热，淡味药能渗湿，这样就能祛除湿热，升发脾阳，则痢疾即能痊愈。

六十四、老年人患痢疾而日久不愈，导致脾阳受伤，出现大便溏薄，脾肾阳虚的，应当服用双补汤来治疗。

老年人由于下焦阳气虚损，又因下痢日久不愈，不仅脾阳受损，肾阳也受伤，出现完谷不化，大便溏薄，但无腹痛、肛门下坠、腹胀等证，这是以脾肾阳虚为主的邪少虚多证。因此以人参、山药、茯苓、莲子、芡实甘温而淡的功效来补脾渗湿，并且莲子、芡实为水中之谷，能补益脾胃而不克水液；以补骨、苁蓉、巴戟、菟丝、覆盆、萸肉、五味的酸甘微辛特性，可以升补肾脏阴中之阳，而兼能特补益精气安定五脏。此条与上条应当相互参照，上条以酒客久痢，脏腑元气并未受到损伤但是湿热仍然严重，因此虽然患病较久仍然必须以清热渗湿为主；而此条是因为老年久痢，湿热已经不多但是脏腑元气却已经受损，因此虽然滞下不净，此时必须补益脏腑固守元气，立法于此。可以领悟治病必须先认识病证的道理。

人参　山药　茯苓　莲子
芡实　补骨脂　苁蓉　萸肉　五
味子　巴戟天　菟丝子　覆盆子

六十五、久痢小便不通，厌食欲呕，加减理阴煎主之。

此由阳而伤及阴也。小便不通，阴液涸矣；厌食欲呕，脾胃两阳败矣。故以熟地、白芍、五味收三阴之阴，附子通肾阳，炮姜理脾阳，茯苓理胃阳也。按原方通守兼施，刚柔互用，而名理阴煎者，意在偏护阴也。熟地守下焦血分，甘草守中焦气分，当归通下焦血分，炮姜通中焦气分，盖气能统血，由气分之通，及血分之守，此其所以为理也。此方去甘草、当归，加白芍、五味、附子、茯苓者，为其厌食欲呕也。若久痢阳不见伤，无食少欲呕之象，但阴伤甚者，又可以去刚增柔矣。用成方总以活泼流动，对证审药为要。

（辛淡为阳酸甘化阴复法。凡复法，皆久病未可以一法了事者）

熟地　白芍　附子　五味　炮姜　茯苓

人参　山药　茯苓　莲子　芡实　补骨脂　苁蓉　萸肉　五味子　巴戟天　菟丝子　覆盆子

六十五、患痢疾日久不愈，出现小便不通，厌恶饮食，恶心欲呕，应当服用加减理阴煎来治疗。

本证是由于阳气损伤，因而累及阴液的病证。小便不通，表示为阴液枯竭，厌食欲呕，则属于脾胃阳气俱伤。

因此以熟地、白芍、五味收摄三阴的阴液，附子能通肾阳，炮姜能理脾阳，茯苓能理胃阳。按原方通守兼施，刚柔互用，而称之为理阴煎的原因，主要是偏护阴液。熟地能守下焦血分，甘草能守中焦气分，当归能通下焦血分，炮姜能通中焦气分，因为气能统血，藉由气分的通畅，及血分的固守，这就是称为理阴煎的缘故。此方去甘草、当归，加白芍、五味、附子、茯苓的原因，是因为患者厌食想要呕吐的缘故。如果患久痢但阳气并未受到损伤，也没有食少欲呕的症状，而是阴液亏损严重者，又可以去刚增柔。用成方总以活泼流动，对证审药为要。

（辛淡为阳酸甘化阴复法。凡复法，皆久病未可以一法了事者）

熟地　白芍　附子　五味　炮姜　茯苓

六十六、久痢带淤血，肛中气坠，腹中不痛，断下渗湿汤主之。

此涩血分之法也。腹不痛，无积滞可知，无积滞，故用涩也。然腹中虽无积滞，而肛门下坠，痢带淤血，是气分之湿热久而入于血分，故重用拷根皮之苦燥湿、寒胜热、涩以断下，专入血分而涩血为君；地榆得先春之气，木火之精，去淤生新；茅术、黄柏、赤苓、猪苓开膀胱，使气分之湿热，由前阴而去，不致遗留于血分也；楂肉亦为化淤而设，银花为败毒而然。

断下渗湿汤方 （辛苦淡法）

拷根皮(炒黑)一两　生茅术一钱　生黄柏一钱　地榆(炒黑)一钱五分　楂肉(炒黑)三钱　银花(炒黑)一钱五分　赤苓三钱　猪苓一钱五分

水八杯，煮成三杯，分三次服。

六十七、下痢无度，脉微细，肢厥，不进食，桃花汤主之。

此涩阳明阳分法也。下痢无度，关闸不藏；脉微细肢厥，阳欲脱也。故以赤石脂急涩下焦，粳米合石脂堵截阳明，干姜温里而回阳，俾痢止则阴留，阴留则阳斯恋矣。

桃花汤(方法见温热下焦篇)

六十六、患痢疾日久不愈，出现大便带有淤血，肛门下坠，但腹部并不疼痛，应当服用断下渗湿汤来治疗。

这是一种收涩止血的治法。腹部不痛，可知腹中已经没有积滞，既然没有积滞，就可以使用固涩法。但是腹中虽然没有积滞，却有肛门下坠感，大便泻泄且带有淤血的症状，这是由于气分湿热蕴结日久，深入血分的缘故。因此重用拷根皮之苦燥湿，寒能渗热、涩能止住下血，专入血分而涩血为君；地榆得先春之气，木火之精，能去淤生新；茅术、黄柏、赤苓、猪苓能开膀胱的气机，使气分之湿热从小便而去，而不致停留于血分；楂肉也是为化淤所设，银花可以解毒。

拷根皮(炒黑)一两　生茅术一钱　生黄柏一钱　地榆(炒黑)一钱五分　楂肉(炒黑)三钱　银花(炒黑)一钱五分　赤苓三钱　猪苓一钱五分

以八杯水，煎煮成三杯，分三次服用。

六十七、患痢疾，出现下痢频繁，脉象微细，四肢厥冷，不能进食的，应当服用桃花汤来治疗。

这是固涩阳明大肠阳气的治法。下痢频繁，表示为大肠不能固摄、滑脱失禁，脉象微细，四肢厥冷，表示为阳气欲脱之证。

六十八、久痢，阴伤气陷，肛坠尻酸，地黄余粮汤主之。

此涩少阴阴分法也。肛门坠而尻脉酸，肾虚而津液消亡之象。故以熟地、五味补肾而酸甘化阴；余粮固涩下焦，而酸可除，坠可止，痢可愈也（按石脂、余粮，皆系石药而性涩. 桃花汤用石脂不用余粮，此则用余粮而不用石脂。盖石脂甘温，桃花温剂也；余粮甘乎，此方救阴剂也，无取乎温，而有取乎平也）。

地黄余粮汤方（酸甘兼涩法）

熟地黄　禹余粮　五味子

六十九、久痢伤肾，下焦不固，肠膜滑下，纳谷运迟，三神丸主之。

此涩少阴阴中之阳法也。肠膜滑下，知下焦之不固；纳谷运迟，在久痢之后，不惟脾阳不运，而肾中真阳亦衰矣。故用三神丸温补肾阳，五味兼收其阴，肉果涩自滑之脱也。

三神丸方（酸甘辛温兼涩法亦复方也）

五味子　补骨脂　肉果(去净油)

六十八、患痢疾日久不愈，导致阴液耗伤且气虚下陷，肛门下坠，肛门有坠胀感，腰股部酸痛下坠的，应当服用地黄余粮汤来治疗。

这是固涩少阴阴分的治法。肛门下坠而腰股酸楚疼痛，属于肾阴亏虚严重的症候。因此以熟地、五味补肾而酸甘化阴；余粮能固涩下焦，而酸可除，下坠可止，痢可痊愈（按石脂、余粮，皆属于石药而性涩，桃花汤用石脂不用余粮，此例则用余粮而不用石脂。因为石脂的药性甘温，桃花属于温剂；余粮的药性甘平，此方属于挽救阴液的方剂，因此必须取其甘平的特性）。

六十九、患痢疾日久不愈而损伤肾阳，导致下焦肛门失固，肠中膏脂滑泻而下，纳食后运化迟缓的，应当服用三神丸来治疗。

这是固涩少阴肾中阳气的治法。肠中膏脂滑泻而下，表示为下焦肛门不固；纳食后运化迟缓，则是因为在久痢之后，不仅脾阳虚不能运化水谷，而且肾中真阳也已经衰败。

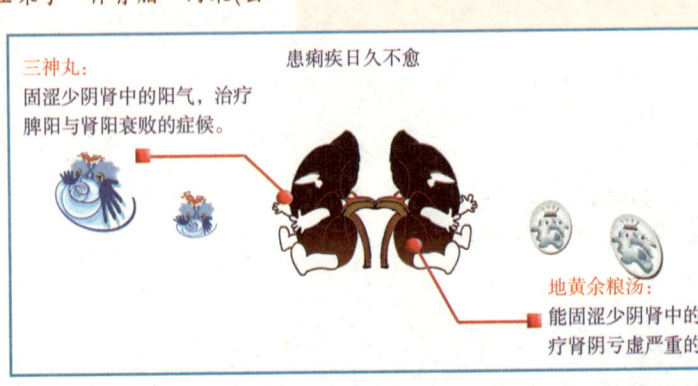

三神丸：
固涩少阴肾中的阳气，治疗脾阳与肾阳衰败的症候。

患痢疾日久不愈

地黄余粮汤：
能固涩少阴肾中的阴液，治疗肾阴亏虚严重的症候。

七十、久痢伤阴，口渴舌干，微热微咳，人参乌梅汤主之。

口渴微咳于久痢之后，无湿热客邪款证，故知其阴液太伤，热病液涸，急以救阴为务。

人参乌梅汤（酸甘化阴法）

人参　莲子(炒)　炙甘草　乌梅　木瓜　山药

按此方于救阴之中，仍然兼护脾胃。若液亏甚而土无他病者，则去山药、莲子，加生地、麦冬，又一法也。

七十一、痢久阴阳两伤，少腹肛坠，腰胯脊髀酸痛，由脏腑伤及奇经，参茸汤主之。

少腹坠，冲脉虚也；肛坠，下焦之阴虚也；腰、肾之腑也，胯、胆之穴也(谓环跳)，脊、太阳夹督脉之部也，髀、阳明部也，俱酸痛者，由阴络而伤及奇经也。参补阳明，鹿补督脉，归、茴补冲脉，菟丝、附子升少阴，杜仲主腰痛，俾八脉有权，肝肾有养，而痛可止，坠可升提也。

按环跳本穴属胆，太阳少阴之络实会于此。

参茸汤（辛甘温法）

人参　鹿茸　附子　当归(炒)　茴香(炒)　菟丝子　杜仲

按此方虽曰阴阳两补，而偏于阳。若其人但坠而不腰脊痛，偏于阴伤多者，可于本方去附子加补骨脂，又一法也。

七十、患痢疾日久不愈，导致阴液大伤，口渴，舌干燥，身微热，轻微咳嗽的，应当服用人参乌梅汤。

在久痢之后出现口渴、轻微咳嗽的症状，同时又没有湿热内侵的其他症状，表示为阴液大伤，津液枯涸所致，治疗时应当以挽救阴液为急务。

按：此方在挽救阴液时，仍然兼顾脾胃。如果阴液亏耗太过严重而没有其他病变的，则可减去山药、莲子，加上生地、麦冬，这是另一种治法了。

七十一、患痢疾日久不愈，导致阴阳两伤，出现少腹及肛门重坠，腰胯部、脊背、大腿酸痛，这是由于脏腑虚衰而损及奇经八脉所致，应当服用参茸汤来治疗。

少腹重坠，表示为冲脉虚弱；肛门下坠，表示为下焦肾阴亏虚。腰为肾之腑，环跳穴位于胯部，属于胆经，脊为太阳经与督脉相交合的部位，髀为阳明经循行的部位。如果这些部位都出现酸痛，表示为阴络损伤而累及奇经八脉的缘故。

人参　鹿茸　附子　当归(炒)　茴香(炒)　菟丝子　杜仲

此方虽然称为阴阳两补，但仍然而偏于补阳。如果患者只感到重坠而腰脊不疼痛时，表示阴液亏属于比较严重，可于本方去掉附子加入补骨脂，这是另外一种治法。

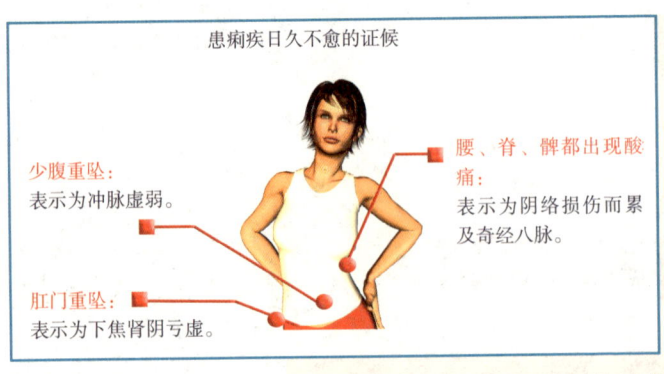

患痢疾日久不愈的证候

少腹重坠：
表示为冲脉虚弱。

腰、脊、髀都出现酸痛：
表示为阴络损伤而累及奇经八脉。

肛门重坠：
表示为下焦肾阴亏虚。

七十二、久痢伤及厥阴，上犯阳明，气上撞心，饥不欲食，干呕腹痛，乌梅圆主之。

肝为刚脏，内寄相火，非纯刚所能折；阳明腑，非刚药不复其体。仲景厥阴篇中，列乌梅圆治木犯阳明之吐蛔，自注曰：又主久痢方。然久痢之证不一，亦非可一概用之者也。叶氏于木犯阳明之疟痢，必用其法而化裁之，大抵柔则加白芍、木瓜之类，刚则加吴萸、香附之类，多不用桂枝、细辛、黄柏，其与久痢纯然厥阴见证，而无犯阳明之呕而不食撞心者，则又纯乎用柔，是治厥阴久痢之又一法也。按泻心寒热并用，而乌梅圆则又寒热刚柔并用矣。盖泻心治胸膈间病，犹非纯在厥阴也，不过肝脉络胸耳。若乌梅圆则治厥阴，防少阳，护阳明之全剂。

乌梅圆方

(酸甘辛苦复法。酸甘化阴，辛苦通降，又辛甘为阳，酸苦为阴)

乌梅 细辛 干姜 黄连 当归 附子 蜀椒(炒焦去汗) 桂枝 人参 黄柏

此乌梅圆本方也。独无论者，以前贤名注林立，兹不再赘。分量制法，悉载伤寒论中。

七十二、患痢疾日久不愈，伤及足厥阴肝，导致肝气上逆而侵犯阳明胃腑，病人自觉气从小腹上冲于心胸部位，虽然感到饥饿但不想进食，干呕腹痛的，应当服用乌梅圆来治疗。

肝为刚脏，内寄相火，相火与壮火并不相同，因此不能单纯用苦寒药治疗；至于阳明胃腑属阳土，则又必须使用刚燥药才能恢复其功能。张仲景在厥阴篇中，用乌梅圆治疗肝木犯胃的吐蛔证，在自注中认为：本方还主治久痢。但久痢表现的症状多种多样，并不是都可以用乌梅圆来治疗的。叶天士治疗肝木侵犯阳明的痢疾、疟疾，都是用乌梅圆来加减化裁。

乌梅 细辛 干姜 黄连 当归 附子 蜀椒(炒焦去汗) 桂枝 人参 黄柏

这是乌梅圆的本方。之所以没有讨论本方，是因为前贤已经有许多的注解，因此不再说明。分量的使用方法，完全记载于伤寒论中。

七十三、休息痢经年不愈，下焦阴阳皆虚，不能收摄，少腹气结，有似症瘕，参芍汤主之。

休息痢者，或作或止，止而复作，故名休息，古称难治。所以然者，正气尚旺之人，即受暑、湿、水、谷、血、食之邪太重，必日数十行，而为胀、为痛、为里急后重等证，必不或作或缀也。其成休息证者，大抵有二，皆以正虚之故。一则正虚留邪在络，至其年月日时复发，而见积滞腹痛之实证者，可遵仲景凡病至其年月日时复发者当下之例，而用少少温下法，兼通络脉，以去其隐伏之邪；或丸药缓攻，候积尽而即针之；或攻补兼施，中下并治，此虚中之实证也。一则纯然虚证，以痢久滑泄太过，下焦阴阳两伤，气结似乎症瘕，而实非痛瘕，舍温补其何从！

故以参、苓、炙草守补中焦，参、附固下焦之阳，白芍、五味收三阴之阴，而以少阴为主，盖肾司二便也。汤名参芍者，取阴阳兼固之义也。

参芍汤方（辛苦为阳酸甘化阴复法）

人参　白芍　附子　茯苓　炙甘草　五味子

七十三、患休息痢日久不愈，导致下焦真阴真阳俱虚，不能收敛固摄，出现少腹气结成块，类似于症瘕的，应当服用参芍汤来治疗。

所谓休息痢，是指时作时止，停止一段时间后又复作，古时认为这种病很难治愈。之所以这样说，是因为正气旺盛的人，即使受暑邪、湿邪、水聚、谷积、血瘀、食滞等邪气太重，每天一定要泄下几十次，并且兼有腹部胀痛，里急后重十分明显的，病情也不会严重到时作时止。因此，形成休息痢的原因大概有两种情况，主要都是因为正气亏虚所致。其一是正气亏虚不足，导致邪气停滞于络脉，到了某个时间又复发，出现腹痛下痢兼有积滞的实证，治疗时可以遵循张仲景所说：凡是疾病到了原来发病的时间又复发的，可以使用轻剂温下法，配伍通络祛邪法；或是用丸剂缓缓攻下，等到积滞尽除时，再用补法；或攻补兼施，中下焦并治，这是虚中夹实的治疗方法。其二是单纯的虚证，主要是由于下痢日久，滑泄太过，导致下焦真阴真阳两伤，少腹气结类似于症瘕，而实际上并不是症瘕的病证，此时必须用温补法来治疗。

七十四、噤口痢，热气上冲，肠中逆阻似闭，腹痛在下尤甚者，白头翁汤主之。

此噤口痢之实证，而偏于热重之方也。

白头翁汤（方法见前）

七十五、噤口痢，左脉细数，右手脉弦，干呕腹痛，里急后重，积下不爽，加减泻心汤主之。

此亦噤口痢之实证，而偏于湿热太重者也。脉细数，温热着里之象；右手弦者，木入土中之象也。故以泻心去守中之品，而补以运之，辛以开之，苦以降之；加银花之败热毒，楂炭之克血积，木香之通气积，白芍以收阴气，更能于土中拔木也。

加减泻心汤方（苦辛寒法）

川连　黄芩　干姜　银花　楂炭白芍　木香汁

七十四、患下痢而不能进食，称为噤口痢，自觉腹中有热气上冲，肠道气机闭阻不通而上逆，腹部疼痛，以下腹部尤为剧烈的，应当服用白头翁汤来治疗。

这是属于实热证噤口痢，用来治疗偏于邪热较重的方剂。

七十五、患下痢而不能进食（噤口痢），出现左脉细数，右手脉弦，干呕腹痛，里急后重，大便不爽的，应当服用加减泻心汤来治疗。

本例论述偏于湿热证的噤口痢。脉细数表示为热邪入里的症候；右脉弦，表示为肝木克脾的症候。因此用泻心汤去除守中的药物，以辛开苦降与健脾之品恢复脾的运化功能；加银花以清热解毒；山楂炭，去淤血；木香行气，白芍敛阴，并能抑制肝木。

七十六、噤口痢，呕恶不饥，积少痛缓，形衰脉弦，舌白不渴，加味参苓白术散主之。

此噤口痢邪少虚多，治中焦之法也。积少痛缓，则知邪少；舌白者无热；形衰不渴，不饥不食，则知胃关欲闭矣；脉弦者，《金匮要略》谓：弦则为减，盖谓阴精阳气俱不足也。《灵枢》谓：诸小脉者，阴阳形气俱不足，勿取以针，调以甘药也。仲景实本于此而作建中汤，治诸虚不足，为一切虚劳之祖方。李东垣又从此化出补中益气、升阳益气、清暑益气等汤，皆甘温除大热法，究不若建中之纯，盖建中以德胜，而补中以才胜者也。调以甘药者，十二经皆秉气于胃，胃复则十二经之诸虚不足，皆可复也。叶氏治虚多脉弦之噤口痢，仿古之参苓白术散而加之者，亦同诸虚不足调以甘药之义，又从仲景、东垣两法化出，而以急复胃气为要者也。

七十六、患下痢而不能进食（噤口痢），出现恶心呕吐，没有饥饿感，下痢脓血而黏液很少，腹痛不严重，形体衰弱，脉弦，舌苔白，口不渴的，应当服用参苓白术散来治疗。

这种噤口痢属于邪少而虚多的证候，应当采用调理中焦的方法来治疗。

由于下痢脓血黏液很少，腹痛轻微，表示邪气较少，舌苔白表示无热邪，形体衰弱，口不渴，没有饥饿感，不想进食，表示胃气太虚而运化失职；脉弦，《金匮要略》中说：脉象弦但力道减弱的，表示为阴精阳气都已经不足。《灵枢》中说：各种细小的脉，都属于阴阳形气不足的症候，此时不要用针刺治疗，可以用甘味药来调理。

张仲景就是根据这一原则创立了小建中汤来治疗各种虚损的病例，作为治疗一切虚劳病的祖方。李东垣又根据此方化裁出补中益气汤、升阳益气汤、清暑益气汤等方剂，都属于甘温除大热的方法，但究竟不如小建中汤精专。小建中汤以组方严谨取胜，

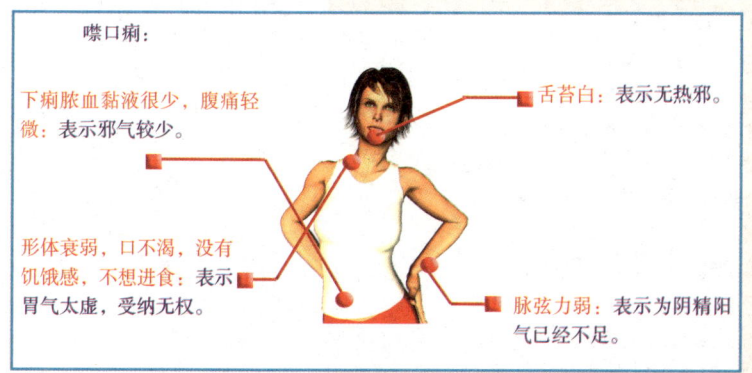

噤口痢：

下痢脓血黏液很少，腹痛轻微：表示邪气较少。

舌苔白：表示无热邪。

形体衰弱，口不渴，没有饥饿感，不想进食：表示胃气太虚，受纳无权。

脉弦力弱：表示为阴精阳气已经不足。

加味参苓白术散方

(本方甘淡微苦法，加则辛甘化阳，芳香悦脾，微辛以通，微苦以降也)

人参二钱　白术(炒焦)一钱五分　茯苓一钱五分　扁豆(炒)二钱　薏仁一钱五分　桔梗一钱　砂仁(炒)七分　炮姜一钱　肉豆蔻一钱　炙甘草五分

研为极细末，每服一钱五分，香粳米汤调服，日二次。

〔方论〕参苓白术散原方，兼治脾胃，而以胃为主者也，其功但止土虚无邪之泄泻而已。

此方则通宣三焦，提上焦，涩下焦，而以醒中焦为要者也。参、苓、白术加炙草，则成四君矣。按四君以参、苓为胃中通药，胃者腑也，腑以通为补也；白术、炙草，为脾经守药，脾者脏也，脏以守为补也。茯苓淡渗，下达膀胱，为通中之通；人参甘苦，益肺胃之气，为通中守；白术苦能渗湿，为守中之通；甘草纯甘，不兼他味，又为守中之守也，合四君为脾胃两补之方。加扁豆、薏仁以补肺胃之体，炮姜以补脾肾之用；桔梗从上焦开提清气，砂仁、肉蔻从下焦固涩浊气，二物皆芳香能涩滑脱，而又通下焦之郁滞，兼醒脾阳也。为末，取其留中也；引以香粳米，亦取其芳香悦土，以胃所喜为补也。上下斡旋，无非冀胃气渐醒，可以转危为安也。

而补中益气汤则是以益气升阳见长。之所以用甘药调理是因为十二经脉都秉受胃气的补养，胃气恢复则十二经脉的各种虚衰，都可以得以恢复。叶天士治疗虚多邪少、脉弦的噤口痢，也是效法古方，用参苓白术散加减治疗，这是根据"诸虚不足，调以甘药"的原则，从张仲景、李东垣的方剂中化裁出来，用来恢复胃气为主的一种方法。

〔方论〕参苓白术散原方，具有脾胃兼治的功效，但以治胃为主。主要治疗脾胃虚弱而没有邪气存在的泄泻。加味参苓白术散则可宣通三焦，升提上焦，固涩下焦，而以健运中焦为主。

此方则能通宣三焦，提上焦，涩下焦，主要是振奋中焦脾胃之气。以参、苓、白术加炙草，则成为四君子汤。四君子汤是以参、苓为胃中通药，胃属于腑，腑器以通为补；白术、炙草，为脾经的守药，脾属于脏，脏器以守为补。茯苓淡渗，能下达膀胱，为通中之通；人参甘苦，益肺胃之气，为通中守；白术苦能渗湿，为守中之通；甘草纯甘，不兼他味，又为守中之守，配伍四君为脾胃两补的方剂。加扁豆、薏仁可以补肺胃之体，炮姜可以补脾肾之用；桔梗能从上焦开提清气，砂仁、肉蔻能从下焦固涩浊气，二物皆芳香能涩滑脱，而又可以通下焦之郁滞，兼能振奋脾阳。研为粉末，可以使其停滞于脾胃；以香粳米作为引药，是因为芳香悦土，可以补益脾胃。上下互相配合，不过是使胃气逐渐恢复，也就可以转危为安。

七十七、噤口痢，胃关不开，由于肾关不开者，肉苁蓉汤主之。

此噤口痢邪少虚多，治下焦之法也。盖噤口日久，有责在胃者，上条是也；亦有由于肾关不开，而胃关愈闭者，则当以下焦为主。方之重用苁蓉者，以苁蓉感马精而生，精血所生之草而有肉者也。马为火畜，精为水阴，禀少阴水火之气而归于太阴坤土之药，其性温润平和，有从容之意，故得从容之名，补下焦阳中之阴有殊功。《本经》称其强阴益精，消症瘕，强阴者，火气也，益精者，水气也，症瘕乃气血积聚有形之邪，水火既济，中土气盛，而积聚自消。兹以噤口痢阴阳俱损，水土两伤，而又滞下之积聚未清，苁蓉乃确当之品也；佐以附子补阴中之阳，人参、干姜补土，当归、白芍补肝肾，芍用桂制者，恐其呆滞，且束入少阴血分也。

肉苁蓉汤（辛甘法）

肉苁蓉(泡淡)一两　附子二钱　人参二钱　干姜炭二钱　当归二钱　白芍(肉桂汤浸炒)三钱

水八杯，煮取三杯，分三次缓缓服，胃稍开，再作服。

七十七、噤口痢，是由于肾阳虚衰，不能温熙脾胃阳气，导致胃关不开的缘故，应当服用肉苁蓉汤来治疗。

这也是一种属于邪少虚多的噤口痢，应当采用从下焦论治的方法来治疗。久患噤口痢而不愈，有的病因在于胃，如上例所说的内容；也有的病因为肾阳虚衰，导致肾关不开，以至于胃关更加闭塞不通，治疗时应当以温补下焦肾阳为主。本方之所以重用苁蓉，是因为苁蓉感受马精而生，精血所生之草而具有肉的特性。马为火畜，精为水阴，禀受少阴肾中水火的精气而归入于太阴脾土的药物，药性温润平和，具有从容之意思，因此称为从容，可以补益下焦阳中之阴而有特别的功效。《木经》称其强阴益精，消症瘕，强阴者，火气也，益精者，水气也，症瘕乃气血积聚而成为有形的邪气，水火既济，脾胃之气充盛，则积聚自然可以消退。因为患噤口痢而导致阴阳俱损，水土两伤，并且停滞于下焦的积聚未清，苁蓉属于正确的治疗药物；配伍附子补阴中之阳，人参、干姜补脾胃，当归、白芍补肝肾，白芍用肉桂炮制的原因，是防止白芍的药性比较呆滞，以免容易收涩入于少阴的血分。

肉苁蓉（泡淡）一两　附子二钱　人参二钱　干姜炭二钱　当归二钱　白芍(肉桂汤浸炒)三钱

以八杯水，煎煮取三杯，分三次缓缓服用，如果胃气稍微通畅时，可以再次服用。

【五】秋　燥

七十八、燥久伤及肝肾之阴，上盛下虚，昼凉夜热，或干咳，或不咳，甚则痉厥者，三甲复脉汤主之，定风珠亦主之，专翁大生膏亦主之。

肾主五液而恶燥，或由外感邪气久温而伤及肾阴，或不由外感而内伤致燥，均以培养津液为主。肝木全赖肾水滋养，肾水枯竭，肝断不能独治，所谓乙癸同源，故肝肾并称也。

三方由浅入深，定风浓于复脉，皆用汤，从急治。专翁取乾坤之静，多用血肉之品，熬膏为丸，从缓治。盖下焦深远，草木无情，故用有情缓治。

再暴虚易复者，则用二汤；久虚难复者，则用专翁。专翁之妙，以下焦丧失皆腥臭脂膏，即以腥臭脂膏补之，较之丹溪之知柏地黄，云治雷龙之火而安肾燥，明眼自能辨之。

七十八、患秋燥病日久不愈，损伤到肝肾的阴液，以致燥热亢盛于上，肝肾阴亏于下，出现夜热早凉，白昼身凉，或无痰，或不咳嗽，甚至出现抽搐痉挛、手足厥冷等，应当用三甲复脉汤、大定风珠或专翁大生膏治疗。

肾主五液而厌恶燥，有因外感邪气长期不愈而伤及肾阴，也有因内伤而导致燥病，都可以用滋养阴液为主来治疗。肝木依赖肾水的滋养，如果肾阴枯竭，肝脏必定不能维持正常，这就是"乙癸同源"，即肝肾同源的道理。

以上三方由浅入深，定风珠比复脉汤的功效还大些，两方都用汤剂，因为汤剂的疗效比较迅速。专翁膏则用于静养，多采用血肉有情之品，熬膏后制成丸，因为丸剂的疗效比较和缓。因为下焦病变多为末期，而草木药物无情，因此用有情药物来缓治。

因此，对于突然出现虚损而容易恢复的病证，就用复脉汤和定风珠；对于患病日久所引起虚损且恢复较慢的病证，就用专翁膏。专翁膏的特点在于，完全针对下焦所损失的都是腥臭脂膏物质，因而用腥臭脂膏性的药物来补充。此法与朱丹溪用知柏地黄丸来治疗雷龙之火以安肾燥证比较，明眼人自然能够分辨清楚。

盖凡甘能补，凡苦能泻，独不知苦先入心，其化以燥乎！再雷龙不能以刚药直折也，肾水足则静，自能安其专安之性；肾水亏则动而燥，因燥而躁也。善安雷龙者，莫如专翁，观者察之。

三甲复脉汤、定风珠（并见前）

人参二斤(无力者以制洋参代之)　茯苓二斤　龟板(另熬胶)一斤　乌骨鸡一对　鳖甲一斤　牡蛎一斤　鲍鱼二斤　海参二斤　白芍二斤　五味子半斤　麦冬二斤(不去心)　羊腰子八对　猪脊髓一斤　鸡子黄二十圆　阿胶二斤　莲子二斤　芡实三斤　熟地黄三斤　沙苑蒺藜一斤　白蜜一斤　枸杞子(炒黑)一斤

右药分四铜锅(忌铁器，搅用铜勺)，以有情归有情者二，无情归无情者二，文火细炼三昼夜，去渣；再熬六昼夜；陆续合为一锅，煎炼成膏，末下三胶，合蜜和匀，以方中有粉无汁之茯苓、白芍、莲子、芡实为细末，合膏为丸。每服二钱，渐加至三钱，日三服，约一日一两，期年为度。每殒胎必三月，肝虚而热者，加天冬一斤、桑寄生一斤，同熬膏，再加鹿茸二十四两为末(本方以阴生于八，成于七，故用三七二十一之奇方，守阴也。加方用阳生于七，成于八，三八二十四之仍方。以生胎之阳也。古法通方多用偶，守法多用奇，阴阳互也)。

一般说来，凡是甘味药都有补的作用，凡苦味药都可泻火，唯独不知苦味先入心经，可化燥伤阴，另外肾的虚火不能用苦寒之品直折，应当先使肾水充足则雷龙之火势也能平静，如果肾水不足则相火妄动而燥扰不安，这是因干燥而引起的躁动。因此专翁大生膏善于治疗雷龙之火（肾的虚火），医生可仔细从本方立法中揣摩分辨。

人参二斤(无力者以制洋参代之)　茯苓二斤　龟板(另熬胶)一斤　乌骨鸡一对　鳖甲一斤　牡蛎一斤　鲍鱼二斤　海参二斤　白芍二斤　五味子半斤　麦冬二斤(不去心)　羊腰子八对　猪脊髓一斤　鸡子黄二十圆　阿胶二斤　莲子二斤　芡实三斤　熟地黄三斤　沙苑蒺藜一斤　白蜜一斤　枸杞子(炒黑)一斤

将以上药物分成四铜锅（忌铁器，用铜勺搅拌），其中有情归有情者有二锅，无情归无情者有二锅，用文火细炼三昼夜，去药渣，再熬六昼夜；陆续合为一锅，煎炼成膏，最后加入三胶，以蜂蜜调和均匀，将方中有粉无汁的茯苓、白芍、莲子、芡实研为细末，合膏为丸。每次服用二钱，逐渐增加至三钱，每日服用三次，通常一日服用一两，总共服用一年为止。每殒胎必三月，肝虚而热者，加天冬一斤、桑寄生一斤，一同熬膏，再加鹿茸二十四两研为粉末（本方以阴生于八，成于七，故用三七二十一之奇方，可以保护阴液。偶方用阳生于七，成于八，三八二十四之偶方。以生胎之阳也。古法通方通常使用偶数，守法通常使用奇数，这是阴阳互相对立的缘故）。